Leitfaden für den VT-Bericht an den Gutachter

Daniel Surall
Oliver Kunz

Leitfaden für den VT-Bericht an den Gutachter

Psychotherapie-Anträge erfolgreich erstellen

hogrefe

Dr. rer. med. Daniel Surall, geb. 1970. 1992–1997 Studium der Psychologie in Bochum. 1997–2001 Ausbildung zum Psychologischen Psychotherapeuten (Verhaltenstherapie) am Zentrum für Psychotherapie der Ruhr-Universität Bochum. 1999–2002 Westfälische Klinik für Kinder- und Jugendpsychiatrie und Ausbildung zum Kinder- und Jugendlichenpsychotherapeuten. 2002–2012 Leitende Tätigkeit an der Universitätsklinik Leipzig und am Diakoniekrankenhaus Rotenburg. Seit 2012 niedergelassen in eigener Praxis in Gelsenkirchen. Dozent, Supervisor und Selbsterfahrungsleiter an verschiedenen Ausbildungsinstituten. Bestellung als Prüfer gemäß PsychTh-APrV für Psychologische Psychotherapie und Kinder- und Jugendlichenpsychotherapie. Tätigkeit als Gutachter für die kassenärztliche Bundesvereinigung und Beihilfe.

Dipl.-Psych. Oliver Kunz, geb. 1969. 1991–1998 Studium der Psychologie in Bochum. 2002–2007 Ausbildung zum Psychologischen Psychotherapeuten (Verhaltenstherapie). 1998–2012 Tätigkeit als Psychologischer Psychotherapeut in verschiedenen Kliniken. Seit 2012 niedergelassen in eigener Praxis in Mülheim an der Ruhr. Dozent, Supervisor und Selbsterfahrungsleiter an verschiedenen Ausbildungsinstituten.

Bibliografische Information der Deutschen Nationalbibliothek
Die Deutsche Nationalbibliothek verzeichnet diese Publikation in der Deutschen Nationalbibliografie; detaillierte bibliografische Daten sind im Internet über http://dnb.dnb.de abrufbar.

Hogrefe Verlag GmbH & Co. KG
Merkelstraße 3
37085 Göttingen
Deutschland
Tel. +49 551 999 50 0
Fax +49 551 999 50 111
info@hogrefe.de
www.hogrefe.de

Satz: Matthias Lenke, Weimar
Druck: PBtisk a.s., Příbram
Printed in Czech Republic
Auf säurefreiem Papier gedruckt

1. Auflage 2019 E D C B A

(E-Book-ISBN [PDF] 978-3-8409-2947-2; E-Book-ISBN [EPUB] 978-3-8444-2947-3)
ISBN 978-3-8017-2947-9
http://doi.org/10.1026/02947-000

Vorwort

Wir (Daniel Surall und Oliver Kunz) sind seit vielen Jahren als Dozenten, Supervisoren und Selbsterfahrungsleiter bundesweit in verschiedenen staatlich anerkannten Ausbildungszentren tätig. Dieses Buch entstand, nachdem ich (Daniel Surall) als Supervisor eine längere Pause eingelegt hatte und nun wieder vermehrt Supervisionen übernahm. Nach einer kurzen Zeit wuchs die Anzahl meiner Supervisanden und damit auch die Zahl der Berichte an den Gutachter, die ich zu korrigieren und durch meine Unterschrift zu verantworten hatte. Da sich viele Kommentare und Verbesserungsvorschläge zu den Berichten mit der Zeit wiederholten, habe ich begonnen, die Rückmeldung zu den Berichten meiner Supervisanden zu sammeln, woraus mit der Zeit ein loses Kompendium aus Vorschlägen und Beispielen zur Berichtsgestaltung entstand. Verständlicherweise fehlen zu Beginn der therapeutischen Tätigkeit vielen Ausbildungsteilnehmern[1] auch Kenntnisse über die Grundlagen der Psychotherapie im Rahmen des kassenärztlichen Systems, so dass gemeinsam mit Oliver Kunz die Idee entstand, eine umfassendere Einführung zu schreiben.

Aus eigener Erfahrung und auch von vielen Kollegen wissen wir, dass die Berichtserstellung an den Gutachter zu den eher „unbeliebten Aufgaben“ eines niedergelassenen Psychotherapeuten gehört. Wir wurden von der Kassenärztlichen Bundesvereinigung als Gutachter bestellt und sind nun auch aus dieser Perspektive mit den Berichten an den Gutachter konfrontiert. Hier haben wir bemerkt, dass selbst für erfahrene Kollegen das Verfassen von Berichten an den Gutachter teils mit Unsicherheiten behaftet ist. Obwohl das vorliegende Buch aus unserer supervisorischen Tätigkeit erwachsen ist, denken wir daher, dass eine strukturierte Anleitung zur Berichtserstellung auch für schon länger niedergelassene Kollegen hilfreich sein kann.

Das Buch beginnt mit einer Einführung in die Psychotherapie-Richtlinie bzw. Psychotherapie-Vereinbarung und die darin enthaltenen Leistungen (vgl. Kapitel 1). Neben der Beschreibung der einzelnen Leistungen werden praktische Informationen zum Ablauf des Beantragungsprozesses gegeben.

---

1 Um den Lesefluss zu erleichtern, wird im Folgenden die männliche Version verwendet. Damit sind beide Geschlechter gleichermaßen gemeint. Gleiches gilt auch für andere Bezeichnungen, z. B. Psychotherapeutinnen und Psychotherapeuten.

Es folgt dann ein Kapitel mit grundlegenden Anmerkungen zur formalen und inhaltlichen Gestaltung des Berichts an den Gutachter (vgl. Kapitel 2). Die weiteren Kapitel entsprechen den Oberpunkten des PTV 3-Leitfadens zur Berichtserstellung (vgl. Kapitel 3 bis Kapitel 9). Zu jedem Gliederungspunkt wird eine kurze Einführung gegeben und es werden darüber hinaus Vorschläge zur konkreten Darstellung der jeweils geforderten Inhalte gemacht. Selbstverständlich sind diese Vorschläge nicht verbindlich und es wird sicherlich auch andere Möglichkeiten einer angemessenen Darstellung geben. Das Buch endet mit einem Kapitel zur Frage: „Was tun bei Ablehnung oder Kürzung“ (des Antrages) (vgl. Kapitel 10).

An einigen Stellen haben wir es für sinnvoll gehalten, etwas mehr in die Tiefe zu gehen und Grundlagen zu vermitteln. Dies betrifft beispielsweise den Abschnitt über den psychischen Befund, da sich aus unserer Erfahrung gezeigt hat, dass viele Psychotherapeuten mit dem AMDP-System (AMDP, 2018) wenig vertraut sind. Ein weiteres Beispiel hierfür ist der Abschnitt zur Verhaltensanalyse. Unsere Feststellung war es, dass, vermutlich infolge der zunehmend manualisierten Verhaltenstherapie, der Sinn und Zweck einer Verhaltensanalyse im Therapieplanungsprozess oft nicht mehr ausreichend zur Kenntnis genommen wird.

Durch die einzelnen Kapitel zur Berichtserstellung ziehen sich vier Fallbeispiele von Patienten mit unterschiedlichen Störungsbildern, die jeweils die Darstellung der entsprechenden Informationen verdeutlichen sollen. Jeweils zwei Beispielberichte sind als Erstantrag bzw. Umwandlungsantrag verfasst. Anhand der beiden Erstanträge wird auch das Vorgehen bei einer Kombinationsbehandlung aus Einzel- und Gruppentherapie erläutert. Die gesamten Berichte an den Gutachter der vier Beispielpatienten sind zusammenhängend im Anhang dieses Buches enthalten (vgl. S. 138 bis S. 153). Dort finden sich auch zehn Behandlungspläne für Störungen aus dem Erwachsenenbereich, die zur Orientierung bei der Therapieplanung dienen sollen (vgl. S. 162 bis S. 173).

Die Inhalte von Berichten bei Kindern und Jugendlichen unterscheiden sich an einigen Stellen von denen für erwachsene Patienten. Dies ist insbesondere der Tatsache geschuldet, dass neben dem Patienten auch die relevanten Bezugspersonen u.a. im Prozess der Informationsgewinnung und Therapieplanung eine Rolle spielen bzw. spielen können. Auf die Besonderheiten bei der Berichtserstellung für Kinder und Jugendliche wird im vorliegenden Buch daher an den relevanten Stellen eingegangen. Darüber hinaus finden sich im Anhang des Buches zwei Beispielberichte für Kinder und Jugendliche, auf die im Text gelegentlich Bezug genommen wird (vgl. S. 154 bis S. 161). Ebenfalls im Anhang des Buches enthalten sind neun Behandlungspläne für typische Störungen des Kindes- und Jugendalters (vgl. S. 174 bis S. 184).

Weiterhin im Anhang enthalten sind das Berner Inventar für Therapieziele (vgl. S. 185ff.) sowie ein Muster des AMDP-Befundbogens (vgl. S. 190ff.) und ein Muster des PTV 3-Leitfadens (vgl. S. 194), die als Arbeitshilfen für die jeweiligen Gliederungspunkte gedacht sind. Schließlich wird der Anhang noch durch eine Gegenüberstellung der Veränderungen vom alten Leitfaden (VT3a) zum neuen Leitfaden (PTV3) abgerundet (vgl. S. 195 ff.).

Ausdrücklich bedanken wollen wir uns bei Vera Surall, die uns als angehende Kinder- und Jugendlichenpsychotherapeutin bei der Erstellung der Behandlungspläne und Fallberichte für Kinder und Jugendliche unterstützt hat. Ebenfalls gilt unser Dank vielen unserer Supervisanden, die in den einzelnen Phasen dieses Buches hilfreiche Rückmeldungen gegeben haben.

Gelsenkirchen und Mülheim an der Ruhr, Herbst 2018

Daniel Surall und Oliver Kunz

Inhaltsverzeichnis

1 Einführung Psychotherapie-Richtlinie

Im fünften Buch des Sozialgesetzbuches (SGB) sind alle gesetzlichen Bestimmungen zur gesetzlichen Krankenversicherung zusammengefasst. Mit dem § 92 wird der Gemeinsame Bundesausschuss (G-BA) beauftragt, die zur „Sicherung der ärztlichen Versorgung erforderlichen Richtlinien" zu beschließen (vgl. www.sozialgesetzbuch-sgb.de). Entscheidungskriterien für die Gewährung von Leistungen sind laut Gesetz, dass diese „ausreichend, zweckmäßig und wirtschaftlich" sind.

Mit dem Beschluss der ersten Psychotherapie-Richtlinie 1967 wurde Psychotherapie erstmals eine Leistung der gesetzlichen Krankenversicherung. Diese Entwicklung war zu jener Zeit in unserem noch sehr tiefenpsychologisch bzw. psychoanalytisch geprägten Berufsstand durchaus in der Kritik. So wurde zum einen eine Beschränkung auf „aktuelle seelische Störungen, bei denen ein [...] Zusammenhang [...] mit einer gegenwärtig wirksamen Konfliktsituation angenommen werden muss" verlangt, während tiefgreifende persönliche Strukturveränderungen, das wesentliche Ziel der Psychoanalyse, nicht als Aufgabe der kassenärztlichen Versorgung angesehen wurden (vgl. www.kbv.de). Zum anderen gab es bis dato zahlreiche Therapeuten, die eine erhöhte Motivation ihrer Patienten dadurch annahmen, dass diese ihre Therapien eigenständig bezahlen mussten.

Erst in den 80er Jahren des vergangenen Jahrhunderts wurde dann auch die Verhaltenstherapie in die Psychotherapie-Richtlinie aufgenommen und auch hier gab es zunächst große Schwierigkeiten. Diese waren wesentlich dadurch geprägt, dass die Verhaltenstherapie auf einen Krankheitsbegriff verzichtete und stattdessen die Behandlung von dysfunktionalen Verhaltensweisen mithilfe lerntheoretisch fundierter Maßnahmen zum Ziel hatte.

Mit der Verabschiedung des Psychotherapeutengesetzes (PsychThG) im Jahr 1998 wurden dann die Heilberufe des Psychologischen Psychotherapeuten und des Kinder- und Jugendlichenpsychotherapeuten geschaffen. Nach einer Approbationsausbildung konnten diese Therapeuten nun eine Zulassung zur kassenärztlichen Versorgung beantragen und eigenständig in der Versorgung tätig werden. So wurde in der Psychotherapie-Richtlinie von 1999 das vorher festgelegte Delegationsverfahren (d. h. ein Arzt delegiert die Durchführung psychotherapeutischer Leistungen an einen Psychotherapeuten) aufgelöst, Patienten konnten nun direkt zu einem Psychotherapeuten gehen. Stattdessen wurde dann das Konsiliarverfahren eingeführt. Hier muss ein Patient vor Aufnahme einer ambulanten Psychotherapie einen Konsiliararzt aufsuchen. Dieser hat aber nicht die Aufgabe, die Indikation für eine Psychotherapie zu überprüfen, sondern allein somatische (und ggf. psychiatrische) Ursachen, die eine Kontraindikation für eine Durchführung von ambulanter Psychotherapie zu diesem Zeitpunkt bedeuten würden, auszuschließen.

In den Folgejahren gab es immer wieder kleinere Veränderungen der Psychotherapie-Richtlinie (so ist seit 2013 die Gruppentherapie auch als alleinige Behandlungsform in der Verhaltenstherapie möglich), doch die relevanteste Reform gab es zum 01.04.2017 (vgl. www.kbv.de). Hier wurden nicht nur Änderungen des bekannten Ablaufs beschlossen (etwa eine Reduzierung der probatorischen Sitzungen), sondern es wurden neue Leistungen eingeführt. Hintergrund hierfür ist das GKV-Versorgungsstärkungsgesetz (GKV-VSG) aus dem Jahr 2015. Neben der Aufhebung einiger Befugniseinschränkungen für Psychotherapeuten, wie die Verordnungsmöglichkeit für Soziotherapie oder die Möglichkeit der Krankenhauseinweisung, wurde festgelegt, dass neue Leistungen entstehen sollen, die den Patienten einen niedrigschwelligeren Zugang zur Psychotherapie erlauben. Der G-BA bekam den Auftrag, die Psychotherapie-Richtlinie entsprechend auszugestalten. Anschließend wurde auch die Psychotherapie-Vereinbarung angepasst. Im Folgenden werden zunächst die Veränderungen bei den probatorischen Sitzungen aufgezeigt, im Anschluss werden dann die neu eingeführten Leistungen und Neuerungen bei der Gruppenbehandlung beschrieben.

1.1 Probatorische Sitzungen (EBM 35150)

In den probatorischen Sitzungen soll geprüft werden, ob die Voraussetzungen für die Durchführung einer Psychotherapie in einem bestimmten Verfahren gegeben sind. Es kann eine erweiterte Diagnostik durchgeführt werden. Weiter soll, oft in Verbindung mit der biografischen Anamnese, überprüft werden, ob Störungsbild, individuelles Störungsmodell, Behandlungsmotivation und individuelle Voraussetzungen des Patienten eine erfolgreiche psychotherapeutische Behandlung wahrscheinlich erscheinen lassen. In einer Zielklärung können Therapieziele und -teilziele erarbeitet werden. Da die grundsätzliche Indikation für eine Psychotherapie nun schon in der psychotherapeutischen Sprechstunde geprüft und festgestellt werden soll, hat sich die maximale Anzahl der probatorischen Sitzungen reduziert. Es sind in der Erwachsenenpsychotherapie maximal vier 50-minütige Sitzungen möglich (wovon mindestens zwei vor Aufnahme einer Richtlinienpsychotherapie durchgeführt werden müssen), bei der Behandlung von Kindern und Jugendlichen sind sechs möglich (ebenfalls zwei verpflichtend).

Probatorische Sitzungen können nur als Einzelbehandlung durchgeführt werden, auch wenn im Anschluss eine ausschließliche Gruppentherapie vorgesehen ist. Auch eine Abrechnung von Doppelstunden ist nicht möglich. Für Patienten besteht die Möglichkeit, bei mehreren Therapeuten probatorische Sitzungen in Anspruch zu nehmen. Die Durchführung der biografischen Anamnese, die einen vorherigen Patientenkontakt voraussetzt, findet standardmäßig in der Zeit der probatorischen Sitzungen statt.

1.2 Telefonische Erreichbarkeit

In § 1 der Psychotherapie-Richtlinie ist verfügt, dass in der kassenärztlichen Versorgung tätige Therapeuten eine regelmäßige telefonische Erreichbarkeit gewährleisten müssen. Dies muss bei einem vollen Versorgungsauftrag in einem Ausmaß von mindestens 200 Minuten pro Woche geschehen, bei einem hälftigen entsprechend 100. Diese Leistung muss nicht vom Therapeuten persönlich durchgeführt, sondern kann auch delegiert werden. Die telefonische Erreichbarkeit wird nicht gesondert vergütet.

1.3 Psychotherapeutische Sprechstunde (EBM 35151)

Seit dem 01.04.2017 muss jeder Psychotherapeut diese Sprechstunden anbieten. Es sollen bei vollem Versorgungsauftrag 100 Minuten pro Woche, bei einem hälftigen 50 Minuten pro Woche hierfür zur Verfügung gestellt werden. Die Sprechstunden können als offene Sprechstunden oder als Sprechstunden mit vorheriger Terminvergabe durchgeführt werden. In der psychotherapeutischen Sprechstunde soll abgeklärt werden, ob eine Störung mit Krankheitswert vorliegt und welche Weiterbehandlung indiziert scheint. Die Ergebnisse der Sprechstunde teilt der Therapeut dem Patienten nach Abschluss auf einem Formblatt (PTV 11 – „Individuelle Patienteninformation“) mit. Während der Sprechstundenzeit wird dem Patienten ebenfalls eine allgemeine Information (PTV 10 – „Ambulante Psychotherapie für gesetzlich Krankenversicherte“) übergeben.

Die Sprechstunde wird als Einzelbehandlung in Einheiten von mindestens 25 Minuten durchgeführt. Bei Erwachsenen können hierfür insgesamt bis zu 150 Minuten in Anspruch genommen werden, bei Kindern und Jugendlichen bis zu 250 Minuten. Zur späteren Aufnahme einer Richtlinienpsychotherapie ist die vorherige Durchführung einer mindestens 50-minütigen Sprechstunde notwendig. Davon ausgenommen sind Patienten, die zuvor in einer stationären Krankenhausbehandlung oder rehabilitativen Behandlung waren. Bei ihnen kann auch ohne vorherige

Sprechstunde mit den probatorischen Sitzungen oder der Akutbehandlung begonnen werden.

Die Begrenzung der Sprechstunde auf 150 bzw. 250 Minuten bezieht sich auf die Behandlung eines Patienten bei einem bestimmten Therapeuten. Auch hier ist es also für Patienten möglich, bei mehreren Therapeuten Sprechstunden in Anspruch zu nehmen, auch wenn dies dem Sinn dieser Leistung (Überprüfung der Indikation für eine Psychotherapie, ggf. Einleitung alternativer Hilfeangebote) nur bedingt entspricht.

1.4 Akutbehandlung (EBM 35152)

Eine neue Möglichkeit für Therapeuten und Patienten, schnell und ohne Genehmigungsverfahren Hilfe anbieten zu können bzw. zu erhalten, bietet die Akutbehandlung. Der Sinn und das Ziel der Akutbehandlung ist die „Besserung akuter psychischer Krisen- bzw. Ausnahmezustände mittels geeigneter psychotherapeutischer Interventionen" (G-BA, 2016, vgl. https://www.g-ba.de/downloads/40-268-3842/2016-06-16_PT-RL_Aenderung_Strukturreform-amb-PT_TrG.pdf).

Obwohl also keine Richtlinienpsychotherapie und damit keinem Verfahren zugeordnet, sieht der G-BA durchaus einen Verfahrensbezug der Akutbehandlung und verweist darauf, dass Interventionen aus den in der Richtlinie anerkannten Behandlungsformen, also den psychoanalytisch begründeten Verfahren und der Verhaltenstherapie, abgeleitet sein sollen.

Die Akutbehandlung ist nicht genehmigungs-, sondern lediglich anzeigepflichtig, der Beginn muss mittels des neuen Formulars PTV 12 der Krankenkasse mitgeteilt werden. Ein ärztlicher Konsiliarbericht muss nicht mitgeschickt werden, aus berufs- und haftungsrechtlicher Sicht ist die somatische Abklärung im Rahmen der Behandlung jedoch unbedingt zu empfehlen.

Für die Akutbehandlung stehen bis zu 24 Einheiten à 25 Minuten zur Verfügung. Sollte sich hieran eine Richtlinienpsychotherapie anschließen, werden diese Einheiten als zwölf Sitzungen angerechnet. Nach erfolgter Akutbehandlung kann also die KZT 2 beantragt werden. Entsprechend mindert sich bei einem Antrag auf Langzeittherapie, nach erfolgter Akuttherapie, das zur Verfügung stehende Kontingent auf 48 Einheiten Langzeittherapie. Wenn frühzeitig der Übergang in eine Richtlinientherapie vorgenommen werden soll, kann jederzeit während der Akutbehandlung ein Antrag gestellt werden.

1.5 Rezidivprophylaxe

Neu ist auch die Möglichkeit eine Rezidivprophylaxe als abschließenden Teil einer Richtlinientherapie gesondert auszuweisen. Hierzu sollte bei einem Antrag auf Langzeittherapie angegeben werden, ob eine Rezidivprophylaxe vorgesehen ist und wie viele Therapieeinheiten hierfür eingeplant werden. Die Stunden der Rezidivprophylaxe sind Teil des bewilligten Kontingents, die Anzahl der möglichen Sitzungen hängt von der Behandlungsdauer ab. Bei einer Therapie mit 40 Stunden oder mehr sind acht Therapieeinheiten, bei 60 Stunden oder mehr bis zu 16 Stunden Rezidivprophylaxe möglich. Im Zusammenhang mit einer Kurzzeittherapie ist die Beantragung bzw. Durchführung einer Rezidivprophylaxe nicht vorgesehen.

Die Rezidivprophylaxe kann nach Beendigung der Richtlinienpsychotherapie (was der Krankenkasse durch das Formblatt PTV 12 angezeigt wird) über einen Zeitraum von insgesamt zwei Jahren durchgeführt werden. Hierbei sind auch Unterbrechungen von mehr als sechs Monaten möglich. Ein weiterer Vorteil ist, dass die Zweijahresfrist, in der Neuanträge auf psychotherapeutische Leistungen gutachterpflichtig sind, mit der Beendigungsmitteilung beginnt und die Inanspruchnahme/Abrechnung von Leistungen der Rezidivprophylaxe nicht zu einer Verlängerung dieser Frist führen.

Sollte zum Antragszeitpunkt noch nicht absehbar gewesen sein, ob eine Rezidivprophylaxe erfolgen soll (im Formular PTV 2 gibt es die Möglichkeit hier „noch nicht absehbar“ anzukreuzen), muss bei späterer Entscheidung hierfür die Genehmigung der Krankenkasse eingeholt werden.

1.6 Kurzzeittherapie (EBM KZT 1: 35421 und KZT 2: 35422)

Die Kurzzeittherapie (KZT), zuvor auf bis zu 25 Sitzungen angelegt, wurde nun aufgeteilt in die Behandlungsabschnitte KZT 1 (GOP 35421) und KZT 2 (GOP 35422) mit jeweils 12 Therapieeinheiten. Die Kurzzeittherapie ist bis auf wenige Ausnahmen (wenn etwa innerhalb der vergangenen zwei Jahre schon eine Richtlinientherapie stattgefunden hat) gutachterfrei. Der Antrag zum ersten Teil der Kurzzeittherapie kann schon nach der ersten probatorischen Sitzung gestellt werden, eine zweite Sitzung muss aber bereits terminiert sein und das Datum auf dem Formular PTV 2 angegeben werden. Hat die Behandlung mit einer Akutbehandlung begonnen und soll nun in eine Richtlinientherapie umgewandelt werden, so ist ein Erstantrag auf zwölf Therapieeinheiten der GOP 35422 (KZT 2) zu stellen.

Mit der Veränderung der Psychotherapie-Richtlinie und -Vereinbarung ist für die Krankenkassen die Pflicht entfallen, neben dem Patienten auch den Therapeuten über die Bewilligung der Therapie zu informieren. Daher schicken einige Kassen die Bewilligungsbescheide ausschließlich an die Patienten. In diesen Fällen sind die Therapeuten also darauf angewiesen, dass die Patienten ihnen das Datum der Bewilligung mitteilen, damit es korrekt in die Praxisverwaltungssoftware eingetragen werden kann.

Ein Antrag auf Psychotherapie muss von der Krankenkasse innerhalb von drei Wochen nach Eingang des Antrags entschieden und dem Versicherten mitgeteilt werden. Bei gutachterpflichtigen Anträgen verlängert sich die Frist auf fünf Wochen. Wenn eine Krankenkasse diese Fristen nicht einhält und dem Versicherten dies nicht frühzeitig mit Begründung mitteilt, gilt die Therapie als genehmigt.

1.7 Gruppentherapie (EBM KZT: 3554x und LZT: 3555x)

Um mit den gesetzlichen Krankenkassen Gruppentherapie abrechnen zu können, muss der Therapeut über die entsprechende Abrechnungsgenehmigung verfügen. Hierzu ist in der Psychotherapie-Vereinbarung festgelegt, dass neben der Fachkunde Kenntnisse und Erfahrungen in der Gruppentherapie (40 Stunden Selbsterfahrung in der Gruppe, mindestens 24 Doppelstunden Theorie der Gruppentherapie, 60 Doppelstunden Durchführung von Gruppentherapie unter Supervision) nachzuweisen sind.

Die Gruppengröße beträgt drei bis neun Teilnehmer. Da die Abrechnung anhand der aktuellen Teilnehmerzahl erfolgt, die sich bei verschiedenen Gruppentherapieterminen unterscheiden kann, ist auf dem Formular PTV 2 bei den beantragten Leistungen die Chiffre 3554x (Kurzzeittherapie) bzw. 3555x (Langzeittherapie) einzutragen. Dabei steht das x an der letzten Stelle der Ziffer als Platzhalter und ermöglicht es dem Therapeuten bei einem Patienten verschiedene Gruppengrößen abzurechnen.

Werden Einzel- und Gruppentherapie bei verschiedenen Therapeuten durchgeführt, muss jeder Therapeut ein Formular PTV 2 ausfüllen und dem Antrag beilegen. Der Bericht an den Gutachter ist von beiden Therapeuten gemeinsam zu verfassen, wobei ein stimmiger Gesamtbehandlungsplan zu erstellen ist, aus dem hervorgehen sollte, welche Behandlungselemente in der Einzeltherapie und welche in der Gruppentherapie durchgeführt werden sollen. Beide PTV 2-Formulare und der abgestimmte Bericht werden in einem PTV 8-Umschlag an die Krankenkasse bzw. an den Gutachter versandt.

An dieser Stelle sollen noch einmal mögliche strukturelle Verläufe einer verhaltenstherapeutischen Behandlung zusammengefasst und in Hinblick auf Gutachter-/Berichtspflicht betrachtet werden.

1.8 Zusammenfassung der Antragsschritte, Gutachterpflicht

Eine Behandlung beginnt seit dem 01.04.2018 (vorher galt eine Übergangsfrist) mit einer psychotherapeutischen Sprechstunde. Diese kann in Einheiten von mindestens 25 Minuten durchgeführt werden und insgesamt zwischen 50 und 150 Minuten (bei Kindern und Jugendlichen bis 250 Minuten mit Einbezug von Bezugspersonen) in Anspruch nehmen. Hier wird die Indikation für eine Psychotherapie überprüft, gegebenenfalls werden andere Hilfemöglichkeiten vorgeschlagen. Die Sprechstunde kann ohne Bewilligung der Krankenkasse in Anspruch genommen werden. Patienten haben die Möglichkeit, Sprechstunden bei verschiedenen Therapeuten in Anspruch zu nehmen.

Ebenfalls nicht bewilligt werden müssen probatorische Sitzungen. Diese werden zur Einleitung einer Richtlinienpsychotherapie durchgeführt, also nach festgestellter Indikation. Zur Vermeidung von Behandlungspausen sollten Anträge auf Richtlinienpsychotherapie innerhalb der Probatorik gestellt werden. Vor Beginn der Therapie müssen mindestens zwei probatorische Sitzungen durchgeführt werden. Maximal dürfen bei Erwachsenen vier, bei Kindern und Jugendlichen sechs Sitzungen in Anspruch genommen werden.

Zur Verbesserung akuter Krisenzustände und zur Verhinderung der Entwicklung psychischer Erkrankungen in Ausnahmezuständen kann eine Akutbehandlung durchgeführt werden. Diese Behandlungsform ist lediglich anzeige-, nicht aber antragspflichtig (PTV 12). Die Akutbehandlung muss spätestens 14 Tage nach Indikationsstellung in der psychotherapeutischen Sprechstunde begonnen werden.

Bei Umwandlung in eine Richtlinientherapie werden die durchgeführten Einheiten auf das Therapiekontingent angerechnet. Die Behandlungseinheit einer Akutbehandlung beträgt mindestens 25 Minuten, insgesamt können 600 Minuten pro Krankheitsfall (vier aufeinander folgende Quartale) durchgeführt werden.

Die Kurzzeittherapie (KZT) wurde nun in zwei Behandlungsabschnitte von jeweils zwölf Therapieeinheiten aufgeteilt (KZT 1 und KZT 2). Diese sind gesondert zu beantragen. Um Behandlungspausen zu vermeiden empfiehlt es sich, die KZT 1 früh im Laufe der Probatorik und eine notwendige KZT 2 nach acht oder neun Einheiten des ersten Behandlungsabschnitts zu beantragen. Die Kurzzeittherapie ist nur in Ausnahmefällen gutachterpflichtig, wenn der Antrag vor Ablauf von zwei Jahren nach Abschluss einer vorhergehenden Therapie gestellt wird.

Bei der Langzeittherapie (LZT) entfällt nun das Bewilligungskontingent von 45 Sitzungen. Dies bedeutet, dass im ersten Schritt eines LZT-Antrags bis zu 60 Einheiten beantragt werden. Eine Langzeittherapie kann sofort während der probatorischen Sitzungen oder im Rahmen einer Umwandlung nach einer Kurzzeittherapie beantragt werden. Dieser Antrag ist immer gutachterpflichtig, hier muss also ein Bericht an den Gutachter erstellt und dem Antrag beigelegt werden. Er sollte, auch zur Vermeidung von Therapiepausen, spätestens nach der achten Einheit der KZT 2 gestellt werden.

Bei einem Erstantrag (KZT 1, KZT 2 nach Akutbehandlung, LZT) ist immer auch der ärztliche Konsiliarbericht beizulegen. Der Durchschlag des PVT 2 (KZT 1; 2; Exemplar für den Gutachter) muss dem ersten an den Gutachter gesendeten Bericht beigelegt werden.

Mit einem Fortführungsantrag kann eine Verlängerung auf bis zu 80 Therapieeinheiten beantragt werden. Dieser Antrag kann ohne Bericht an den Gutachter gestellt werden. Legt die Krankenkasse nachvollziehbar begründet dar, warum sie in diesem Fall einen Gutachter einschalten möchte (vgl. auch Kapitel 9), muss sie dies dem Therapeuten „unverzüglich" mitteilen (Psychotherapie-Vereinbarung, § 11, Abs. 6). In der Regel sollte dies den Zeitrahmen von einer Woche nicht überschreiten. In begründeten Ausnahmefällen ist auch eine Verlängerung der Therapie über das in der Psychotherapie-Richtlinie vorgesehene Maximalkontingent von 80 Sitzungen möglich. Hierzu muss ebenfalls ein Antrag gestellt werden, der die Form eines Fortführungsantrags haben sollte. Es ist im Ermessen der Krankenkasse, im Rahmen des Genehmigungsverfahrens einen Bericht für den Gutachter einzufordern.

2 Einführung Bericht an den Gutachter

2.1 Der neue Bericht an die Gutachterin bzw. den Gutachter (PTV 3)

Mit der Reform der Psychotherapie-Richtlinie wurde auch der Leitfaden zum Bericht an den Gutachter überarbeitet. Der alte Leitfaden verlor damit seine Gültigkeit und die Berichte sollen seither nach dem neuen Leitfaden (PTV 3, vgl. Muster des Leitfadens im Anhang, S. 194) strukturiert werden. Ziel der Veränderungen war es, auch die Erstellung der Berichte zu vereinfachen.

Für Psychotherapeutinnen und Psychotherapeuten, die bereits seit langem Berichte an den Gutachter erstellen, wird die Einführung des neuen PTV 3 sicherlich eine gewisse Umgewöhnung mit sich bringen bzw. mit sich gebracht haben, da sich die Berichtsstruktur sowie auch Teile der inhaltlichen Vorgaben verändert haben. Eine Gegenüberstellung von Gemeinsamkeiten und Unterschieden der beiden Versionen findet sich im Anhang des Buches (vgl. S. 195 ff.).

2.2 Grundsätzliche Anmerkungen

Der Bericht an den Gutachter ist eine Form von Bericht, die vor allem dazu dient, einen Gutachter von der Notwendigkeit der Therapie zu überzeugen. Anders als bei einem Arzt- oder Entlassbrief kommt es hier weniger auf eine umfassende Darstellung an, da der Gutachter nur Informationen benötigt, die für seine Empfehlung relevant sind. Welche Informationen dies sind, ergibt sich aus der Psychotherapie-Richtlinie, welche die Grundlage der Begutachtung darstellen. Als Arbeits- und Gliederungshilfe wurde ein Leitfaden zum Erstellen des Berichts an den Gutachter herausgegeben, der den Bericht und die notwendigen Angaben strukturiert (PTV 3).

Der Umfang des Berichts sollte in der Regel zwei Seiten umfassen. Da der Raum für die Darstellung der Angaben damit sehr begrenzt ist, sollte man sich als Verfasser immer die Frage stellen: „Sind diese Angaben für das Fallverständnis wirklich notwendig?“. Bei der Begutachtung werden nicht nur Voraussetzungen des

Patienten geprüft, sondern auch die Fähigkeit des Therapeuten ein angemessenes Fallverständnis zu entwickeln und in der geforderten Art und Weise darzustellen.

Da der Inhalt des Berichtes immer Vorrang vor der Form des Berichtes hat, ist die Begrenzung der Seitenzahl nicht als absolut zu betrachten. Auch nach den neuen Vorgaben liegt die Seitenzahl der meisten Berichte an den Gutachter (ca. 75%) über zwei Seiten. Dies ist auch nicht verwunderlich, da sich die inhaltlichen Anforderungen des Berichts an den Gutachter im Vergleich zu den alten Vorgaben nicht wesentlich geändert haben (vgl. Gegenüberstellung der Gemeinsamkeiten und Unterschiede im Anhang, S. 195ff.), wobei vormals eine Seitenzahl von drei Seiten nicht überschritten werden sollte. Daher besteht keine zwingende Notwendigkeit, z.B. durch die Verkleinerung der Schriftart oder andere Formatierungen des Textes, den Bericht auf zwei Seiten zu verkürzen. Andererseits ist darauf hinzuweisen, dass Gutachter bei überlangen Berichten ggf. eine inhaltliche Verdichtung nachfordern können.

Bei der Abfassung des Berichtes ist die grundsätzliche ätiologische Orientierung im Rahmen der Richtlinie zu berücksichtigen. Damit ist gemeint, das Störungsgeschehen sowie die Störungsentwicklung als individuellen Prozess nachvollziehbar zu machen. Es muss eine Verbindung zwischen der Biografie des Patienten über die Verhaltensanalyse zu den Behandlungszielen und den damit in Verbindung stehenden Interventionen nachvollziehbar geschildert werden. Bei der Abfassung des Berichts an den Gutachter geht es daher vor allem darum, einen kohärenten Gesamteindruck entstehen zu lassen. Manche Aspekte und Details sollten dabei eher betont werden, andere wiederum können weglassen werden, wenn sie irrelevant sind.

Grundsätzlich ist man als Verfasser frei manche Punkte ausführlicher zu behandeln und andere nur kurz abzuhandeln oder sogar weg zu lassen. Der Leitfaden zum Erstellen des Berichts an die Gutachterin oder den Gutachter (PTV 3) ist eine Gliederungshilfe. Dort heißt es: „Der Bericht soll auf die für das Verständnis der psychischen Störung und deren Ursachen sowie auf die für die Behandlung relevanten Informationen begrenzt sein. Die jeweiligen Unterpunkte der Gliederungspunkte des Informationsblattes sind als Hilfestellung zur Abfassung des Berichts gedacht und müssen nur bei Relevanz abgehandelt werden." Auch wenn dies einen gewissen Spielraum gibt, so gehören jedoch manche der im Leitfaden aufgeführten Punkte obligatorisch in den Bericht an den Gutachter, da sie für ein verhaltenstherapeutisches Fallverständnis zwingend notwendig sind.

Zu beachten ist, dass sich die Informationen nach Möglichkeit nicht doppeln. Wenn beispielsweise bei der vom Patienten geschilderten Symptomatik (2. Gliederungspunkt) bereits etwas zum Verlauf bzw. zur Anamnese oder zur Medikation geschrieben wurde, weil dies aus didaktischen Gründen sinnvoll ist, z.B. um den Schwergrad zu unterstreichen, dann muss dies in der Beschreibung der lebensgeschichtlich relevanten Faktoren (4. Gliederungspunkt) bzw. beim somatischen Befund (3. Gliederungspunkt) nicht wiederholt werden.

Die Möglichkeit zur Verwendung von stichwortartigen Angaben (siehe PTV 3) ermöglicht es, einige Punkte noch stärker zu verkürzen, so dass auch die unten aufgeführten Beispiele möglicherweise noch weiter gekürzt werden könnten. Dabei sollte aber stets darauf geachtet werden, dass der Inhalt nachvollziehbar bleibt.

Merke

- Der Bericht an den Gutachter dient dazu, einen Gutachter von der Notwendigkeit der Therapie zu überzeugen.
- Der Umfang des Berichts sollte in der Regel zwei Seiten umfassen.
- Der Leitfaden zum Erstellen des Berichts an die Gutachterin oder den Gutachter (PTV 3) soll als Gliederungshilfe dienen.
- Bei der Abfassung Berichts sollte darauf geachtet werden, dass ein kohärenter Gesamteindruck entsteht. Die Verbindung zwischen der Biografie des Patienten, der Verhaltensanalyse, den Behandlungszielen und den Interventionen muss deutlich werden.

3 Relevante soziodemografische Daten

Dieser Gliederungspunkt im Bericht dient als grobe Orientierung für das Fallverständnis. Keinesfalls sollten hier nähere Angaben zur Erwerbsbiografie oder familiären Situation gemacht werden. Es ist vollkommen ausreichend, die relevanten Daten in Form von Stichpunkten aufzuführen.

3.1 Angaben für erwachsene Patienten

An dieser Stelle sollten kurz der aktuell ausgeübte Beruf (bzw. ggf. der soziale Status), der Familienstand und die Zahl der Kinder aufgeführt werden (vgl. Kasten 1). Falls einer oder mehrere der genannten Aspekte ätiologisch relevant sein sollte, müssten diese unter dem 4. Gliederungspunkt ggf. weiter ausgeführt werden.

Kasten 1: Darstellung relevanter soziodemografischer Daten bei Erwachsenen

Beruf: [nenne Beruf und ggf. Wochenarbeitszeit / im Krankengeldbezug / im ALG I Bezug / im ALG II Bezug / BU Rente seit], **Familienstand:** [ledig / verheiratet / geschieden / in fester Partnerschaft / alleinlebend], **Zahl der Kinder:** [nenne Anzahl der Kinder und ggf. Alter], **Wohnsituation:** [mit (Ehe)Partner / Eltern / Kinder / allein / in Wohngemeinschaft]

Im Folgenden wird anhand von vier Fallbespielen aufgezeigt, wie die relevanten soziodemografischen Daten im Bericht aufgeführt werden können. Hinzugefügt wurden hier zusätzlich noch die Altersangaben.

Fallbeispiele: Darstellung relevanter soziodemografischer Daten bei Erwachsenen

- *Herr K.:* 42-jähriger Elektrotechniker, Angestellter (Stadtverwaltung), lebt zusammen mit Partnerin, keine Kinder.
- *Frau H.:* 24-jährige Bürokauffrau, in einem mittelständigen Unternehmen; lebt mit Freund zusammen, keine Kinder.

- *Frau M.:* 40-jährige Patientin, keine abgeschlossene Berufsausbildung, auf 450 Euro Basis als Reinigungskraft beschäftigt; verheiratet, drei Kinder (m. 12 J., w. 15 J., w. 17 J.).
- *Frau L.:* 34-jährige Pharmazeutin, arbeitet als Apothekerin, lebt mit Ehemann zusammen, keine Kinder

3.2 Angaben für Kinder und Jugendliche

Der Bericht an den Gutachter soll für Kinder und Jugendliche Angaben zur Lebenssituation, zu Kindergarten oder zur Schulart, ggf. zu Schulabschluss und Arbeitsstelle, Geschwisterzahl und -position, zum Alter und Beruf der Eltern und ggf. zu den primären Betreuungspersonen enthalten (vgl. Kasten 2). Diese Angaben sind teils komplexer als die Angaben für erwachsene Patienten und es werden bei manchen familiären- bzw. Lebenssituationen ggf. etwas umfangreichere Erläuterungen notwendig sein. Auch hier gilt es aber insgesamt sparsam mit den Angaben zu sein und sich auf das Wesentliche zu beschränken. Insbesondere sollte vermieden werden, bereits hier detaillierte Angaben über familiäre oder schulische Probleme zu schildern.

Kasten 2: Angaben zu relevanten soziodemografischen Daten bei Kindern- und Jugendlichen

Lebenssituation: [mit wem zusammen wohnend?], **Kindergarten / Schule /Arbeit:** [Kindergartenbesuch / besuchte Schulform und Klassenstufe / Schulabschluss, falls vorhanden / Arbeitsstelle, falls vorhanden], **Geschwisterzahl und -position:** [nenne Alter der Geschwister relativ zum Patienten], **Alter und Beruf der Eltern (ggf. der primären Betreuungspersonen):** [Nenne Alter und Beruf des Elternteils und falls bedeutsam, der relevanten primären Bezugsperson]

Anhand von zwei Fallbeispielen wird im Folgenden die Präsentation der relevanten soziodemografischen Angaben im Bericht für den Kinder- und Jugendlichenbereich dargestellt.

Fallbeispiele: Darstellung relevanter soziodemografischer Daten bei Kindern und Jugendlichen

- *Patient J.:* 9-jähriger Schüler der 3. Klasse, lebt gemeinsam mit seiner Mutter (+28, Verkäuferin), seinem Stiefvater (+29, Fotograf) und seiner Schwester (+3) in einem Haushalt. Die Eltern sind seit vier Jahren getrennt und der leibliche Vater (+31, Koch) hat eine neue Partnerin (+25, Arzthelferin). J. besucht seinen Vater jedes zweite Wochenende und in den Ferien.
- *Patientin S.:* 11-jährige Gymnasiastin der 6. Klasse, lebt gemeinsam mit ihrer Mutter (+31, Floristin) und ihrem Vater (+33, Ingenieur) in einem Haushalt. Keine Geschwister. Die Eltern sind seit 13 Jahren verheiratet.

4 Symptomatik und psychischer Befund

4.1 Von dem Patienten geschilderte Symptomatik mit Angaben zu Schwere und Verlauf

Eine Grundfrage, mit der der Gutachter diesen Teil des Berichts liest, ist: Handelt es sich bei der beschriebenen Störung um eine Störung mit Krankheitswert und fällt die Störung in den Indikationsbereich der Verhaltenstherapie? Daneben spielen der Leidensdruck und die Beeinträchtigung bei den meisten Störungen eine zentrale Rolle, da diese Kriterien einerseits störungsdefinierend sind und andererseits den Schweregrad einer Erkrankung zum Ausdruck bringen können. Daher sollte an dieser Stelle deutlich werden, um welche Störung bzw. Störungen es sich handelt, wie stark der Patient (und seine Lebensgestaltung) durch die Störung(en) beeinträchtigt ist bzw. wie sehr er darunter leidet. Daneben spielen Angaben zum Verlauf der Symptomatik eine wesentliche Rolle, da sich daraus Einschätzungen zur Komplexität bzw. zum Chronifizierungsgrad ableiten lassen.

Im Kommentar zu der Psychotherapie-Richtlinie (Dieckmann et al., 2018) sind weitere Punkte benannt, die an dieser Stelle erläutert werden können. Dazu zählt die Frage, wieso der Patient sich gerade jetzt zu einer psychotherapeutischen Behandlung entschlossen hat, welche möglichen Auslöser der Symptomatik erfahrbar sind und durch wen die Behandlung möglicherweise veranlasst wurde. Diese Punkte können für das Fallverständnis zentral sein, gehören jedoch nicht zu den obligaten Ausführungen.

4.1.1 Darstellung der geschilderten Symptomatik

Grundsätzlich stellt sich die Frage, was genau mit dem Begriff „Symptomatik" gemeint ist und um welche Form der Schilderung es sich handelt. Für den diagnostischen Prozess vor der Antragsstellung stehen bei Erwachsenen bis zu 150 Minuten Sprechstunde und bis zu vier probatorische Sitzungen zur Verfügung (bei Kindern und Jugendlichen 250 Minuten Sprechstunde und sechs probatorische Sitzungen), in denen der Patient und ggf. die Bezugspersonen ausführlich über die verschiedenen Beschwerden, Erfahrungen und Lebensbedingungen berichten und auch vom Therapeuten eingehend dazu befragt werden können. Hinzu kommen häufig noch Informationen aus Fragebögen und anderen Formen der Diagnostik (z. B. strukturierte Interviews, Selbstbeobachtungen) sowie Fremdbefunde oder fremdanamnestische Informationen. Daher wird deutlich, dass an dieser Stelle auf eine reduzierte Darstellung zurückgegriffen werden muss und nicht alles, was der Patient berichtet, mit in die Darstellung aufgenommen werden kann.

Andererseits können auch Angaben in die Darstellung der Symptomatik aufgenommen werden, die nicht explizit und spontan vom Patienten selbst berichtet werden, sondern aus anderen Informationsquellen stammen. Auf die Angabe der Quelle kann in der Regel verzichtet werden, es sei denn, es ist aus didaktischen Gründen sinnvoll. Dies kann der Fall sein, wenn sich beispielsweise Hinweise auf Dissimulationstendenzen zeigen.

Beispiele: Darstellung von Symptomen, die nicht explizit oder spontan berichtet werden

- Auf mehrfaches Nachfragen berichtet der Patient auch über sexuelle Dysfunktionen.
- Der Patient verneint Halluzinationen, jedoch wird das Auftreten imperativer Stimmen in den Vorbefunden erwähnt.

In der Vorgängerversion des Leitfadens hieß es zum Punkt Symptomschilderung: „Schilderung der Klagen des Patienten und der Symptomatik zu Beginn der Behandlung, möglichst mit wörtlichen Zitaten [...]“. Diese Formulierung ist bzw. war ungünstig, denn viele Patienten klagen anfangs über problematische Beziehungen, körperliche Beschwerden oder konfliktreiche Arbeitsbedingungen. Teils stehen auch einzelne Symptome einer psychischen Störung zunächst im Vordergrund der Schilderungen wie beispielsweise Schlafstörungen bei Depressionen oder Herzbeschwerden bei Patienten mit Panikattacken. Wieder andere Symptome werden anfangs vom Patienten gar nicht freiwillig benannt oder gar nicht als solche vom Patienten erkannt, wie zum Beispiel manche Formen von Zwangsgedanken. Viele Patienten berichten solche Symptome erst auf gezielte Nachfragen. Besonders Patienten mit Schmerzstörungen oder somatoformen Störungen schildern ihre Symptome anfangs so, wie sie dies auch ihrem Orthopäden oder Hausarzt gegenüber tun, und es ist die Aufgabe der späteren Psychotherapie, ein psychosomatisches Störungsmodell zu vermitteln. Es empfiehlt sich daher nicht ungefiltert das aufzuschreiben, worüber der Patient klagt, da dies in manchen Fällen auch zu Missverständnissen führen kann.

4.1.2 Darstellung der geschilderten Symptomatik bei Kindern und Jugendlichen

Für Kinder und Jugendliche unterscheiden sich die Inhalte der Informationen, die im Bericht an den Gutachter an dieser Stelle geschildert werden sollen, nicht von denen für erwachsene Patienten. Auch hier geht es darum, plausibel und nachvollziehbar die Symptomatik darzustellen, unter der das Kind oder der Jugendliche leidet, sowie Angaben zum Verlauf und dem Schweregrad zu machen.

Anders als bei erwachsenen Patienten, die in der Regel über genügend sprachliches Ausdrucksvermögen verfügen und meist eigenverantwortlich die Entscheidung zur Aufnahme einer psychotherapeutischen Behandlung getroffen haben, findet sich bei Kindern und Jugendlichen, unter anderem abhängig vom Alter, Entwicklungsstand und Störungsbild, teils kein eigenes Störungsbewusstsein. Auch reicht das sprachliche Ausdrucksvermögen insbesondere bei jüngeren Kindern kaum aus, um eine vollumfängliche Anamnese zu erheben. Je jünger ein Kind ist, umso wichtiger sind daher fremdanamnestische Informationen. Dieckmann et al. (2018) gehen davon aus, dass normalentwickelte Neunjährige über eigene Befindlichkeiten gut berichten können und bei Jugendlichen den eigenen Angaben eine besondere Gewichtung zukommt, insbesondere in den Bereichen, die Bezugspersonen verschlossen bleiben.

Daher muss, abhängig vom Alter, dem sprachlichen Ausdrucksvermögen und dem Entwicklungsstand, bei der Darstellung der Symptomatik auf fremdanamnestische Informationen durch die Eltern bzw. Bezugspersonen zurückgegriffen werden. Wichtig bei der Darstellung der Informationen ist jeweils die konkrete Quelle bzw. Person zu nennen, von der die Informationen stammen, da manche Probleme und Symptome von verschiedenen Bezugspersonen unterschiedlich wahrgenommen werden können.

Auch Informationen aus der Schule gehören zu den fremdanamnestischen Informationen. Sie sollten jedoch nur dann in den Bericht an den Gutachter aufgenommen werden, wenn diese für das Symptom- bzw. Problemverständnis von Bedeutung sind. Dies wird sicherlich bei vielen schulbezogenen Störungen bzw. die Schule betreffenden Störungen von Interesse sein. Auch bei Informationen aus der Schule sollte nach Möglichkeit die Person bzw. Quelle benannt werden, von der die Angaben stammen.

4.1.3 Wie soll geschildert werden?

Die Symptombeschreibung sollte aus der Sicht des Patienten formuliert werden. Die Angaben sollten „in Patientensprache“ geschrieben werden und zu vermeiden ist hier eine Aneinanderreihung von psychopathologischen Begriffen. Selten wird der Patient über Parathymien, Affektstarrheit, Affektinkontinenz oder Insuffizienzgefühle berichten bzw. diese Begrifflichkeiten verwenden, sondern Aussagen tätigen, die vom Therapeuten als Beleg für das Vorhandensein der entsprechenden Symptome gewertet werden.

Üblich bei der Darstellung der Symptome ist die Verwendung des Konjunktivs. Die Äußerungen des Patienten sollten in indirekter Rede wiedergegeben werden.

Beispiel: Äußerungen des Patienten in indirekter Rede wiedergeben

Die Patientin berichtet, dass sie sich ständig niedergeschlagen und traurig fühle. Sie breche häufig unvermittelt in Tränen aus. Sie sei selbst nach kleinen Anstrengungen erschöpft und müsse sich des Öfteren hinlegen.

Die Beschreibung der Symptomatik sollte eindeutig sein. Sie strukturiert für den Leser, in diesem Falle den Gutachter, den gesamten weiteren Bericht. Hier sollte deutlich werden, welche Störung vorliegt und ggf. welche komorbiden Störungen bei dem Patienten vorhanden sind. Auch Angaben zum Schweregrad und dem Verlauf der Symptomatik sollten aus dem Bericht hervorgehen, da beides Argumente für die Genehmigung einer Langzeitbehandlung oder Umwandlung sein können.

4.1.3.1 Symptombeschreibung nach Diagnosekriterien

Prinzipiell gibt es verschiedene Möglichkeiten diesen Bereich des Berichts an den Gutachter zu gestalten und es kommt im Wesentlichen darauf an die notwendigen Angaben zu machen sowie die beschriebenen Prinzipien zu beherzigen. Eine Hilfe bezüglich der Stringenz des Berichts kann jedoch sein, sich bei der Symptombeschreibung an den jeweiligen Diagnosekriterien zu orientieren. Die Diagnosekriterien geben zum einen vor, welche Symptome (diagnose-)relevant sind, zum anderen ermöglichen sie die Symptomdarstellung stärker zu strukturieren. Bei der Darstellung ist aber grundsätzlich immer auf eine angemessene Individualisierung zu achten, die eher allgemeinen Symptome sollten also anhand der konkreten Erfahrungen des Patienten beschrieben werden.

Im Folgenden wird anhand der vier Fallbeispiele erläutert, wie eine gut strukturierte und stringente Symptombeschreibung anhand der Diagnosekriterien durchgeführt werden kann. Die Darstellung orientiert sich an den Diagnosekriterien des DSM-5 (APA/Falkai et al., 2015), da das DSM-5 als international gültiges Referenzwerk derzeit die Störungskriterien besser und klarer operationalisiert als das ICD-10. Darüber hinaus ist zu erwarten, dass die Weiterentwicklung der ICD sich in Zukunft den Inhalten und der Struktur des DSM annähern wird. Es ist darauf hinzuweisen, dass die Diagnosen im Bericht an den Gutachter anhand der ICD (International Statistical Classification of Diseasesand Related Health Problems, derzeit ICD-10; WHO/Dilling et al., 2015) gestellt und verschlüsselt werden müssen, jedoch schließen sich beide Klassifikationssysteme nicht aus, sondern harmonieren in den allermeisten Fällen. Eine Übersetzung einer „DSM-Diagnose" in eine „ICD-Diagnose" kann mithilfe von „Übersetzungstabellen" problemlos vorgenommen werden.

Beispiel Depression. In Kasten 3 ist das Kriterium A für eine Major Depression nach DSM-5 dargestellt. Für die Vergabe einer entsprechenden Diagnose sollten fünf der insgesamt 9 Symptome in einem Zeitraum von mindestens zwei Wochen erfüllt sein. Mindestens eines der Symptome (1) oder (2) muss dabei erfüllt sein.

Kasten 3: Kriterium A der diagnostischen Kriterien für eine Major Depression nach DSM-5 (vgl. APA/Falkai et al., 2015)[2]

A. Mindestens fünf der folgenden Symptome bestehen während derselben 2-Wochen-Periode und stellen eine Änderung gegenüber dem vorher bestehenden Funktionsniveau dar; mindestens eines der Symptome ist entweder (1) depressive Verstimmung oder (2) Verlust an Interesse oder Freude.

Beachte: Auszuschließen sind Symptome, die eindeutig durch einen medizinischen Krankheitsfaktor bedingt sind.

1. Depressive Verstimmung für die meiste Zeit des Tages an fast allen Tagen, von der betroffenen Person selbst berichtet (z. B. fühlt sich traurig, leer oder hoffnungslos) oder von anderen beobachtet (z. B. erscheint den Tränen nahe).
2. Deutlich vermindertes Interesse oder Freude an allen oder fast allen Aktivitäten, an fast allen Tagen, für die meiste Zeit des Tages (entweder nach subjektivem Bericht oder von anderen beobachtet).
3. Deutlicher Gewichtsverlust ohne Diät oder Gewichtszunahme (z. B. mehr als 5 % des Körpergewichtes in einem Monat) oder verminderter oder gesteigerter Appetit an fast allen Tagen.
4. Insomnie oder Hypersomnie an fast allen Tagen.
5. Psychomotorische Unruhe oder Verlangsamung an fast allen Tagen (durch andere beobachtbar, nicht nur das subjektive Gefühl von Rastlosigkeit oder Verlangsamung).
6. Müdigkeit oder Energieverlust an fast allen Tagen.
7. Gefühle von Wertlosigkeit oder übermäßige oder unangemessene Schuldgefühle (die auch ein wahnhaftes Ausmaß annehmen können) an fast allen Tagen (nicht nur Selbstvorwürfe oder Schuldgefühle wegen des Krankseins).
8. Verminderte Fähigkeit zu denken oder sich zu konzentrieren oder verringerte Entscheidungsfähigkeit an fast allen Tagen (entweder nach subjektivem Bericht oder von anderen beobachtet).
9. Wiederkehrende Gedanken an den Tod (nicht nur Angst vor dem Sterben), wiederkehrende Suizidvorstellungen ohne genauen Plan, tatsächlicher Suizidversuch oder genaue Planung eines Suizids.

---

2 Der Abdruck erfolgt mit Genehmigung aus der deutschen Ausgabe des Diagnostic and Statistical Manual of Mental Disorders, Fifth Edition © 2013, Dt. Ausgabe: © 2015, American Psychiatric Association. Alle Rechte vorbehalten.

Die folgende Symptombeschreibung richtet sich an den Symptomen und der Struktur der DSM-5-Kriterien aus und beschreibt die Symptomatik von Herrn K. Da die einzelnen Kriterien verschiedene Ausprägungen haben können, (z. B. Schlaflosigkeit oder vermehrter Schlaf) ist es hier notwendig zu benennen, welches jeweilige Merkmal zutrifft. Daneben gibt es Äußerungen zu den spezifischen Merkmalen des Patienten, die hier ebenfalls einfließen sollten. Diese kurzen Äußerungen machen die Beschreibung individuell (z. B. oft in Tränen ausbrechen, Gewichtszunahme von zehn Kilogramm). In dem unten aufgeführten Beispiel sind alle neun Kriterien erfüllt; in vielen Fällen werden weniger Kriterien erfüllt sein und es kann ggf. sinnvoll sein, manche Kriterien noch weiter auszuführen oder noch mehr Äußerungen des Patienten hinzuzufügen, gerade wenn diese beim jeweiligen Patienten sehr stark im Vordergrund stehen (z. B. Suizidversuche mit Angaben zur Art und Weise und Zeitpunkt). Weitere Ergänzungen, wie z. B. die Beschreibung des Schweregrades und des Verlaufs, werden weiter unten dargestellt. Die Nennung der Nummern hinter den Aussagen erfolgt aus didaktischen Gründen und ist bei der Erstellung des Berichts an den Gutachter selbstverständlich wegzulassen.

Fallbeispiel: Herr K. – Depression

Der Patient berichtet über eine niedergeschlagene Stimmung. Oft breche er unvermittelt in Tränen aus *(A1)*. Er habe sich aus nahezu allen Aktivitäten zurückgezogen, die er zuvor gerne gemacht habe (Motorrad fahren, Modellbau) und könne keine Freude mehr empfinden *(A2)*. Er habe einen deutlich gesteigerten Appetit und habe seit Beginn der Symptomatik zehn Kilogramm zugenommen *(A3)*. Zwar könne er meist gut einschlafen, wache aber nach wenigen Stunden schweißgebadet auf und könne dann nicht mehr weiterschlafen *(A4)*. Tagsüber sei er teils so unruhig, dass er umherlaufe und nicht stillsitzen könne *(A5)*. Andererseits sei er ständig müde, fühle sich energielos und abgeschlagen, was dazu führe, dass er den größten Teil des Tages auf der Couch liege *(A6)*. Darüber hinaus beschreibt er ein durchgängiges Gefühl von Wertlosigkeit, er mache sich ständig Vorwürfe alles falsch gemacht und versagt zu haben *(A7)*. Seine Konzentrationsfähigkeit sei massiv gestört, so dass er seit Wochen kein Buch mehr habe lesen können und selbst einfachen Fernsehsendungen nicht mehr folgen könne *(A8)*. Zwischenzeitlich habe er darüber nachgedacht, sich das Leben zu nehmen *(A9)*, könne sich aber nun von diesen Gedanken distanzieren.

Beispiel Posttraumatische Belastungsstörung. Traumatische Erfahrungen im Sinne des DSM-5 müssen eine Konfrontation mit tatsächlichem oder drohendem Tod, ernsthafter Verletzung oder sexueller Gewalt beinhalten (vgl. Kasten 4). Die Symptomdarstellung der Posttraumatischen Belastungsstörung unterscheidet sich insoweit von der Darstellung anderer Störungen, da hier notwendigerweise, neben den Symptomen im engeren Sinne, auch das Trauma, also der Auslöser, dargestellt werden sollte. Oft empfiehlt es sich an dieser Stelle das Ereignis kurz zu skizzieren und ggf. ausführlichere Angaben unter dem Gliederungspunkt „Lebensgeschichtliche Entwicklung“ bzw. „Funktionales Bedingungsmodell“ zu machen. Falls das Trauma hier bereits detailliert geschildert wird, kann im entsprechenden Teil des funktionalen Bedingungsmodells darauf verwiesen werden.

Kasten 4: Diagnostische Kriterien für eine Posttraumatische Belastungsstörung nach DSM-5 (vgl. APA/Falkai et al., 2015)[3]

A. Konfrontation mit tatsächlichem oder drohenden Tod, ernsthafter Verletzung oder sexueller Gewalt auf eine (oder mehrere) der folgenden Arten:
   1. Direktes Erleben eines oder mehrerer traumatischer Ereignisse.
   2. Persönliches Erleben eines oder mehrerer solcher traumatischer Ereignisse bei anderen Personen.
   3. Erfahren, dass einem nahen Familienmitglied oder einem engen Freund ein oder mehrere traumatische Ereignisse zugestoßen sind. Im Falle von tatsächlichem oder drohendem Tod des Familienmitgliedes oder Freundes muss das Ereignis bzw. müssen die Ereignisse durch Gewalt oder einen Unfall bedingt sein.
   4. Die Erfahrung wiederholter oder extremer Konfrontation mit aversiven Details von einem oder mehreren derartigen traumatischen Ereignissen (z.B. Ersthelfer, die menschliche Leichenteile aufsammeln oder Polizisten, die wiederholt mit schockierenden Details von Kindesmissbrauch konfrontiert werden).

   Beachte: Eine Konfrontation durch elektronische Medien, Fernsehen, Spielfilme oder Bilder erfüllt das Kriterium A4 nicht, es sei denn, diese Konfrontation ist berufsbedingt.

B. Vorhandensein eines (oder mehrerer) der folgenden Symptome des Wiedererlebens (Intrusionen), die auf das oder die traumatischen Ereignisse bezogen sind und die nach dem oder den traumatischen Ereignissen aufgetreten sind:
   1. Wiederkehrende, unwillkürlich sich aufdrängende belastende Erinnerungen (Intrusionen) an das oder die traumatischen Ereignisse.
   2. Wiederkehrende, belastende Träume, deren Inhalte und/oder Affekte sich auf das oder die traumatischen Ereignisse beziehen.
   3. Dissoziative Reaktionen (z.B. Flashbacks), bei denen die Person fühlt oder handelt, als ob sich das oder die traumatischen Ereignisse wieder ereignen würden.
      (Diese Reaktionen können in einem Kontinuum auftreten, bei dem der völlige Wahrnehmungsverlust der Umgebung die extremste Ausdrucksform darstellt.)

3 Der Abdruck erfolgt mit Genehmigung aus der deutschen Ausgabe des Diagnostic and Statistical Manual of Mental Disorders, Fifth Edition © 2013, Dt. Ausgabe: © 2015, American Psychiatric Association. Alle Rechte vorbehalten.

4. Intensive oder anhaltende psychische Belastung bei der Konfrontation mit inneren oder äußeren Hinweisreizen, die einen Aspekt des oder der traumatischen Ereignisse symbolisieren oder an Aspekte desselben bzw. derselben erinnern.
5. Deutliche körperliche Reaktionen bei der Konfrontation mit inneren oder äußeren Hinweisreizen, die einen Aspekt des oder der traumatischen Ereignisse symbolisieren oder an Aspekte desselben bzw. derselben erinnern.

C. Anhaltende Vermeidung von Reizen, die mit dem oder den traumatischen Ereignissen verbunden sind, und die nach dem oder den traumatischen Ereignissen begannen. Dies ist durch eines (oder beide) der folgenden Symptome gekennzeichnet:
1. Vermeidung oder Bemühungen, belastende Erinnerungen, Gedanken oder Gefühle zu vermeiden, die sich auf das oder die Ereignisse beziehen oder eng mit diesem/diesen verbunden sind.
2. Vermeidung oder Bemühungen, Dinge in der Umwelt (Personen, Orte, Gespräche, Aktivitäten, Gegenstände, Situationen) zu vermeiden, die belastende Erinnerungen, Gedanken oder Gefühle hervorrufen, die sich auf das oder die Ereignisse beziehen oder eng mit diesem bzw. diesen verbunden sind.

D. Negative Veränderungen von Kognitionen und der Stimmung im Zusammenhang mit dem oder den traumatischen Ereignissen. Die Veränderungen haben nach dem oder den traumatischen Ereignissen begonnen oder sich verschlimmert und sind durch zwei (oder mehr) der folgenden Symptome gekennzeichnet:
1. Unfähigkeit, sich an einen wichtigen Aspekt des oder der traumatischen Ereignisse zu erinnern (typischerweise durch Dissoziative Amnesie und nicht durch andere Faktoren wie Kopfverletzungen, Alkohol oder Drogen bedingt).
2. Anhaltende und übertriebene negative Überzeugungen oder Erwartungen, die sich auf die eigene Person, andere Personen oder die Welt beziehen (z.B. „Ich bin schlecht", „Man kann niemandem trauen", „Die ganze Welt ist gefährlich", „Mein Nervensystem ist dauerhaft ruiniert").
3. Anhaltende verzerrte Kognitionen hinsichtlich der Ursache und Folgen des oder der traumatischen Ereignisse, die dazu führen, dass die Person sich oder anderen die Schuld zuschreibt.
4. Andauernder negativer emotionaler Zustand (z.B. Furcht, Entsetzen, Wut, Schuld oder Scham).
5. Deutlich vermindertes Interesse oder verminderte Teilnahme an wichtigen Aktivitäten.
6. Gefühle der Abgetrenntheit oder Entfremdung von anderen.
7. Anhaltende Unfähigkeit, positive Gefühle zu empfinden (z.B. Glück, Zufriedenheit, Gefühle der Zuneigung).

E. Deutliche Veränderungen des Erregungsniveaus und der Reaktivität im Zusammenhang mit dem oder den traumatischen Ereignissen. Die Veränderungen haben nach dem oder den traumatischen Ereignissen begonnen oder sich verschlimmert und sind durch zwei (oder mehr) der folgenden Symptome gekennzeichnet:

1. Reizbarkeit und Wutausbrüche (ohne oder aus geringfügigem Anlass), welche typischerweise durch verbale oder körperliche Aggression gegenüber Personen oder Gegenständen ausgedrückt werden.
2. Riskantes oder selbstzerstörerisches Verhalten.
3. Übermäßige Wachsamkeit (Hypervigilanz).
4. Übertriebene Schreckreaktionen.
5. Konzentrationsschwierigkeiten.
6. Schlafstörungen (z. B. Ein- oder Durchschlafschwierigkeiten oder unruhiger Schlaf).

F. Das Störungsbild (Kriterien B, C, D und E) dauert länger als 1 Monat.

G. Das Störungsbild verursacht in klinisch bedeutsamer Weise Leiden oder Beeinträchtigungen in sozialen, beruflichen oder anderen wichtigen Funktionsbereichen.

H. Das Störungsbild ist nicht Folge der physiologischen Wirkung einer Substanz (z. B. Medikament, Alkohol) oder eines medizinischen Krankheitsfaktors.

Bei einer Posttraumatischen Belastungsstörung mit dissoziativen Symptomen erleben die Betroffenen zusätzlich noch Depersonalisation (Erfahrung des Losgelöstseins und das Gefühl, eigene Gedanken und Körperempfindungen von außen zu beobachten) und/oder Derealisation (Erfahrung der Unwirklichkeit der Umgebung).

Die folgende Schilderung bezieht sich auf das Fallbeispiel Frau H. und enthält zunächst eine kurze Beschreibung des Traumas. Es folgen dann in der Reihenfolge der DSM-5-Kriterien, die in Kasten 4 aufgeführt sind, Angaben zu den Bereichen Wiedererleben (Kriterium B), Vermeidung (Kriterium C), Veränderungen von Kognition und Stimmung (Kriterium D) und Hyperarousal (Kriterium E). Für die Diagnose einer Posttraumatischen Belastungsstörung ist eine jeweils unterschiedliche Anzahl von Auffälligkeiten aus den einzelnen Kriterien B bis D notwendig, was bei der Beschreibung berücksichtigt wurde. Nach der Beschreibung der Posttraumatischen Belastungsstörung wird die Depression als zweites Störungsbild beschrieben (in Klammern). Auf die Beschreibung komorbider Störungsbilder wird auch noch in Kapitel 4.1.3.6 näher eingegangen. Die Nennung der Nummern hinter den Aussagen erfolgt auch hier nur aus didaktischen Gründen und ist bei der Erstellung des Berichts an den Gutachter selbstverständlich wegzulassen.

Fallbeispiel: Frau H. – Posttraumatische Belastungsstörung

Die Patientin berichtet, dass sie von ihrem ersten Freund im Alter von ca. 14 Jahren mehrfach vergewaltigt worden sei. Sie habe damals gar nicht realisiert, dass es sich um Vergewaltigung gehandelt habe. Vor ca. drei Monaten sei sie dann vor ihrer Haustür im Dunklen überfallen worden. Der Täter habe sie von hinten gepackt, sie unsittlich berührt und zu Boden geworfen. Sie habe starke Angst gehabt. Er sei schließlich von vorbeifahrenden Autos abgeschreckt worden und habe von ihr abgelassen *(A1 Kriterium)*. Sie leide seither immer noch unter den Bildern und Erinnerungen vom Überfall. Dieses Ereignis hätte aber auch die „Vorfälle von früher" reaktiviert und so würden sich auch Erinnerungen an die Vergewaltigung immer wieder aufdrängen *(B1)*. Es gäbe kaum eine Nacht, in der sie keine Albträume habe *(B2)*. Sie vermeide es, mit jemandem über die Erfahrungen zu sprechen *(C2)* und alleine das Haus zu verlassen *(C2)*. Sie halte nunmehr die gesamte Welt für einen gefährlichen Ort *(D2)* und lebe in ständiger Furcht *(D4)*. Sie sei reizbar *(D1)*, leide unter Konzentrationsschwierigkeiten *(D5)* und habe Schwierigkeiten ein- und durchzuschlafen *(D6)*. [*Depression:* Ihre Stimmung sei niedergeschlagen und sie weine viel. Ihr Appetit habe nachgelassen und sie fühle sich wertlos und habe auch Schuldgefühle, wobei sie wisse, dass sie diese nicht haben müsse.]

Beispiel Panikstörung. Im DSM-5 ist eine Panikattacke keine kodierbare Störung, da Panikattacken bei einer Vielzahl von Störungen vorkommen können. Die Kriterien für die Zusatzcodierung Panikattacke sind in Kasten 5 beschrieben. Für die Diagnose einer Panikstörung sind weitere Merkmale notwendig, die in Kasten 6 aufgeführt werden.

Kasten 5: Zusatzcodierung Panikattacke nach DSM-5 (vgl. APA/Falkai et al., 2015)[4]

Beachte: Die Symptome werden hier mit dem Ziel aufgeführt, eine Panikattacke zu definieren; jedoch ist eine Panikattacke keine psychische Störung und kann nicht als Diagnose verschlüsselt werden. Panikattacken können im Kontext aller Angststörungen sowie im Zusammenhang mit anderen psychischen Störungen (z. B. depressive Störungen, Posttraumatische Belastungsstörung, Substanzkonsumstörungen) und einigen medizinischen Krankheitsfaktoren (z. B. kardial, respiratorisch, vestibulär, gastrointestinal) auftreten.

Wenn das Auftreten von Panikattacken gesichert ist, sollte dies zusätzlich vermerkt werden (z. B. „Posttraumatische Belastungsstörung mit Panikattacken"). Für die Panikstörung ist das Vorliegen von Panikattacken in den Kriterien für die Störung enthalten und wird nicht gesondert vermerkt.

Eine plötzliche Anflutung intensiver Angst oder intensiven Unbehagens, die innerhalb von Minuten einen Höhepunkt erreicht, wobei in dieser Zeit vier (oder mehr) der folgenden Symptome auftreten:

Beachte: Die plötzliche Anflutung kann aus einem Ruhezustand oder einem ängstlichen Zustand heraus eintreten.

1. Palpitationen, Herzklopfen oder beschleunigter Herzschlag.
2. Schwitzen.
3. Zittern oder Beben.

4 Der Abdruck erfolgt mit Genehmigung aus der deutschen Ausgabe des Diagnostic and Statistical Manual of Mental Disorders, Fifth Edition © 2013, Dt. Ausgabe: © 2015, American Psychiatric Association. Alle Rechte vorbehalten.

4. Gefühl der Kurzatmigkeit oder Atemnot.
5. Erstickungsgefühle.
6. Schmerzen oder Beklemmungsgefühle in der Brust.
7. Übelkeit oder Magen-Darm-Beschwerden.
8. Schwindelgefühle, Unsicherheit, Benommenheit oder Gefühl, der Ohnmacht nahe sein.
9. Kälteschauer oder Hitzegefühle.
10. Parästhesien (Taubheit oder Kribbelgefühle).
11. Derealisation (Gefühl der Unwirklichkeit) oder Depersonalisation (sich von der eigenen Person losgelöst fühlen).
12. Angst die Kontrolle zu verlieren oder „verrückt zu werden".
13. Angst zu sterben.

Beachte: Kulturspezifische Symptome (z. B. Tinnitus, Nackenschmerz, Kopfschmerz, unkontrollierbares Schreien oder Weinen) können beobachtet werden. Solche Symptome sollten nicht als eines der vier erforderlichen Symptome gezählt werden.

Kasten 6: Diagnostische Kriterien für eine Panikstörung nach DSM-5 (vgl. APA/Falkai et al., 2015)[5]

A. Wiederholte unerwartete Panikattacken (Symptome siehe Kasten 5).

B. Bei mindestens einer der Attacken folgte ein Monat (oder länger) mit mindestens einem der nachfolgenden Symptome:
   1. Anhaltende Besorgnis oder Sorgen über das Auftreten weiterer Panikattacken oder ihre Konsequenzen (z. B. die Kontrolle zu verlieren, einen Herzinfarkt zu erleiden, „verrückt" zu werden).
   2. Eine deutlich fehlangepasste Verhaltensänderung infolge der Attacken (z. B. Verhaltensweisen, um Panikattacken zu vermeiden, wie die Vermeidung körperlicher Betätigung oder unbekannter Situationen).

C. Das Störungsbild ist nicht Folge der physiologischen Wirkung einer Substanz (z. B. Substanz mit Missbrauchspotenzial, medikamentöse Wirkstoffe) oder eines medizinischen Krankheitsfaktors (z. B. Hyperthyreose, kardiopulmonale Erkrankungen).

D. Das Störungsbild kann nicht besser durch eine andere psychische Störung erklärt werden (z. B. Panikattacken treten nicht nur in Reaktion auf gefürchtete soziale Situationen auf, wie bei der Sozialen Angststörung; in Reaktion auf umschriebene phobische Objekte oder Situationen, wie bei der Spezifischen Phobie; in Reaktion auf Zwangsgedanken, wie bei der Zwangsstörung; in Reaktion auf Erinnerungen an traumatische Ereignisse, wie bei der Posttraumatischen Belastungsstörung; oder in Reaktion auf die Trennung von Bezugspersonen, wie bei der Störung mit Trennungsangst).

5 Der Abdruck erfolgt mit Genehmigung aus der deutschen Ausgabe des Diagnostic and Statistical Manual of Mental Disorders, Fifth Edition © 2013, Dt. Ausgabe: © 2015, American Psychiatric Association. Alle Rechte vorbehalten.

Im folgenden Fallbeispiel von Frau M. wird zunächst das Auftreten von kriteriengerechten Panikattacken beschrieben. Danach werden die von der Patientin berichteten Angaben hinsichtlich der Kriterien einer Panikstörung dargestellt, was auch die Verhaltensänderungen infolge der Attacken (Agoraphobie) beinhaltet. Auch hier erfolgt die Nennung der Nummern hinter den Aussagen aus didaktischen Gründen und ist bei der Erstellung des Berichts an den Gutachter wegzulassen.

Fallbeispiel: Frau M. – Panikstörung

Die Patientin berichtet über spontan auftretende Panikattacken, die mit Herzrasen *(A1)*, Schwitzen *(A2)*, Atemnot *(A3)* und Schwindel *(A3)* einhergingen. Während der Attacken habe sie Angst die Kontrolle zu verlieren, zu kollabieren oder verrückt zu werden *(A12)*. Seit ihrer ersten Panikattacke im Alter von 18 Jahren habe sie immer wieder solche Zustände erlebt *(A)*. Sie fürchte ständig, dass sie erneut eine Attacke erleiden könne *(B1)* und habe zunehmend ein ausgeprägtes Vermeidungsverhalten entwickelt *(B2)*. Sie könne mittlerweile kaum mehr das Haus ohne Begleitung ihres Mannes verlassen und sei auf einen sehr kleinen Radius beschränkt. Sie vermeide Kaufhäuser und Geschäfte, öffentliche Verkehrsmittel und andere Situationen außer Haus, da sie die Sorge habe zu kollabieren und hilflos liegen zu bleiben. Ihr Mann müsse immer telefonisch erreichbar sein, sonst falle ihr auch das Alleinsein schwer *(Verhaltensänderung/Agoraphobie)*.

4.1.3.2 Angaben zum Verlauf

Die Angaben zum Verlauf sind aus verschiedenen Gründen wichtig. Einerseits gehören Verlaufsinformationen bzw. Angaben zu Zeitpunkten und Zeiteinheiten zu den formalen Voraussetzungen für die Diagnose mancher Störungen. So setzt die Diagnose einer Generalisierten Angststörung nach den DSM-5-Kriterien beispielsweise voraus, dass die übermäßige Angst und Sorge mindestens sechs Monate an der Mehrzahl der Tage besteht oder eine Anpassungsstörung innerhalb von drei Monaten nach Beginn der Belastung auftreten muss und nicht länger als sechs Monate nach Beendigung der Belastung oder der daraus resultierenden Folgen andauern darf.

Ein weiterer Grund für die Angaben zum Verlauf ist, dass damit Informationen zum Schwere- bzw. Chronifizierungsgrad einer Störung gegeben werden können. Dies kann ein wesentliches Argument für die Durchführung einer Langzeitbehandlung sein. So ist eine Agoraphobie, die wenige Wochen lang besteht, sicherlich erfolgversprechender und kürzer zu behandeln als eine Agoraphobie, die schon seit vielen Jahren das Leben des Patienten stark beeinträchtigt. Auch bei der Erstmanifestation einer depressiven Episode und raschem Behandlungsbeginn wird der Behandlungsumfang vermutlich ein anderer sein, als bei einer langjährig bestehenden depressiven Symptomatik.

Schließlich können Angaben zum Verlauf der Störung bzw. den Störungen aber auch Hinweise auf ätiologische Faktoren geben. Wenn sich nach einem kritischen Lebensereignis beispielsweise mehr oder weniger zeitgleich sowohl depressive Symptome herausbilden als auch Panikattacken auftreten (im Rahmen einer Panikstörung), dann kann dies die Schlussfolgerung eines gemeinsamen ätiologischen Faktors nahelegen. Dagegen könnten vor dem Hintergrund einer langjährig bestehenden Hypochondrischen Störung ernste bzw. vermeintlich ernste körperliche Befunde als Ergebnis einer körperlichen Untersuchung ursächlich für eine aktuell auftretende depressive Symptomatik sein.

Zusammenfassend können Angaben zum Verlauf der Störung bzw. den Störungen (1) die Validität der Diagnose unterstreichen, (2) Argumente für eine Langzeitbehandlung liefern oder (3) Aussagen zur Ätiologie bzw. funktionalen Abhängigkeit transportieren. Es ist ratsam, sich gerade in „kritischen Fällen" mehr Mühe bei der Darstellung von Verlaufsinformationen zu geben.

4.1.3.3 Darstellung von Verlaufsinformationen

Bei der Darstellung der Verlaufsinformationen sollten an dieser Stelle keine detaillierten Störungsverläufe geschildert werden, da die Krankheitsanamnese laut PTV 3-Leitfaden zum vierten Gliederungspunkt gehört. Es genügen hier meist kurze Angaben zu Zeiteinheiten oder Zeitpunkten. Viele Patienten können trotz gezielter Nachfragen keine exakten Angaben zur Dauer oder zum genauen Zeitpunkt des Beginns ihrer Symptomatik machen. Daher ist es ausreichend, wenn die Aussagen im Bericht an den Gutachter an dieser Stelle vage bleiben. In diesem Zusammenhang sei auch darauf verwiesen, dass Angaben zu Hintergründen bzw. Entstehungsbedingungen bei der Symptombeschreibung sinnvoll sein können. Meist genügen hier kurze Anmerkungen.

Beispiele: Kurze Verlaufsinformationen

- Die Patientin berichtet über eine traurige und niedergeschlagene Stimmung, die seit ca. drei Jahren durchgängig bestehe.
- Die Patientin berichtet über eine traurige und niedergeschlagene Stimmung, die sich in den letzten zwei Jahren eher schleichend entwickelt habe.
- Die Patientin berichtet über eine traurige und niedergeschlagene Stimmung, die sich vor drei Monaten abrupt nach der Trennung ihres Mannes entwickelt habe.
- Die Patientin berichtet über eine traurige und niedergeschlagene Stimmung, die vor ca. sieben Jahren im Rahmen der postpartalen Phase aufgetreten sei und sich in den letzten Monaten wesentlich verschlimmert habe.

- Die beschriebene Schmerzsymptomatik habe vor ca. zehn Jahren begonnen und in den letzten drei Jahren bemerke sie zunehmend eine traurige und niedergeschlagene Stimmung.
- Die Patientin berichtet über eine traurige und niedergeschlagene Stimmung, die sich vor dem Hintergrund vielfältiger psychosozialer Konflikte eher schleichend seit Anfang des Jahres entwickelt habe.
- Der Patient berichtet über spontan auftretende Panikattacken, die mit Herzrasen, Schwitzen und Atemnot einhergingen und vor ca. vier Wochen erstmals aufgetreten seien.
- Der Patient berichtet über spontan auftretende Panikattacken, die mit Herzrasen, Schwitzen und Atemnot einhergingen und schon seit vielen Monaten bestünden.
- Der Patient leide seit vier Jahren unter spontan auftretenden Panikattacken, die mit Herzrasen, Schwitzen und Atemnot einhergingen und nach einer längeren Remissionsphase vor ca. sieben Wochen im Rahmen beruflicher Konflikte wieder aufgetreten seien.
- Während seine Krankheitsängste schon seit vielen Jahren bestünden, habe sich die depressive Symptomatik erst vor fünf Wochen entwickelt, nachdem bei ihm von seinem Hausarzt Hautkrebs diagnostiziert worden sei.
- Seine Zwänge und pädophilen Zwangsgedanken bestünden schon seit mehreren Jahren, hätten sich aber durch die Geburt seines Sohnes vor sechs Wochen deutlich gesteigert.
- Die beschriebenen Sorgen und Ängste bestünden schon seit zwei Jahren und es gäbe kaum einen Tag, an dem diese nicht auftreten würden.

4.1.3.4 Angaben zur Schwere

Angaben zur Schwere der Symptomatik gehören bei einigen psychischen Störungen zur Diagnose selbst. Bei der Diagnose einer depressiven Episode muss beispielsweise eingeschätzt werden, ob es sich um eine leichtgradige, mittelgradige oder schwere Episode handelt. Einige Störungen, wie z. B. die Schizophrenie, Bipolare Störungen und Borderline-Persönlichkeitsstörungen, gelten gemeinhin als „schwere“ Störungen, wohingegen spezifische Phobien und Anpassungsstörungen allgemein meist als leichtere Formen psychischer Störungen angesehen werden.

Leichtere Ausprägungen seelischer Störungen benötigen mitunter keine oder nur ein geringes Maß an therapeutischer Unterstützung. So heißt es in der S3-Leitlinie Unipolare Depression (DGPPN, 2015), dass bei einer leichten depressiven Episode eine „aktiv abwartende Begleitung“ (watchful waiting) unter Zuhilfenahme anderer Formen von Interventionen (Aufklärung bezüglich des Schlaf-Wach-Rhythmus oder der Tagesstrukturierung) zunächst ausreichend sein können und nicht zwangsläufig gleich komplexe Behandlungen begonnen werden müssen. Auch spezifische Phobien sind meist mit einem kurzen, konsequenten, expositionsbasierten Vorgehen innerhalb des Rahmens einer Kurzzeittherapie gut zu behandeln.

Insgesamt ist zu beachten, dass der Schweregrad einer Störung sich auch auf die Genehmigung des Behandlungskontingents auswirken kann. Es ist dem Gutachter gegenüber schwer zu vermitteln, dass bei einer isolierten Höhenphobie nach 24 Sitzungen konsequenter Expositionstherapie weitere 36 Sitzungen benötigt werden. Daher sollte der expliziten Darstellung des Schweregrades gerade dann besondere Beachtung geschenkt werden, wenn dieser aufgrund der Art der Störung oder anderer Merkmale nicht sofort augenscheinlich ist.

Die Schwere der Erkrankung kann über verschiede Merkmale zum Ausdruck kommen, wobei dies auch von den Störungen selber abhängt. Bei einer unipolaren depressiven Episode definiert sich der Schweregrad im DSM-5 unter anderem über die Anzahl der erfüllten Diagnosekriterien. Auch wenn im DSM-5 nicht bei allen Störungen Einschätzungen des Schweregrades verlangt werden, so gilt doch für eine Reihe von Störungen das gleiche Prinzip: je mehr Diagnosekriterien erfüllt sind, desto „schwerer" die Störung. Daher kann bei der Darstellung der Symptome (siehe oben) durch die Anzahl der beschriebenen Symptome eine ausreichende Aussage über den Schweregrad gemacht werden. Ein zusätzlicher Faktor der Schwere der Erkrankung ist sicherlich auch deren Dauer, auf die im vorangegangenen Abschnitt bereits ausführlich eingegangen wurde.

Eine weitere Möglichkeit den Schweregrad der Störung hervorzuheben ist die Beschreibung von Funktionseinschränkungen, Beeinträchtigungen und Leidensdruck. Diese Angaben sind bei vielen Störungen laut DSM-5 notwendig, um überhaupt eine Diagnose vergeben zu können. Zu den Beeinträchtigungen gehören beispielsweise Störungen im beruflichen oder schulischen Bereich durch Leistungseinbußen, häufige Krankschreibungen oder Kündigungen. Auch Probleme bei der Erfüllung bestimmter Pflichten in Folge der Symptomatik können dazu gezählt werden.

Beispiele: Faktoren, die den Schweregrad der Störung zum Ausdruck bringen

- Probleme bei der Versorgung von Kindern
- Probleme bei der Erledigung behördlicher Angelegenheiten
- Beeinträchtigungen der normalen Tagesroutine
- Probleme bei Tätigkeiten im Haushalt (Reinigen der Wohnung, Einkaufen)
- Einschränkungen hinsichtlich der beruflichen Tätigkeiten oder schulischen Leistungen

- Krankschreibung aufgrund der Symptomatik
- Berentung aufgrund der Symptomatik
- Somatische Probleme (z. B. Hautveränderung in Folge von Waschzwängen)
- Stationäre psychiatrische Behandlungen
- Konflikte in der Familie bedingt durch die Symptomatik
- Ernste Konflikte, Trennungsabsicht oder Trennung vom Partner
- Verlust von sozialen Beziehungen oder Isolation
- Einschränkung der Lebensqualität
- Auftreten sekundärer Emotionen wie Scham oder Schuld

4.1.3.5 Darstellung von Informationen zum Schweregrad

Bei der Darstellung des Schweregrades sollte darauf geachtet werden, diese nach Möglichkeit auf die psychische Symptomatik zu beziehen. Viele der beschriebenen Faktoren können auch ganz unabhängig von der psychischen Symptomatik auftreten oder im Ursachengefüge eine Rolle spielen. So kann eine Kündigung durch den Arbeitgeber Auslöser einer depressiven Episode sein oder zur Aggravation bereits bestehender Zwänge führen. Es macht einen Unterschied, ob ein Dachdecker zuerst seine Kündigung erhält (z. B. aufgrund schlechter Arbeitsleistungen oder Konflikte mit dem Chef) und danach eine Höhenphobie entwickelt oder ob er zuerst eine Höhenphobie entwickelt (z. B. aufgrund eines Sturzes) und danach in Folge der Höhenphobie arbeitsunfähig wird.

Beispiele: Darstellung des Schweregrades der Erkrankung

- Aufgrund der Zwangshandlungen sei er ständig zu spät gekommen und habe daraufhin die Kündigung erhalten.
- Aufgrund der depressiven Symptomatik sei sie nur eingeschränkt in der Lage ihren Haushalt zu führen und sich adäquat um ihren Sohn zu kümmern.
- Sie putze und ordne bis zu fünf Stunden am Tag ihre Wohnung und habe aus Sorge vor Verunreinigung alle sozialen Kontakte abgebrochen.
- Aufgrund seines Antriebsmangels sei er nicht mehr in der Lage seinen Briefkasten zu öffnen und habe daher ca. 5.000 Euro Schulden aufgrund von nicht bezahlten Rechnungen und Mahnungen.
- In Folge der Ängste vor dem Zahnarzt sei er mehr als zehn Jahre nicht mehr dort gewesen und leide unter starken Zahnschmerzen, die er mittlerweile mit Tilidin bekämpfe.
- Ihren erlernten Beruf als Bäckereifachverkäuferin könne sie aufgrund der Wespenphobie nicht mehr ausüben.

4.1.3.6 Mehrere Diagnosen und Problembereiche

Formal benötigt man für jede beschriebene Störung, die funktional unabhängig ist, eine eigene Verhaltensanalyse sowie einen eigenständigen Behandlungsplan (vgl. Kapitel 6 und Kapitel 8). Mit den Diagnosen bzw. mit der Anzahl der Problembereiche sollte daher sparsam umgegangen werden. Beschrieben werden sollte vor allem die Symptomatik, die zur Aufnahme der Behandlung geführt hat bzw. die im Fokus der Behandlung steht. Für die Therapie nicht relevante Diagnosen und Symptome sollten weggelassen werden. Dies betrifft beispielsweise Spezifische Phobien, die im Rahmen der Diagnostik zu Tage treten, aber keinen nennenswerten Leidensdruck und/oder Beeinträchtigung hervorrufen (z.B. Höhenphobie, Spinnenphobie).

Eine Reihe von psychischen Störungen ist nicht funktional unabhängig voneinander und kann sich im weiteren Verlauf in komplexen Wechselbeziehungen gegenseitig verstärken. So können die Einschränkungen, Konflikte und Verstärkerverluste durch eine Agoraphobie zu depressiven Episoden führen oder immer wieder verschobene Prüfungen bei einem Patienten mit einer Prüfungsangst zu Schlafstörungen führen. Ebenso können somatoforme Schmerzstörungen durch ausgeprägtes Schonverhalten, sozialen Rückzug, Schlafstörungen und die Fokussierung auf die Symptomatik zur Entstehung depressiver Störungen beitragen, wobei die Depression wiederum die Schmerzschwelle senkt und unter anderem durch negative Annahmen sowie durch Interessen- und Freudlosigkeit zur Aufrechterhaltung der Schmerzstörung beiträgt.

Funktionale Abhängigkeit kann aber auch aufgrund gemeinsamer ätiologischer Faktoren bestehen. Ätiologische Faktoren können sehr vielfältig sein, wirken sich aber häufig über das Stresssystem auf die verschiedenen Ebenen des Organismus aus. Global betrachtet geht es hier um Inkongruenz im Sinne von Grawe (2004), wobei damit die Nichtpassung zwischen individuellen Zielen und Bedürfnissen und den realen Erfahrungen des Individuums gemeint ist.

Sind zwei Störungsbereiche funktional abhängig voneinander, kann häufig davon ausgegangen werden, dass die „Sekundärsymptomatik“ bzw. die „Sekundärstörung“ remittiert, wenn die zugrunde liegende Störung erfolgreich bearbeitet wird oder dass beide Störungen gleichermaßen remittieren, wenn die gemeinsamen ätiologischen Faktoren verändert werden. In die Verhaltensanalyse und die Therapieplanung sind dann ggf. Elemente für die jeweils andere Störung mit einzubeziehen, jedoch kann im Wesentlichen eine einheitliche Therapieplanung durchgeführt werden. Im Fall von funktional unabhängigen Störungen, die beide gleichermaßen behandelt werden sollen, sind formal zwei eigenständige Behandlungspläne erforderlich.

4.1.3.7 Darstellung bei mehreren komorbiden Störungen

Liegen zwei oder mehr Störungen vor, ist es grundsätzlich empfehlenswert, bei der Symptomschilderung einen Schwerpunkt zu setzen bzw. die Symptome der einzelnen Störungen sequenziell zu beschreiben. Hier sei noch einmal darauf hingewiesen, dass Patienten oft in ihren spontanen Berichten über ihre Symptomatik die einzelnen Störungen miteinander vermischen oder lediglich spontan über Symptome einer Störung berichten. Auf die Frage: „Was führt Sie zu mir?“ werden die wenigsten Patienten zunächst die vollständige Symptomatik einer Störung schildern und dann geordnet zur nächsten übergehen. Es geht bei der Darstellung der berichteten Symptomatik daher darum, eine gewisse Ordnung herzustellen. Es kann aber aus didaktischen Gründen sinnvoll sein, die Bezüge zwischen den beiden Störungen bereits bei der Symptomschilderung anzudeuten bzw. deutlich zu machen (siehe Beispiele). Mit kurzen Äußerungen können die hypothetischen Verbindungen zwischen zwei Störungen kurz benannt werden.

Beispiele: Verknüpfung von komorbiden Störungen

- Darüber hinaus klagt die Patientin ...
- Neben der beschriebenen depressiven Symptomatik berichtet die Patientin über soziale Ängste, die schon seit ihrer Adoleszenz bestünden.
- Außerdem zeigen sich bei der Patientin neben der Zwangsstörung auch Panikattacken.
- Aufgrund ihrer Schmerzstörung habe sich zunehmend auch eine depressive Symptomatik entwickelt.
- Aufgrund der zunehmenden Einschränkungen durch die agoraphobischen Ängste hätten sich zunehmend depressive Symptome eingestellt.

4.1.3.8 Zusammenfassendes Beispiel

Das folgende Fallbeispiel dient dazu, die Verknüpfung zwischen Symptomatik, Komorbidität, Schweregrad und Verlaufsinformationen zur Störung darzustellen. Es wird die Symptomatik von Frau L. geschildert, die sowohl unter einer Zwangsstörung als auch unter einer depressiven Störung leidet. In Klammern sind die jeweiligen Bezüge der Aussagen dargestellt. Die Nennung der Nummern hinter den Aussagen erfolgt aus didaktischen Gründen und ist bei der Erstellung des Berichts an den Gutachter wegzulassen.

Fallbeispiel: Frau L. – Zwangsstörung

Die Patientin berichtet über verschiedene Zwänge, die sie schon seit Jahren *(Verlauf: Zeitangabe Zwänge vage)* „quälen“ würden. Sie sei gläubige Christin und habe teils blasphemische Gedanken, die sie in starke Angst versetzen würden. Besonders belastend sei die Befürchtung, zum Islam konvertieren zu können *(Inhalt 1. Zwangsgedanke)*. Sie neige dann immer dazu, exzessiv in der Bibel zu lesen, sich im Internet zu informieren oder sich bei ihrem Mann rückzuversichern *(Zwangshandlungen/Neutralisierung bezüglich 1. Zwangsgedanken)*. Belastend sei auch, dass sie bezüglich der Arbeit Ängste habe. Sie befürchte, den Kunden falsche Medikamente mitgegeben oder wichtige Arzneien nicht bestellt zu haben *(Inhalt 2. Zwangsgedanke)*. Dies führe dazu, dass sie während der Arbeit ständig entweder gedanklich oder tatsächlich nachkontrolliere, ob sie alles richtig gemacht habe, was sehr viel Zeit in Anspruch nehme *(Zwangshandlung/Neutralisierung 2. Zwangsgedanke und gleichzeitig Hinweis auf Beeinträchtigung)*. Anfang des Jahres habe sie bei einer Verteilaktion eines Moscheevereins in der Stadt einen Flyer mit Informationen zum Islam mitgenommen *(Auslöser Depression)*. Aufgrund dessen *(Verbindung zwischen Zwang und Depression)* fühle sie sich ständig schuldig und mache sich Vorwürfe, alles falsch gemacht zu haben *(Depression A7)*. Sie leide seither durchgehend unter einer niedergeschlagenen Stimmung und breche häufig unvermittelt in Tränen aus *(Depression A1)*. Sie habe sich aus nahezu allen Aktivitäten zurückgezogen, die sie zuvor gerne gemacht habe und könne keine Freude mehr empfinden *(Depression A2)*. Sie leide unter Einschlafstörungen und grübele nachts häufig über vermeintliche Vergehen *(Depression A4)*. Tagsüber sei sie ständig müde, fühle sich energielos und abgeschlagen *(Depression A6)*. Ihre Konzentrationsfähigkeit sei massiv gestört, so dass sie bei der Arbeit ständig Fehler mache *(Depression A8)*. Seit vier Wochen sei sie von ihrem Hausarzt krankgeschrieben, der ihr Citalopram (30 mg) verordnet habe *(Schweregrad)*. Er habe ihr dringend eine psychotherapeutische Behandlung empfohlen *(Zusatzangabe: von wem wurde Behandlung veranlasst?)*.

Kommentar zum Fallbeispiel: Im Text werden kurz die beiden Zwangsgedanken mit dem dazugehörigen Neutralisierungsverhalten bzw. den dazugehörigen Zwangshandlungen geschildert. Typisch für Zwänge ist, dass diese meist schon in der Adoleszenz mit ersten Symptomen auftreten und teils kein genauer Entstehungszeitpunkt angegeben werden kann. Daher bleibt die Verlaufsbeschreibung vage. Als Hintergrund wird geschildert, dass die Patientin „gläubige Christin" ist. Dies ist wichtig, um die Bedeutung der religiösen Zwänge nachvollziehen zu können. Der religiöse Hintergrund wird jedoch an dieser Stelle nur kurz skizziert. Weitere Angaben hierzu finden sich in der funktionalen Bedingungsanalyse. Die Schwere der Symptomatik wird über die Einschränkungen (z.B. Krankschreibung) sowie den zeitlichen Aufwand der Kontrollhandlungen deutlich.

Bei der Darstellung der depressiven Symptomatik wurde eine inhaltliche Verknüpfung zu den Zwängen hergestellt und der Auslöser (Flyer mitgenommen) kurz benannt. Die Verbindung zwischen der Zwangssymptomatik und der depressiven Episode erfolgt hier über die Schuldgefühle, die aus den Zwängen resultieren und auch ein Symptom der Depression sind. Kurz skizziert werden sechs Symptome der Depressionskriterien. Der Beginn der depressiven Symptomatik erschließt sich aus der Nennung des Zeitpunktes (Anfang des Jahres und seither). Es wird auch deutlich, dass die depressive Symptomatik später entstanden ist als die Zwänge.

4.2 Auffälligkeiten bei der Kontaktaufnahme, der Interaktion und bezüglich des Erscheinungsbildes

Der Unterpunkt Auffälligkeiten bei der Kontaktaufnahme, der Interaktion und des Erscheinungsbildes hat im Gesamtgefüge des Berichts keine bedeutsame Rolle. Ein Gutachter wird wegen unzureichender Angaben in diesem Bereich einen Bericht nicht ablehnen und selbstverständlich ist jemand, der den Patienten nicht persönlich kennt, nicht in der Lage, das Zutreffen bestimmter Merkmale zu beurteilen. Zudem sind die Einschätzungen, die hier verlangt werden, im hohen Maße subjektiv.

Allerdings kann dieser Unterpunkt einen homogenen Gesamteindruck unterstreichen. Ein Patient mit einer schweren Depression oder ausgeprägten sozialen Phobien wird vermutlich auch Auffälligkeiten im Erscheinungsbild und der Interaktion zeigen und mit einer angemessenen Beschreibung kann das diagnostische Bild ergänzt werden. Zudem bietet es sich an diesem Punkt auch an, Persönlichkeitsstile und Persönlichkeitsakzentuierungen zu beschreiben.

Ziel ist es nicht, eine umfassende Charakterisierung der Person anzufertigen, sondern in ein bis max. zwei Sätzen das Auftreten und Interaktionsverhalten sowie das äußere Erscheinungsbild kurz zu skizzieren. Die entsprechenden Angaben werden zumeist direkt vor den psychischen Befund gesetzt.

Darstellung Auffälligkeiten bei der Kontaktaufnahme

Hilfreich kann die Verwendung eines Standardsatzes sein, der die Grundstruktur vorgibt (siehe Beispielsatz) und mit entsprechend zutreffenden Merkmalen und Attributen ergänzt wird. Der folgende Satz beinhaltet kurz zusammengefasst Aussagen über das körperliche Erscheinungsbild, den Kleidungsstil und die Art der Interaktion. Die in Tabelle 1 genannten Attribute und Adjektive können in die jeweilige Kategorie eingefügt werden. Sie sind allerdings lediglich als Orientierung zu verstehen und sollten auf den konkreten Patienten zugeschnitten werden. Weitere dort nicht aufgeführte Merkmale können bzw. müssen ggf. ergänzt werden.

Beispielformulierung: Beschreibung des äußeren Erscheinungsbildes

Der/die *[körperliches Erscheinungsbild], [Kleidungsstil]* gekleidete Patient/Patientin berichtet *[Interaktion]* über seine/ihre Symptomatik und Lebensgeschichte.

Tabelle 1: Vorschläge für Attribute in Bezug auf das körperliche Erscheinungsbild, den Kleidungsstil und die Interkation

Bereiche	Mögliche Attribute
Körperliches Erscheinungsbild	groß gewachsene / klein gewachsene / kräftig gebaute / adipöse / augenscheinlich normalgewichtige / schmale / auffallend schlanke / kachektisch wirkende / sportliche / jugendlich wirkende / altersangemessen wirkende / deutlich älter wirkende / bärtige / auffallend geschminkte / vom körperlichen Erscheinungsbild unauffällige
Kleidungsstil	sportlich / dezent / modern / elegant / feminin / betont feminin / aufreizend / maskulin / leger / unauffällig / unscheinbar / nachlässig / altersangemessen / altersunangemessen / konservativ
Interaktion	freundlich / zugewandt / lebendig / sehr selbstbewusst / aggressiv / adäquat / mitteilungsbereit / deutlich / klar / zurückhaltend / zögerlich / stockend / leise und kaum vernehmbar / schleppend / monoton / angespannt / den direkten Augenkontakt vermeidend / mit emotionaler Anspannung / mit sichtlicher emotionaler Beteiligung / vorsichtig-misstrauisch

Im Folgenden werden Möglichkeiten der Beschreibung der Auffälligkeiten bei der Kontaktaufnahme, der Interaktion und bezüglich des Erscheinungsbildes anhand der vier Fallbeispiele dargestellt.

Fallbeispiele: Beschreibung des äußeren Erscheinungsbildes

- *Herr K.:* Der stämmige, leger und einfach gekleidete, gepflegt wirkende Patient berichtet mit leiser Stimme und bricht im Gespräch häufig in Tränen aus.
- *Frau H.:* Die augenscheinlich normalgewichtige, stets elegant mit einem Rock bekleidete Patientin wirkt zunächst sehr misstrauisch und angespannt und berichtet mit sichtlicher emotionaler Beteiligung über ihre Symptomatik und Lebensgeschichte.

- *Frau M.:* Die auffallend schlanke, modisch gekleidete Patientin wirkt zunächst verschlossen und berichtet zurückhaltend über ihre Symptomatik und Lebensgeschichte.
- *Frau L.:* Die zierliche, konservativ gekleidete, gepflegt wirkende Patientin berichtet zunächst nur sehr misstrauisch über ihre Symptomatik. In der Interaktion stehen anfänglich offene und verdeckte Formen der Rückversicherung im Vordergrund.

4.3 Psychischer Befund

Die Darstellung des psychischen Befundes ist obligat bei der Erstellung eines Berichts an den Gutachter. Grundsätzlich ist man als Autor des Berichtes in der Ausgestaltung frei und, anders als bei der Diagnosestellung, die nach dem ICD-10-System erfolgen muss, gibt es kein verbindliches System, an dem sich der Befund zu orientieren hat. Es erscheint aber sinnvoll, sich bei der Erstellung am AMDP-System (Arbeitsgemeinschaft für Methodik und Dokumentation in der Psychiatrie, 2018) zu orientieren, da dies im deutschsprachigen Raum mehr oder weniger verbindlich die einzelnen psychopathologischen Begriffe definiert und die Erhebung und Darstellung der Befunde strukturiert.

Häufig werden in psychopathologischen Befunden Formulierungen verwendet, die nicht dem AMDP-System entstammen. Dazu zählt beispielsweise der Begriff „affektiv vermindert“. Es ist nicht verboten solche Begriffe zu verwenden und sicherlich wird kein Gutachter aufgrund der Verwendung von „therapeutischer Umgangssprache“ einen Antrag ablehnen. Jedoch lassen sich solche Formulierungen zumeist problemlos in die Begrifflichkeiten des AMDP-Systems überführen (in diesem Fall: „affektstarr“).

4.3.1 Das AMDP System

Das AMDP-System beinhaltet 12 Oberbereiche (vgl. Kasten 7), unter die jeweils eine unterschiedliche Anzahl von psychopathologischen Symptomen gruppiert wurde. Das AMDP-Manual (Arbeitsgemeinschaft Methodik und Dokumentation in der Psychiatrie, 2018) gibt eine Struktur zur Erhebung und Dokumentation des „Psychischen Befundes“ und „Somatischen Befundes“ vor und enthält Definition, Erläuterungen und Beispiele zu den einzelnen Symptomen.

Die Verwendung des AMDP-Systems setzt ein gewisses Maß an Vertrautheit mit den Begrifflichkeiten und Übung voraus. Die Arbeitsgemeinschaft für Methodik und Dokumentation in der Psychiatrie bietet hierzu AMDP-Trainings an, in denen mithilfe von Videoaufzeichnungen oder als Live-Interviews die Grundlagen der Befunderhebung nach dem AMDP-System vermittelt werden.

Kasten 7: Oberbereiche des Psychischen Befundes nach dem AMDP-System (AMDP, 2018)

- Bewusstseinsstörungen*
- Orientierungsstörungen*
- Aufmerksamkeits- und Gedächtnisstörung
- Formale Denkstörung
- Befürchtungen und Zwänge
- Wahn*
- Sinnestäuschungen*
- Ich-Störungen*
- Störungen der Affektivität
- Antriebs- und psychomotorische Störungen
- Circadiane Besonderheiten
- Andere Störungen

Anmerkung: * Im ambulanten psychotherapeutischen Rahmen eher selten vorkommende psychopathologische Merkmale

4.3.2 Vereinfachte Darstellung des psychischen Befundes nach dem AMDP-System

Für die Darstellung des psychischen Befundes im Rahmen des Berichts an den Gutachter empfiehlt es sich, sich mit den Begrifflichkeiten und der Systematik des AMDP-Systems auseinanderzusetzen (AMDP, 2018). Im Folgenden wird eine deutlich vereinfachte Form der Befunddarstellung vorgestellt, die zwar einen Bezug zum AMDP-System hat, aber gleichzeitig einen pragmatischen Ansatz verfolgt.

Einige der psychopathologischen Symptome des AMDP-Systems lassen sich streng genommen nur aus der Fremdperspektive beurteilen (F-Items), andere nur aus Selbstaussagen (S-Items) und bei einigen Symptomen kann das Vorliegen sowohl aus der Fremd- als auch aus der Selbstperspektive beurteilt werden (S/F-Items) (vgl. Abbildung 1). Für die Darstellung des psychopathologischen Befundes im Rahmen des Berichts an den Gutachter erscheint eine solch differenzierte Darstellungsweise in den allermeisten Fällen nicht notwendig zu sein. Eine Vereinfachung besteht darin, die Beurteilerperspektive wegzulassen.

Im Falle des Vorhandenseins eines Merkmals sieht das AMDP-System eine Beurteilung des Schweregrades der Ausprägung vor (vgl. Abbildung 1). Es ist vom Untersucher einzuschätzen, ob das betreffende Merkmal in einer leichten, mittleren oder schweren Ausprägung vorliegt, wobei für die Schweregradeinschätzung Intensität, Dauer und Häufigkeit eine Rolle spielen. Auch diese differenzierte Einschätzung erscheint für den psychopathologischen Befund im Rahmen des Berichts an den Gutachter zu komplex, so dass auch hierauf in aller Regel verzichtet werden kann. Beispiele für psychopathologische Merkmale aus dem AMDP-System und Hinweise zu deren Schweregradeinschätzung sind in Abbildung 1 dargestellt.

2. Bewusstseinstrübung (F)

Definition

Qualitative Beeinträchtigung der Bewusstseinsklarheit. Die Fähigkeit ist gestört, verschiedene Aspekte der eigenen Person und der Umwelt zu verstehen, sie sinnvoll miteinander zu verbinden, sich entsprechend mitzuteilen und sinnvoll zu handeln.

Erläuterungen und Beispiele

Eine Bewusstseinstrübung führt zu einer Beeinträchtigung des gesamten Erlebens und Verhaltens und beschränkt sich nicht auf einzelne Bereiche. Teilsymptome der Bewusstseinstrübung sind z. B. Abkehr von der Außenwelt, schlechte Auffassungsgabe, Ablenkbarkeit oder Schwerbesinnlichkeit. Eine Bewusstseinstrübung kann beispielsweise im Rahmen eines Delirs, einer akuten psychotischen Symptomatik oder einer Intoxikation auftreten.

Hinweise zur Graduierung

„leicht“ Der Zusammenhang des Erlebens ist unsicher geworden.
„schwer“ Der Zusammenhang des Erlebens ist erheblich gestört.

Abzugrenzende Merkmale

1 Bewusstseinsverminderung
3 Bewusstseinseinengung

3. Bewusstseinseinengung (SF)

Definition

Einengung des gesamten Erlebens und Verhaltens mit verminderter Ansprechbarkeit auf Außenreize.

Erläuterungen und Beispiele

Für das Verständnis dieses qualitativen Merkmals bietet sich die Metapher vom „Lichtkegel des Bewusstseins“ an. Danach ist von einem engen und zugleich wenig beweglichen Lichtkegel zu sprechen. Der Patient wirkt wie fixiert auf oder fasziniert durch bestimmte innere Erlebnisse oder äußere Gegebenheiten.
Das Merkmal wird nicht nur bei psychischen Störungen wie Dämmerzuständen oder akuten Belastungsreaktionen gefunden, sondern auch bei Hypnose oder äußerster Konzentration auf ein bestimmtes Thema, etwa die Lösung einer schwierigen Problemstellung.

Hinweise zur Graduierung

„leicht“ Die Einengung des Patienten kann leicht durchbrochen werden. Nach einem Verkehrsunfall erscheint ein Patient wie betäubt; den hinzugekommenen Polizeibeamten gelingt es im Gespräch aber rasch, nähere Umstände der Ereignisse zu erfahren.
„schwer“ Die Einengung des Patienten kann nur mit Mühe beeinflusst werden. Ein Patient z. B. lauscht seinen Stimmen; Versuche, ihn auf andere Themen zu leiten, beantwortet er nicht, oder er lässt nur eine angedeutete Reaktion erkennen, bevor er sich wieder seinen inneren Erlebnissen zuwendet.

Abzugrenzende Merkmale

1 Bewusstseinsverminderung
2 Bewusstseinstrübung
18 eingeengt
20 grübeln

4. Bewusstseinsverschiebung (S)

Definition

Es handelt sich um eine qualitative Form der Bewusstseinsstörung, bei der die Patienten berichten, ihr gesamtes Erleben sei erweitert.

Erläuterungen und Beispiele

Die Patienten erleben sich als insgesamt wacher, lebendiger und offener. Gefühle oder Sinneswahrnehmungen werden als besonders intensiv erlebt. Bewusstseinsverschiebungen können unter Drogen oder bei psychotischen und manischen Syndromen auftreten. Meditative Zustände können ebenfalls zu einer Bewusstseinsverschiebung führen.

Hinweise zur Graduierung

„leicht“ Eine Bewusstseinsverschiebung wird berichtet, macht sich aber in der Untersuchungssituation nicht bemerkbar.
„schwer“ Es wird eine starke Bewusstseinsverschiebung berichtet, die auch das Gespräch prägt.

Abzugrenzende Merkmale

33 Wahnstimmung
53 Derealisation

Abbildung 1: Darstellung psychopathologischer Merkmale im AMDP-System – Beispiele aus dem Bereich Bewusstseinsstörungen (AMDP, 2018)

4.3.3 Darstellung des psychischen Befundes

Ein vollständiger psychopathologischer Befund nach dem AMDP-System beinhaltet Aussagen zu allen 12 Oberbereichen (vgl. Kasten 7). Falls in einem der Oberbereiche keine auffälligen Merkmale festzustellen sind, wird dies für den jeweiligen Oberbereich in der Befundbeschreibung festgehalten (vgl. Beispiel).

Beispiel: Darstellung eines Negativbefundes nach dem AMDP-System

In Bezug auf *Aufmerksamkeit und Gedächtnis* zeigen sich bei dem Patienten keine Störungen. Der *formale Gedankengang* ist ungestört.

Falls sich in einem Oberbereich auffällige Merkmale bzw. Symptome feststellen lassen, werden der Oberbereich sowie das auffällige Merkmal bzw. die auffälligen Merkmale benannt (vgl. Beispiel).

Beispiel: Darstellung eines Positivbefundes nach dem AMDP-System

In Bezug auf *Aufmerksamkeit und Gedächtnis* zeigen sich bei dem Patienten Konzentrationsstörungen, Merkfähigkeitsstörungen und Gedächtnisstörungen. Der *formale Gedankengang* ist eingeengt auf die körperliche Symptomatik.

4.3.4 Korrespondenz zwischen psychischem Befund und Symptombeschreibung

Für den psychischen Befund im Bericht an den Gutachter sollte darauf geachtet werden, dass die benannten Symptome im psychischen Befund mit der Diagnose bzw. der Symptombeschreibung korrespondieren. Wenn beispielsweise im Rahmen einer Depression Konzentrationsprobleme beschrieben wurden, sollten diese im Befund unter der Oberkategorie „Aufmerksamkeits- und Gedächtnisstörungen" Erwähnung finden. Agoraphobische Ängste oder spezifische Phobien sollten im Befund möglichst an der entsprechenden Stelle benannt werden (Befürchtungen und Zwänge).

4.3.5 Seltene psychopathologische Merkmale

Im ambulanten psychotherapeutischen Rahmen kommen einige psychopathologische Symptome selten vor. So wird kaum ein Patient, der sich zur psychotherapeutischen Behandlung in einer Praxis vorstellt, klinisch relevante Bewusstseins- oder Orientierungsstörungen haben und auch das Auftreten von Wahnphänomenen und Sinnestäuschungen ist bei diesem Patientenklientel nicht häufig. Daher bietet es sich an, für die sehr seltenen Kategorien einen Standardsatz zu schreiben und diesen lediglich bei Bedarf anzupassen. Es sei an dieser Stelle darauf hingewiesen, dass auch Derealisation und Depersonalisation zu den Ich-Störungen gehören. Beide Symptome finden sich teils auch bei weniger schwerwiegenden Störungen wie Panikstörung oder Posttraumatischen Belastungsstörungen.

Beispielsatz: Beschreibung seltener psychopathologischer Merkmale

Die Patientin ist wach, bewusstseinsklar *(Anmerkung: Bewusstseinsstörungen)* und zu allen Qualitäten voll orientiert *(Anmerkung: Orientierungsstörungen)*. Es finden sich keine Hinweise auf Wahnerleben, Sinnestäuschungen *(Anmerkung: Sinnestäuschungen)* oder Störungen des Ich-Erlebens *(Anmerkung: Ich-Störungen)*.

4.3.6 Häufigere psychopathologische Merkmale

Für die im ambulanten psychotherapeutischen Setting häufiger auftretenden Oberbereiche bietet es sich an, den AMDP-Befundbogen (vgl. Muster im Anhang, S. 190 ff.) oder eine eigene Liste zu benutzen, auf der die einzelnen Symptome aufgelistet sind. Eine solche Liste erleichtert es, sich einen Überblick über zutreffende Symptome zu verschaffen.

Da der psychopathologische Befund zumeist sehr kurz und stichwortartig verfasst wird, bietet es sich auch an, sich einen sprachlichen Rahmen zu schaffen, in den man die vorhandenen Symptome einfügen kann. Als Beispiel hierfür sei der folgende Formulierungsvorschlag genannt (vgl. Beispiel). In die zu ergänzenden Felder können die in Tabelle 2 aufgeführten Items eingefügt werden, wenn diese auf den Patienten zutreffen. Die Tabelle enthält in Anlehnung an das AMDP-System (AMDP, 2018) gängige Items zur Dokumentation des psychopathologischen Befundes. Insbesondere aufgrund der Möglichkeit, Angaben stichwortartig zu machen, bietet sich die Darstellung des psychischen Befundes ggf. auch für eine weitere Verkürzung an. Es sei an dieser Stelle noch einmal darauf hingewiesen, dass die im AMDP-System übliche sprachliche Unterscheidung zwischen S-Items und F-Items im Rahmen des Berichts an den Gutachter weniger eine Rolle spielt und daher in der Beispielformulierung weggelassen wurde. Auch auf die Einstufung bzw. Benennung des Schweregrades wurde verzichtet.

Beispielsatz: Beschreibung häufigerer psychopathologischer Merkmale

In Bezug auf *Aufmerksamkeit und Gedächtnis* zeigen sich bei dem Patienten *[Ergänzung aus dem Bereich Aufmerksamkeit und Gedächtnis]*. Der *formale Gedankengang* ist *[Ergänzungen aus dem Bereich formale Denkstörungen]*. Berichtet werden *[Ergänzungen aus dem Bereich Befürchtungen und Zwänge]*. Im Bereich der *Affektstörungen* finden sich *[Ergänzungen aus dem Bereich Affektstörungen]*. *Antrieb und Psychomotorik* sind *[Ergänzungen aus dem Bereich Antrieb und Psychomotorik]*. (Keine) *Circadiane Besonderheiten: [Ergänzungen aus dem Bereich Circadiane Besonderheiten]*. Darüber hinaus zeigt sich *[Ergänzungen aus dem Bereich andere Störungen]*.

Tabelle 2: Für die Berichterstellung wichtige Oberbereiche und dazugehörige Symptome zur Dokumentation des psychopathologischen Befundes (in Anlehnung an AMDP, 2018)

Oberbereiche	Symptome bzw. mögliche Formulierungen
Aufmerksamkeit und Gedächtnis	keine Störungen / Auffassungsstörungen / Konzentrationsstörungen / Merkfähigkeitsstörungen / Gedächtnisstörungen
Formale Denkstörungen	ungestört / eingeengt auf ... / gestört durch Grübeln
Befürchtungen und Zwänge	keine abnormen Befürchtungen / hypochondrische Befürchtungen / Ängste in Bezug auf: agoraphobische Situationen / traumaassoziierte Situationen / soziale Situationen / Krankheitsängste / Zwangsgedanken / Zwangsimpulse / Zwangshandlungen etc.
Affektstörungen	keine Auffälligkeiten / Ratlosigkeit / Affektarmut / Klagsamkeit / Parathymien / Affektstarrheit / Deprimiertheit / Ängstlichkeit / Dysphorie / Reizbarkeit / Affektinkontinenz / Insuffizienzgefühle / Schuldgefühle / Verarmungsgefühle / ein Gefühl der Gefühllosigkeit / Störungen der Vitalgefühle / Hoffnungslosigkeit / innerliche Unruhe
Antrieb und Psychomotorik	ungestört / gestört in Form von: Antriebsarmut / Antriebshemmung / motorischer Unruhe / Mutismus / Loggorhoe
Circadiane Besonderheiten	Keine / morgens schlechter / abends schlechter / abends besser
Andere Störungen	keine Störung / sozialer Rückzug / Suizidalität / Selbstschädigung / Mangel an Krankheitseinsicht / ein gestörter Schlaf in Form von Einschlafstörungen / Durchschlafstörungen / nicht erholsamer Schlaf / frühmorgendliches Erwachen

Anhand der vier Beispielpatienten werden im Folgenden Möglichkeiten der Beschreibung des psychopathologischen Befundes dargestellt.

Fallbeispiele: Beschreibung des psychischen Befundes

- *Herr K.:* Der Patient ist wach, bewusstseinsklar und zu allen Qualitäten voll orientiert. Keine Hinweise auf Wahnerleben, Sinnestäuschungen oder Störungen des Ich-Erlebens. Es bestehen Konzentrations- und Aufmerksamkeitsstörungen. Formale Denkstörung in Form von Grübeln. Keine abnormen Befürchtungen und Zwänge. Im Bereich der Affektstörungen finden sich Deprimiertheit, Ängstlichkeit, Insuffizienz- und Schuldgefühle, Störungen der Vitalgefühle sowie innerliche Unruhe. Antriebshemmung und motorische Unruhe. Keine circadianen Besonderheiten. Darüber hinaus zeigen sich ein sozialer Rückzug sowie ein gestörter Schlaf in Form von Durchschlafstörungen.
- *Frau H.:* Die Patientin ist wach, bewusstseinsklar und zu allen Qualitäten voll orientiert. Keine Hinweise auf Wahnerleben, Sinnestäuschungen oder Störungen des Ich-Erlebens. Die Patientin beschreibt Konzentrations- und Aufmerksamkeitsstörungen. Der formale Gedankengang ist eingeengt auf die traumatischen Ereignisse und Intrusionen. Berichtet werden Ängste in Bezug auf traumaassoziierte Situationen. Im Bereich der Affektstörun gen finden sich Deprimiertheit, Ängstlichkeit, Reizbarkeit, Affektinkontinenz, Insuffizienz- und Schuldgefühle sowie innerliche Unruhe. Antrieb und Psychomotorik sind gestört in Form von Antriebshemmung und motorischer Unruhe. Keine circadianen Besonderheiten. Darüber hinaus zeigen sich ein sozialer Rückzug sowie ein gestörter Schlaf in Form von Ein- und Durchschlafstörungen (Albträume).
- *Frau M.:* Die Patientin ist wach, bewusstseinsklar und zu allen Qualitäten voll orientiert. Keine Hinweise auf Wahnerleben, Sinnestäuschungen oder Störungen des Ich-Erlebens. In Bezug auf Aufmerksamkeit und Gedächtnis zeigen sich bei der Patientin keine Störungen. Der formale Gedankengang ist ungestört. Berichtet werden Ängste in Bezug auf agoraphobische Situationen. Im Bereich der Affektstörungen finden sich Ängstlichkeit und Insuffizienzgefühle. Antrieb und Psychomotorik sind ungestört. Keine circadianen Besonderheiten. Darüber hinaus zeigen sich keine Störungen.
- *Frau L.:* Die Patientin ist wach, bewusstseinsklar und zu allen Qualitäten voll orientiert. Keine Hinweise auf Wahnerleben, Sinnestäuschungen oder Störungen des Ich-Erlebens. In Bezug auf Aufmerksamkeit und Gedächtnis beschreibt die Patientin Konzentrations- und Aufmerksamkeitsstörungen. Der formale Gedankengang ist gestört durch Grübeln. Berichtet werden Zwangsgedanken und -handlungen. Im Bereich der Affektstörungen finden sich Deprimiertheit, Ängstlichkeit, Insuffizienz- und Schuldgefühle sowie innerliche Unruhe. Antrieb und Psychomotorik sind gestört in Form von Antriebshemmung. Keine circadianen Besonderheiten. Darüber hinaus zeigen sich ein sozialer Rückzug sowie ein gestörter Schlaf in Form von Ein- und Durchschlafstörungen.

4.4 Krankheitsverständnis des Patienten

Ein ausreichendes bzw. angemessenes Krankheitsverständnis ist eine notwendige Bedingung für eine erfolgreiche Therapie. Kann ein Patient nicht zumindest ansatzweise erkennen, dass er unter einer Störung oder Erkrankung leidet, wird es unmöglich sein, eine Psychotherapie im Sinne der Richtlinie durchzuführen. Gleiches gilt auch für das zugrunde liegende Krankheitsmodell bzw. Kausalmodell des Patienten. So wird ein Patient, der beispielsweise eine Amalgamvergiftung ursächlich für seine somatoformen Beschwerden hält, kaum in der Lage oder willens sein, sich mit internen Determinanten seiner Beschwerden auseinanderzusetzen. Der Aufbau eines angemessenen Krankheitsverständnisses kann zwar durchaus auch Aufgabe der nachfolgenden Psychotherapie sein, jedoch sollte sich der Patient auch schon zu Beginn auf eine entsprechende Perspektive einlassen können bzw. wollen.

4.4.1 Darstellung des Krankheitsverständnisses

Für die Darstellung genügt in aller Regel ein Satz, wie er unten beispielhaft formuliert wurde (vgl. Beispiel). In Fällen, wo ernste Zweifel an einem ausreichenden Krankheitsverständnis aufkommen, sollte aufgrund der ungünstigen Prognose entweder keine Behandlung durchgeführt werden oder es sollten weitere Erläuterungen bzw. Begründungen erfolgen, wieso dies aus Sicht des Therapeuten dennoch als indiziert erachtet wird. Da bei allen Patienten aus den Fallbeispielen ein ausreichendes Krankheitsverständnis vorliegt, wurde auf die Darstellung verzichtet.

Beispielsatz: Beschreibung des Krankheitsverständnisses

Der Patient ist (ggf. ausreichend) krankheitseinsichtig und kann sich (ggf. vollumfänglich / gut / ausreichend / nach anfänglichen Zweifeln zunehmend) auf ein psychosomatisches / psychologisches / bio-psychosoziales / verhaltenstherapeutisches) Krankheitskonzept einlassen.

4.4.2 Grundsätzliche Bemerkung zum Begriff Bezugspersonen

Die Psychotherapie-Richtlinie sieht bei der Behandlung von Kindern und Jugendlichen den Einbezug des sozialen Umfeldes vor (§ 9). Mit dem Begriff Bezugspersonen sind dabei sowohl Personen aus dem engeren Umfeld gemeint (Familienmitglieder, ggf. Partner oder Partnerin) als auch aus dem weiteren sozialen

Umfeld. Relevante Bezugspersonen können damit auch Erzieher oder Lehrer oder sonstige Personen sein, die unmittelbar und regelmäßig mit der Krankheit des Patienten konfrontiert sind. Maßgeblich für deren Einbezug in die Behandlung sollte sein, dass diese Personen für die Erreichung eines Behandlungserfolges eine Rolle spielen. Im Folgenden wird der Begriff Bezugspersonen verwendet, wobei bei der konkreten Darstellung stets angegeben werden muss, welche Person bzw. Personen in die Behandlung mit einbezogen werden.

4.4.3 Krankheitsverständnis der relevanten Bezugspersonen bei Kindern und Jugendlichen

Anders als bei erwachsenen Patienten erfolgt die Initiative zur Behandlungsaufnahme bei Kindern und Jugendlichen oft durch die Eltern bzw. andere relevante Bezugspersonen oder wird von Institutionen wie Kindergarten oder Schule nahegelegt. Abhängig vom Alter, Entwicklungsstand und Störungsbild ist daher von Seiten des Kindes oder Jugendlichen in vielen Fällen nicht von einem angemessenen Krankheitsverständnis auszugehen.

Das Krankheitsverständnis der relevanten Bezugspersonen spielt demnach bei der Behandlung von Kindern und Jugendlichen häufig eine zentrale Rolle für den Behandlungserfolg bzw. die zu erwartende Prognose. So wirkt sich beispielsweise der Einfluss des elterlichen Verständnisses unter anderem auf die Bereitschaft zur aktiven und unterstützenden Mitarbeit im Rahmen der Behandlung aus. Wenn diese nicht gegeben ist bzw. Eltern ihr Kind nicht für erkrankt halten oder eigene Einflüsse nicht als Determinanten für das Problemverhalten anerkennen können, wird ein Veränderungsprozess in vielen Fällen nur bedingt möglich sein. In den Fällen, in denen das Kind oder der Jugendliche alters-, entwicklungs- oder störungsbedingt nicht in der Lage ist ein eigenes Krankheitsverständnis zu entwickeln, muss stattdessen an dieser Stelle das Krankheitsverständnis der relevanten Bezugspersonen beschrieben werden.

Bei Kindern und Jugendlichen, die aus eigenem Antrieb zur Behandlung kommen und bei deren Behandlung die Arbeit mit Bezugspersonen nicht oder nur am Rande geplant wird, sollte schwerpunktmäßig das Krankheitsverständnis des Patienten beschrieben werden. Es kann dann in aller Regel auf die Darstellung des Krankheitsverständnisses der Bezugspersonen verzichtet werden. Dies gilt insbesondere auch für Jugendliche, die ohne Kenntnis ihrer Eltern eine Behandlung beginnen wollen. Gesetzlich versicherte Jugendliche können einen Leistungsantrag grundsätzlich ab der Vollendung des 15. Lebensjahres selbst stellen, ohne dass dabei die Mitwirkung der Eltern erforderlich ist (§ 36 Absatz 1 SGB I). In diesem Fall kann die Behandlung auch ohne die Kenntnis der Eltern beantragt und abgerechnet werden und es entfallen in solchen Fällen selbstverständlich damit alle Angaben von Bezugspersonen.

4.4.4 Darstellung des Krankheitsverständnisses der relevanten Bezugspersonen

Besondere Beachtung sollte die Beschreibung des Krankheitsverständnisses der Bezugspersonen dann finden, wenn aus der Bedingungs- bzw. Verhaltensanalyse deutlich wird, dass diese Personengruppe maßgeblich an der Entstehung und Aufrechterhaltung der Störung bzw. des Problemverhaltens des Kindes bzw. Jugendlichen beteiligt ist. Gleiches gilt, wenn sich die Behandlungsziele oder andere Teile des Behandlungsplans auf den Einbezug von Bezugspersonen beziehen.

Analog zum Krankheitsverständnis von Erwachsenen kann in vielen Fällen auch bezüglich des Krankheitsverständnisses der Bezugspersonen ein Standardsatz benutzt werden, der bei Bedarf noch ergänzt oder erweitert werden kann (vgl. Beispiel). Falls die Bezugspersonen über kein ausreichendes Krankheitsverständnis verfügen, sollten weitere Erläuterungen bzw. Begründungen erfolgen, wieso die Behandlung des Kindes oder Jugendlichen aus therapeutischer Sicht dennoch als indiziert erscheint.

Beispielsatz: Beschreibung des Krankheitsverständnisses der Bezugspersonen

Die Eltern / Mutter / Vater / andere Bezugsperson verfügen über eine (ggf. ausreichende) Krankheitseinsicht und können sich (ggf. vollumfänglich / gut / ausreichend / nach anfänglichen Zweifeln zunehmend) auf ein psychosomatisches / psychologisches / bio-psychosoziales / verhaltenstherapeutisches) Krankheitskonzept einlassen.

4.5 Ergebnisse psychodiagnostischer Testverfahren

Die Darstellung von durchgeführten psychodiagnostischen Testverfahren ist nicht obligat, denn es gibt keine verbindliche Regelung in der Psychotherapie-Richtlinie, dass Testverfahren überhaupt durchgeführt werden müssen. Sie sind somit keine Voraussetzung, um mit einer psychotherapeutischen Behandlung beginnen zu können, auch wenn der Einsatz unter diagnostischen Gesichtspunkten und zur Verlaufsmessung sehr sinnvoll sein kann. In einigen Institutionen werden vor der Behandlung umfangreiche Testbatterien durchgeführt und die Darstellung aller Testverfahren, Ergebnisse und Befunde würde sicherlich den Rahmen des Berichts an den Gutachter sprengen.

Ergebnisse von psychodiagnostischen Testverfahren sollten nur dann dargestellt werden, wenn dies für das Fallverständnis von Bedeutung ist. Dies gilt etwa für alle Formen von Leistungsdiagnostik, die bei Kindern und Jugendlichen durchgeführt werden, wenn Schulvermeidung oder andere Formen von schulbezogenen Störungen auftreten. Im Bereich der Störungsdiagnostik bei Erwachsenen können Ergebnisse psychodiagnostischer Untersuchungen dann aufgeführt werden, wenn die Ergebnisse beispielsweise den Schweregrad einer Störung untermauern (z. B. Ergebnisse des Beck Depressionsinventars) oder auf Aspekte der Therapieplanung Bezug nehmen (z. B. U-Fragebogen im Falle sozialer Kompetenzdefizite). Ebenso können Ergebnisdarstellungen von Verlaufsmessungen bei Umwandlungs- oder Fortführungsanträgen den Therapiefortschritt dokumentieren (vgl. hierzu auch Kapitel 9).

4.5.1 Darstellung von psychodiagnostischen Testverfahren

Bei der Darstellung sollten die Verfahren benannt werden, die verwendet wurden. Berichtet werden sollten vor allem die wichtigsten bzw. klinisch relevanten Ergebnisse. Falls es sich um weniger gängige Testverfahren handelt, sollte eine kurze Beschreibung oder Befundung vorgenommen werden, so dass die Relevanz bzw. die Implikationen für die Therapieplanung deutlich werden. Im Folgenden sind die Ergebnisse der Testdiagnostik für die vier Fallbeispiele dargestellt.

Wird über Fremdbefunde berichtet, weil beispielsweise eine Testung nicht in der eigenen Praxis durchgeführt wurde, sollte berichtet werden, von wem und wann die Untersuchung durchgeführt wurde.

Fallbeispiele: Darstellung der Ergebnisse psychodiagnostischer Testverfahren

- *Herr K.: BDI-II:* Summenwert = 31. *FLZ (Stanine):* Gesundheit = 2, Arbeit/Beruf = 1, Freizeit = 1, Ehe/Partnerschaft = 3; Eigene Person = 2, Sexualität = 1, Bekannte/Verwandte = 2, Wohnung = 7.
- *Frau H.: IES-R (Rohwert):* Intrusionen = 22, Vermeidung = 34, Hyperarousal = 29, *Formel* = 1,93. *PSSI (T-Wert):* eigenwillig-paranoid = 68. *BDI-II:* Summenwert = 18.
- *Frau M.: AKV Referenz Panikpatienten (Stanine):* BSQ = 6, ACQ(Gesamt) = 8, ACQ(körperliche Krisen) = 7, ACQ (Kontrollverlust) = 7, MI(Begleitung) = 5, MI(Allein) = 9. *FLZ (Stanine):* Gesundheit = 2, Arbeit = 3, Ehe = 3, Kinder = 2, Eigene Person = 1, Sexualität = 2, Bekannte/Verwandte = 1, Gesamt = 3. *PSSI (T-Wert):* zurückhaltend-schizoid = 61, still-depressiv = 62.
- *Frau L.: Y-BOCS:* Gesamtwert = 28 (Cut Off 16). *BDI-II:* Summenwert = 12. *U-Fragebogen:* Fehlschlag und Kritikangst = 70 (Cut Off ≥ 50), Kontaktangst = 56 (Cut Off ≥ 41), Fordern können = 16 (Cut Off < 26), Nicht-Nein-sagen-können = 47 (Cut Off ≥ 28), Schuldgefühle = 16 (Cut Off > 8), Anständigkeit = 24 (Cut Off > 11).

5 Somatische Befunde und Konsiliarbericht

An dieser Stelle des Berichtes sollten die somatischen Befunde aufgeführt werden und Angaben zu psychotherapeutischen, psychosomatischen und/oder psychiatrischen (ggf. kinder- und jugendpsychiatrischen) Vorbehandlungen gemacht werden. Darüber hinaus ist zum Vorliegen von Suchterkrankungen Stellung zu nehmen und auch, falls relevant, zur aktuellen psychiatrischen Medikation. Wie die Befunde im Bericht formuliert werden können, wird exemplarisch an vier Fallbeispielen am Ende des Kapitels aufgezeigt (vgl. S. 63f.).

5.1 Somatische Befunde

Grundsätzlich gelten für alle Angaben im Bericht an den Gutachter, dass diese nur gemacht werden sollten, wenn sie für die Beurteilung des individuellen Falls bedeutsam sind. Dies gilt auch für die Angabe somatischer Befunde. Sie sollten nur ausführlich dargestellt werden, wenn sich Bezüge zur beschriebenen Symptomatik herstellen lassen oder die Angaben in irgendeiner Weise relevant für das Fallverständnis oder die Behandlung sind. Dies kann der Fall sein, wenn Patienten unter somatoformen Schmerzstörungen leiden oder ein medizinischer Krankheitsfaktor bei der Genese eine Rolle spielt. Insbesondere in diesem Fall ist es notwendig, dass sich der Therapeut mit den Inhalten des ärztlichen Konsiliarberichts sowie ggf. ergänzenden Befunden im Bericht an den Gutachter eingehend auseinandersetzt, diese ausreichend darstellt und an geeigneter Stelle die Bezüge deutlich macht.

Die eigentliche Informationsquelle für die somatischen Befunde sollte der Konsiliarbericht sein. Sind hier genügend Informationen aufgeführt, reicht es in aller Regel aus darauf zu verweisen (z. B.: „Somatische Befunde: siehe Konsiliarbericht"). In der Praxis kommt es gelegentlich vor, dass Konsiliarberichte vom Konsiliararzt keine oder keine wesentlichen medizinischen Informationen beinhalten. Bei unzureichend ausgefüllten Konsiliarberichten empfehlen Dieckmann et al. (2018) in ihren Kommentaren zur Psychotherapie-Richtlinie diesen nachbessern zu lassen oder eine erneute Konsiliaruntersuchung durch einen anderen Konsiliararzt vornehmen zu lassen. Je nach Fragestellung kann der Gutachter ergänzend einen entsprechenden fachärztlichen Befundbericht anfordern.

5.2 Suchtmittelkonsum

Es soll an dieser Stelle ausdrücklich darauf hingewiesen werden, dass eine Psychotherapie im Falle der Abhängigkeit von psychotropen Substanzen (Alkohol, Drogen und Medikamente) nach § 26 der Psychotherapie-Richtlinie erst nach erreichter Abstinenz durchgeführt werden darf. Sollte dies nicht vor Beginn der Therapie erreicht worden sein, muss die Suchtmittelfreiheit bzw. Abstinenz parallel zur ambulanten Psychotherapie bis zum Ende von maximal zehn Behandlungsstunden hergestellt worden sein. Das Erreichen der Suchtmittelfreiheit beziehungsweise der Abstinenz muss nach Ablauf dieser Behandlungsstunden durch eine, nicht von der Therapeutin oder von dem Therapeuten selbst ausgestellten, ärztlichen Bescheinigung attestiert werden. Die entsprechende Bescheinigung ist als Teil der Behandlungsdokumentation vorzuhalten und auf Verlangen der Krankenkasse vorzulegen. Eine erneute gutachterliche Prüfung ist in der Psychotherapie-Richtlinie nicht vorgesehen. Sollte es im Verlauf der psychotherapeutischen Behandlung zu einem Rückfall in den Substanzgebrauch kommen, ist die ambulante Psychotherapie nur dann fortzusetzen, wenn unverzüglich geeignete Behandlungsmaßnahmen zur Wiederherstellung der Suchtmittelfreiheit beziehungsweise Abstinenz ergriffen werden.

Falls Hinweise auf einen über den sozial angemessenen Suchtmittelkonsum hinausgehenden Gebrauch einer Substanz vorliegen, sollte in diesem Abschnitt die Suchtanamnese aufgeführt werden. Es ist darauf einzugehen, (1) welche Substanz oder Substanzklasse konsumiert wird, (2) wann die Person mit dem Konsum begonnen hat, (3) wie lange ein problematisches Konsumverhalten besteht, (4) wie viel bzw. in welcher Dosis die Substanz zuletzt konsumiert wurde und (5) seit wann Abstinenz besteht bzw. wie diese hergestellt wurde (Entgiftung, Langzeittherapie). Falls in der Vorgeschichte eine Substanzabhängigkeit bestand und der Patient bereits eine Abstinenz erreicht hat, sollte dies ausdrücklich und glaubhaft geschildert werden. Hier ist es sinnvoll, auch etwas ausführlicher auf suchtspezifische Vorbehandlungen hinzuweisen (Entgiftung, Entwöhnungsbehandlungen, Adaptation, Anbindung an das Suchthilfesystem oder Teilnahme an Selbsthilfegruppen etc.).

Sollte eine Suchtmittelfreiheit bei bestehender Abhängigkeit von psychotropen Substanzen zum Zeitpunkt des Therapiebeginns noch nicht erreicht worden sein, so ist es ratsam, an dieser Stelle des Berichts auf das genannte Procedere zu verweisen (vgl. Beispiel). Darüber hinaus sollte das Anstreben von Suchtmittelfreiheit bzw. Motivation zur Entzugs- und ggf. auch Entwöhnungsbehandlung als Therapieziel benannt werden. Ergänzend sollten im Behandlungsplan entsprechende Methoden aufgeführt werden (z.B. Motivational Interviewing) und es ist ggf. auf eine Zusammenarbeit mit Institutionen der Suchthilfe (z.B. Suchtberatungsstellen) zu verweisen.

Beispiel: Vorgehen bei bestehender Abhängigkeit von psychotropen Substanzen

Aufgrund der Abhängigkeit von [...] wird innerhalb der ersten zehn Behandlungsstunden eine Abstinenz angestrebt. Eine Bescheinigung der Suchtmittelfreiheit gemäß § 26 der Psychotherapie-Richtlinie wird nach erfolgter Abstinenz angefordert und als Teil der Behandlungsdokumentation der Akte beigefügt.

5.3 Aktuelle psychopharmakologische Medikation

Falls der Patient aktuell eine psychopharmakologische Medikation erhält, sollte das Präparat bzw. die Präparate sowie die jeweilige Dosierung benannt werden. Hilfreich für das Fallverständnis kann es auch sein, die Dauer der Medikation sowie die Compliance hinsichtlich der Einnahme anzugeben.

5.4 Psychotherapeutische, psychosomatische sowie kinder- und jugendpsychiatrische bzw. psychiatrische Vorbehandlungen

In diesem Abschnitt werden die psychotherapeutischen, psychosomatischen und psychiatrischen Vorbehandlungen aufgeführt. Viele Krankenkassen legen dem Gutachter neben der Anforderung zur Begutachtung einen Auszug aus den vom Patienten wahrgenommenen Behandlungen der letzten Jahre bei, so dass der Gutachter Einblick in die Art und den Umfang vorangegangener Behandlungen bekommt. Um Rückfragen oder Nachforderungen des Gutachters zu vermeiden, sollten möglichst vollständig alle entsprechenden Vorbehandlungen benannt werden.

Für stationäre Behandlungen sollte die Klinik sowie nach Möglichkeit der Behandlungszeitraum benannt werden, falls sich die Daten valide feststellen lassen. Falls der Patient innerhalb der letzten zwei Jahre psychotherapeutische Leistungen in Anspruch genommen hat, sollte die Art der Therapie (Verhaltenstherapie, Analytische Therapie) sowie die Art und der Umfang der therapeutischen Leistungen aufgeführt werden (Sprechstunde, Akutbehandlung, probatorische Sitzungen etc.). Sollte der Patient innerhalb der zwei Jahre eine Richtlinienpsychotherapie begonnen haben (siehe Beantragung und Durchführung psychotherapeutischer Leistungen), muss zusätzlich begründet werden, wieso eine erneute Therapie in dem Zeitraum indiziert ist (vgl. Kapitel 5.5).

5.5 Berichte vorausgegangener psychotherapeutischer, psychosomatischer und psychiatrischer Behandlungen

Neu hinzugekommen ist die explizite Vorgabe, Berichte der vorausgegangenen psychotherapeutischen, psychosomatischen oder psychiatrischen Vorbehandlungen dem Bericht an den Gutachter beizufügen. Die Fremdbefunde dienen dazu, den Behandlungsverlauf und die Angemessenheit der aktuellen Behandlung nachvollziehen zu können.

Der Patient stimmt mit der Vereinbarung des Behandlungsvertrags zu, dass alle notwendigen Schritte unternommen werden, um seinen Antrag auf Psychotherapie bei der Krankenkasse durchzusetzen, so dass keine ausdrückliche Zustimmung des Patienten zur Weitergabe dieser Berichte erforderlich ist. Die persönlichen Daten des Patienten sind aus datenschutzrechtlichen Gründen auf allen Berichten zu schwärzen bzw. unkenntlich zu machen.

Die Frage, ob und welche Berichte dem Bericht an den Gutachter beigefügt werden, sollte sich nach der Relevanz für das Verständnis des Falles ausrichten. So wird es bei Patienten mit sehr vielen stationären Aufenthalten kaum nötig sein, sämtliche Befunde mitzuschicken, hier wäre sicherlich eine Auswahl zu treffen. Auch Befunde von weit zurückliegenden Behandlungen sind in aller Regel für das aktuelle Fallverständnis von geringer Relevanz. Von besonderem Interesse sind hingegen Berichte über psychotherapeutische oder psychosomatische Vorbehandlungen vor allem mit einem verhaltenstherapeutischen Behandlungskonzept. Falls Berichte relevanter Vorbehandlungen nicht beigefügt wurden, können diese vom Gutachter nachgefordert werden.

Berichte von Vorbehandlungen können selbstverständlich nur mitgeschickt werden, wenn diese dem Therapeuten vorliegen. Oft benötigt die Anforderung der Berichte einige Zeit, so dass der Antrag auf Kostenübernahme sowie der Beginn der Behandlung nicht von der Vorlage von Behandlungsberichten abhängig gemacht werden sollte. Falls die Vorbefunde zum Zeitpunkt des Antrags noch nicht vorliegen, kann dies in den Bericht an den Gutachter aufgenommen werden (z. B.: „Die Vorbefunde wurden angefordert und liegen noch nicht [ggf. vollständig] vor.“).

Fallbeispiele: Darstellung des somatischen Befundes, der Medikation und von Vorbehandlungen

- *Herr K.:* Siehe Konsiliarbericht. Tagesklinische Behandlung vor zehn Jahren; ambulante psychiatrische Behandlung: Venlafaxin (225 mg), seit drei Monaten krankgeschrieben. Keine psychotherapeutische Vorbehandlung. Kein Hinweis auf Sucht oder schädlichen Gebrauch einer Substanz.

- *Frau H.:* Siehe Konsiliarbericht. Nach dem Überfall Krankschreibung durch den Hausarzt. Ambulante psychiatrische Vorstellung und Verordnung von Citalopram (20 mg). Einweisung in eine Tagesklinik, jedoch von Seiten der Patientin nach drei Tagen abgebrochen. Keine Suchterkrankung.
- *Frau M.:* Siehe Konsiliarbericht. Keine ambulanten oder stationären Vorbehandlungen. Kein Hinweis auf Vorliegen eines über den sozial akzeptierten Rahmen hinausgehenden Suchtmittelkonsums.
- *Frau L.:* Siehe Konsiliarbericht. Verordnung von Citalopram (30 mg) durch Hausarzt. Keine psychiatrische/psychotherapeutische Vorbehandlung. Keine Hinweise auf Suchterkrankung.

6 Behandlungsrelevante Angaben zur Lebensgeschichte/funktionales Bedingungsmodell

6.1 Grundsätzliche Vorbemerkungen

Psychotherapie als Behandlung seelischer Krankheiten setzt im Sinne der Psychotherapie-Richtlinie voraus, dass das Krankheitsgeschehen als ein ursächlich bestimmter Prozess verstanden wird, der mit wissenschaftlich begründeten Methoden untersucht und in einem Theoriesystem mit einer Krankheitslehre definitorisch erfasst ist. Dieckmann et al. (2018) sprechen in ihrem Kommentar zur Psychotherapie-Richtlinie von einer grundsätzlichen ätiologischen Orientierung als Voraussetzung für eine Behandlungsindikation. Für eine Psychotherapie im Rahmen der Richtlinie müssen kausale Zusammenhänge in der Genese der Störung erkennbar und darstellbar sein.

Die Beschreibung von ätiologisch bedeutsamen Faktoren dient einerseits dem Fallverständnis, also der Frage, ob die Symptomentwicklung aus dem verwendeten Theoriesystem bzw. der Krankheitslehre nachvollziehbar ist, andererseits leiten sich aus den ätiologischen Faktoren auch die entsprechenden Behandlungsziele und -methoden ab.

Die Liste an möglichen ätiologischen Bedingungen, die zur Entstehung, Auslösung und Aufrechterhaltung von psychischen Störungen beitragen können, ist sehr lang. Sie reicht von genetischen Dispositionen, epigenetischen Einflüssen, über gesellschaftlich-politische Rahmenbedingungen bis hin zu sehr individuellen Erfahrungen und neurobiologischen Faktoren, um nur einige zu nennen. Welche Faktoren als relevant betrachtet werden, hängt im hohen Maße von dem Theoriesystem und der entsprechenden Krankheitslehre ab, mit welcher der individuelle Fall betrachtet wird. So wird ein Therapeut, der einen depressiven Patienten durch die Perspektive der Verstärkerverlusttheorie von Lewinsohn sieht, ggf. andere ätiologische Bedingungen entdecken und für relevant halten, als ein Therapeut, der den Patienten auf der Grundlage eines CBASP-basierten Fallverständnisses betrachtet. Beide werden ggf. dann auch zu unterschiedlichen Schlussfolgerungen für die Behandlungsplanung kommen.

6.2 Was soll beschrieben werden?

In diesem Abschnitt des Berichts sollten (1) relevante Angaben zur Lebensgeschichte und zur Krankheitsanamnese, (2) die Verhaltensanalyse (horizontal) und (3) ein dreiteiliges Ursachenmodell (Prädispositionen, Auslöser, aufrechterhaltende Bedingungen) beschrieben werden.

Relevante biografische Faktoren sollen laut Leitfaden im Rahmen des funktionalen Bedingungsmodells dargestellt werden. Es ist daher sinnvoll, die Punkte 1 und 3 gemeinsam abzuhandeln, da sich die Prädispositionen, Auslöser und aufrechterhaltenden Faktoren ja meist aus Erfahrungen und Bedingungen der Lebensgeschichte ergeben. Es bietet sich auch an, im Rahmen der Lebensgeschichte kurz die Krankheitsanamnese zu schildern (Beginn und Verlauf der Erkrankung bzw. vorangegangene Krankheitsphasen). Im Anschluss daran sollte die Verhaltensanalyse dargestellt werden.

6.3 Behandlungsrelevante Angaben zur Lebensgeschichte und Prädispositionen, Auslöser, aufrechterhaltende Bedingungen

In diesem Abschnitt geht es darum, die Störungsentwicklung bzw. Dynamik nachvollziehbar darzustellen. Der Bericht sollte sich auf die wesentlichen Bedingungen beziehen. Alle relevanten Bedingungen sollten *nur kurz* beschrieben bzw. skizziert werden. Ausschweifende, zu detaillierte oder redundante Schilderungen sind zu vermeiden.

Falls also beispielsweise die Familiengeschichte für die Entwicklung der Störung nicht von großer Relevanz ist, weil es sich primär um arbeitsplatzbezogene Konflikte handelt, können Angaben hierzu weggelassen werden. Andersherum ergibt sich keine Notwendigkeit die Arbeitsbedingungen zu beschreiben, wenn es sich um eine Symptomatik handelt, die eher im privaten Kontext entstanden ist (z. B. Paarkonflikt oder Trauma). Welche Angaben hier gemacht werden bzw. welche biografischen Erfahrungen des Patienten geschildert werden und welche nicht, ergibt sich also primär aus dem individuellen Genesemodell bzw. Fallverständnis.

6.3.1 Prädispositionen

Bei der Beschreibung der Prädispositionen geht es um die Frage, welche Bedingungen zum Auftreten der Störung beigetragen haben bzw. die Entstehung der Störung begünstigt haben. Bei der Auswahl bzw. Darstellung der Prädispositionen handelt es sich um individuelle, kausale Hypothesen.

Die in Tabelle 3 dargestellten Bedingungen umfassen einerseits Beispiele für ungünstige Erfahrungen aus unterschiedlichen Lebensbereichen, die andererseits zu bestimmten Annahmen führen oder sich auf Fertigkeiten auswirken. Die Beispiele sind keinesfalls vollständig, sondern dienen allenfalls als Orientierung.

Tabelle 3: Beispiele für mögliche Prädispositionen in unterschiedlichen Lebensbereichen, daraus entstandene individuelle Annahmen sowie Auswirkungen auf Fertigkeiten

Familie, wichtige Bezugspersonen und frühe Lebensumstände	• Vernachlässigung durch die Eltern • Verantwortungsübernahme für einen Elternteil • Gewalt und Missbrauch • Zu hohe Leistungsanforderungen • Geschwisterkonflikte oder unterschiedliches Verhalten der Eltern gegenüber Geschwisterkindern (Bevorzugung von Geschwistern) • Armut und mangelnde Teilhabe • Trennung der Eltern • Nichtwahrnehmen von kindlichen Grundbedürfnissen • Ungünstige Modelle für Konfliktbewältigung oder Emotionsregulation • Beziehungen und Partnerschaft der Eltern • Religiöser und kultureller Rahmen • Einbettung in erweiterte Familie und Großeltern • Psychische Erkrankungen von Eltern inklusive Sucht
Kindergarten/Schule	• Ausgrenzung • Stigmatisierung durch besondere Merkmale • Mobbing • Kontaktabbrüche durch häufige Umzüge • „Nicht dazu zu gehören“ • Mit den Leistungsanforderungen nicht zurechtkommen • Besonders beschämende Vorfälle • Versagen
Partnerschaft/ Sexualität	• Verlassen werden und Trennungen • Emotionale Abhängigkeit und Missbrauch • Eifersucht des Partners • Ungünstige sexuelle Erfahrungen • Vergewaltigung • Fremdgehen des Partners und andere Formen von Vertrauensmissbrauch • Kritik und Geringschätzung

Tabelle 3: Fortsetzung

Andere Lebensbereiche und Erfahrungen	• Mobbing bei der Arbeit • Zu hohe Leistungsanforderungen • Mangel an Freizeit und Aktivitäten • Armut • Schulden • Konflikte mit Nachbarn • Konflikte im Familien- und Verwandtenkreis • Probleme im Zusammenhang mit den Kindern • Belastende bzw. traumatische Erfahrungen in anderen Lebensbereichen (Erkrankungen, Einbruch, Überfall, Tod eines Kindes/Elternteils)
Störungsrelevante dysfunktionale Annahmen	Welche störungsrelevanten dysfunktionalen Annahmen sind durch die Erfahrungen entstanden? Beispielsweise: • „Ich darf mich nicht wehren." • „Meine Bedürfnisse zählen nicht." • „Andere werden mich kritisieren und abwerten." • „Meine Leistungen reichen nicht aus." • „Um ein wertvoller Mensch zu sein, muss ich von allen geliebt werden."
Kompetenzen und Fertigkeiten	Welche Kompetenzen und Fertigkeiten hat der Patient nicht gelernt bzw. welche Kompetenzen hätten vielleicht verhindert, dass es zur Störung gekommen ist? Beispielsweise: • Strategien zur Konfliktbewältigung • Selbstfürsorge • Wahrnehmung eigener Bedürfnisse • Soziale Kompetenzen • Nein-Sagen • Durch welche lebensgeschichtlichen Erfahrungen wurden Kompetenzen nicht gelernt?
Eigenschaften und Dispositionen	Welche Eigenschaften oder Merkmale haben zur Entstehung beigetragen? Beispielsweise: • Ängstlichkeit • Übergewicht • Besondere äußere Merkmale • Neigung zur starken physiologischen Erregung

6.3.2 Darstellung der Prädispositionen

6.3.2.1 Die Wahl des angemessenen Abstraktionsniveaus

Bei der Darstellung sollte auf ein angemessenes Abstraktionsniveau geachtet werden. Hierbei ist es wichtig, dass zentrale Erfahrungen für den Gutachter nachvollziehbar bleiben und nicht soweit verkürzt werden, dass die konkrete Bedingung nicht mehr kenntlich wird. Andererseits sollte sich die Darstellung nicht in unnötigen Details verlieren.

Im folgenden Beispiel ist ein zu starkes Abstraktionsniveau gewählt worden. Obwohl der Grundgedanke des hypothetischen Bedingungsmodells bzw. der Prädispositionen erkennbar ist, fehlen jedoch wesentliche Angaben zur Lebensgeschichte. Hier sollten die konkreten Erfahrungen insgesamt stärker benannt werden. Insbesondere wäre eine kurze Skizze der Familie bzw. des Verhaltens der Eltern von Interesse. Welche Erfahrungen stehen hinter dem Begriff „frostiges Elternhaus" und durch welche Erfahrungen sind Anspruchsdenken und Selbstabwertungen entstanden? Auch in Bezug auf die aktuell wirksamen Faktoren sollten konkretere Erfahrungen benannt werden, insbesondere zu angedeuteten Partnerschaftskonflikten.

Beispiel: Zu hohes Abstraktionsniveau

Ausgehend von einer physiologischen Vulnerabilität (Vater habe eine Depression) und lebensgeschichtlich („frostiges" Elternhaus, Gefühle werden nicht gezeigt) bedingten depressogenen kognitiven Grundschemata wie Anspruchsdenken und globale Selbstabwertung („Ich darf keine Fehler machen, sonst werde ich verlassen", „Ich bin wertlos") führen aktuell wirksame Stressoren (z. B. Stress in der Partnerschaft) zu einem Überschreiten einer hypothetischen Stressschwelle und in Folge zum Ausbruch der depressiven Symptomatik.

Im nächsten Beispiel werden die familiären Rahmenbedingungen einer Patientin beschrieben, die neben anderen Faktoren als wesentliche prädisponierende Bedingungen beschrieben werden. Insgesamt ist der Bericht jedoch zu detailliert und zu lang. Viele der Angaben können gekürzt, weggelassen oder auf ein höheres Abstraktionsniveau gebracht werden, wie dies weiter unten ausgeführt wird.

Beispiel: Zu niedriges Abstraktionsniveau

Die Pat. ist gemeinsam mit einer älteren Schwester (+4 Jahre) bei ihren Eltern in der ehemaligen DDR aufgewachsen. Ihre Mutter beschreibt sie als chaotisch und distanziert und ihren Vater als stur, jähzornig und ruhig. Im Zuge der Wiedervereinigung sei die Familie in den Westen gezogen. Frau K. sei damals neun Jahre alt gewesen. Sie erinnert sich, dass es ihr sehr schwergefallen sei, sich an die neuen Lebensumstände anzupassen. Ihre Schwester hingegen habe keine Schwierigkeiten gehabt. Sie habe schnell Anschluss gefunden und sei generell immer „Everybody's Darling" gewesen. Die Pat. erinnert sich, dass ihre Schwester immer im Mittelpunkt gestanden habe und Frau K. häufig das Gefühl gehabt habe, weniger geliebt zu werden, wodurch es vermehrt zu Konflikten mit der Schwester gekommen sei. Frau K. habe im Gegensatz zu ihrer Schwester schlecht Beziehungen zu anderen Kindern aufbauen können und habe sich lieber mit Tieren und Büchern beschäftigt. So sei Frau K. häufig als „Problemkind" und „Quergeist" bezeichnet worden. Im Zuge mehrerer Umzüge in ihrer Kindheit und Jugend sei es Frau K. dann auch zunehmend schwerer gefallen Beziehungen aufzubauen aus Sorge diese durch den nächsten Umzug (insgesamt neun Umzüge in Kindheit und Jugendalter) sowieso wieder zu verlieren. Sie habe sich dadurch schon früh immer irgendwie anders und schlechter gefühlt. So hätten ihre Eltern sie nie gelobt oder sie fühlen lassen, dass sie stolz auf sie gewesen seien, im Gegenzug habe es viele Strafen gegeben. Am Schlimmsten habe Frau K. es empfunden, wenn ihre Eltern sie aus Strafe mehrere Tage ignoriert hätten. Körperliche und emotionale Nähe habe es in ihrem Elternhaus wenig gegeben. Das einzige, was gezählt habe, sei Leistung und „keine Probleme zu verursachen". Durch besondere Leistung und Hilfsbereitschaft habe sie lange Zeit versucht Aufmerksamkeit und Anerkennung zu erlangen. Doch das habe selten funktioniert und das Verhältnis zu ihren Eltern sei unverändert distanziert geblieben. Noch heute ist das Verhältnis zu ihrer Familie von wenig Nähe und Zuwendung geprägt. Sie bemühe sich zwar ständig, es ihrer Familie recht zu machen, jedoch habe Frau K. noch immer das Gefühl, dass alles, was ihre Schwester tue, durch ihre Eltern wertgeschätzt werde und man Frau K. darüber vollkommen vergesse. So habe ihre Schwester bereits eine Familie gegründet und „stehe mitten im Leben", wohingegen man Frau K. häufig vorwerfe, ihr Leben nicht „auf die Reihe zu bekommen" und dass sie sich mal Gedanken machen solle, warum sie noch immer nicht verheiratet sei und keine Kinder habe.

Die Angaben im vorstehenden Text sind nicht falsch, jedoch ist immer zu bedenken, dass der Raum für die Darstellung begrenzt ist. Außerdem sollten sich die Angaben immer auf die wesentlichen Aspekte beziehen. Um das Prinzip der angemessenen Abstraktion zu verdeutlichen, wurden die Angaben des oben angeführten Fallbeispiels im untenstehenden Text auf ein höheres Abstraktionsniveau gebracht. Die ursprüngliche Schilderung enthält drei Grundgedanken bzw. prägende Bedingungen: (1) Entwurzelung (häufige Umzüge), (2) Konkurrenz zur Schwester (ist besser mit verschiedenen Anforderungen zurechtgekommen) und (3) familiärer Umgang (wenig körperliche und emotionale Nähe und Kritik). Die Rahmenbedingungen der drei Aspekte wurden kurz skizziert, da ansonsten die

Entstehungsbedingungen schwer nachvollziehbar sind. Die konkreten Erlebnisse wurden jeweils mit den daraus resultierenden Annahmen und Schlussfolgerungen verknüpft (vgl. Beispiel).

Beispiel: Angemessenes Abstraktionsniveau

Die Patientin sei gemeinsam mit einer älteren Schwester (+ 4 Jahre) bei ihren Eltern in der ehemaligen DDR aufgewachsen und im Zuge der Wiedervereinigung im Alter von neun Jahren mit ihrer Familie in den Westen gezogen. In ihrer Kindheit und Jugend sei sie insgesamt neun Mal umgezogen, so dass sie große Schwierigkeiten hatte, stabile Kontakte mit anderen Kindern aufzubauen. Bis heute habe sie das Gefühl anders zu sein als andere und nicht dazu zu gehören. Im Gegensatz zu ihrer Schwester habe Frau K. als „Problemkind" gegolten und weniger Zuwendung, Nähe und Lob erhalten. Sie habe daher die Grundüberzeugung entwickelt, weniger wert zu sein und durch Leistung und Hilfsbereitschaft Anerkennung und Nähe herstellen zu müssen. Von ihren Eltern habe sie wenig körperliche und emotionale Nähe erhalten, was bei ihr die Überzeugung verstärkt habe, nicht in Ordnung zu sein.

6.3.2.2 Verknüpfungen zwischen Erfahrungen und Folgen

Da es in diesem Teil um die Darstellung eines hypothetischen Bedingungsgefüges geht, reicht es nicht, lediglich Erfahrungen oder Lebensbedingungen des Patienten zu schildern. Andersherum macht ein vollständiger Verzicht auf die Biografie und die reine Darstellung als Makro- und Mikroanalyse es dem Gutachter unmöglich, die Individualität des Patienten in ausreichendem Umfang zu würdigen (siehe Dieckmann et al., 2018).

Wichtig ist an dieser Stelle, die Verknüpfungen zwischen lebensgeschichtlichen Faktoren und Problemdeterminanten herauszustellen, falls diese sich nicht unmittelbar aus den lebensgeschichtlichen Bedingungen ergeben. Die Tatsache, mit einem depressiven Vater aufgewachsen zu sein, kann sehr viele Implikationen haben. So kann dies beispielsweise eine genetische Disposition für depressive Erkrankungen nahelegen, aber auch über Modelllernen zu ähnlichen Verhaltensweisen oder dem Nichtlernen angemessener Verhaltensweisen beigetragen haben. Möglich wäre auch, dass aufgrund der Depression des Vaters ein Rollenmodell fehlte, was sich wiederum ungünstig auf die Partnerwahl auswirkt oder in Ermangelung eines Gegenübers dazu führte, dass die Mutter den Patienten als Partnerersatz angesehen hat. Vielleicht führte die Depression des Vaters aber auch zu finanziellen Einschränkungen oder zu einem Verlust gesellschaftlichen Ansehens. Möglicherweise wurden traumatische Situationen erlebt (beobachteter Suizidversuch) oder Mitschüler und Freunde durften nicht mit nach Hause gebracht werden, was zu Störungen in der sozialen Interaktion führte. Auch denkbar wäre, dass eine solche Erfahrung zu mehr Verantwortungsübernahme für den Rest der Familie geführt hat, was sich dann als zentrales Beziehungsschema auch auf andere Beziehungen und Lebensbereiche auswirkt.

Die kurze Aufzählung könnte noch weitergeführt werden. Sie soll letztlich verdeutlichen, dass eine Erfahrung an sich nicht zwangsläufig als prädisponierend angesehen werden kann. Bei der Darstellung der behandlungsrelevanten lebensgeschichtlichen Bedingungen sollte daher, soweit sich dies nicht unmittelbar aus der Beschreibung ergibt, die Verbindung zu prädisponierenden Bedingungen herausgestellt werden, wie dies im Folgenden beispielhaft anhand von zwei Beispielen demonstriert wird.

Beispiele: Angemessene Verknüpfung von Erfahrungen mit Schlussfolgerungen

- *Erfahrung:* Sie sei mit vier jüngeren Geschwistern in einer konservativ, christlichen Familie aufgewachsen. Als älteste Tochter sei sie in die Haushaltsführung und Erziehung ihrer Geschwister mit einbezogen worden. Sie habe daher nie Hobbys oder Interessen entwickeln können. Streit und Konflikte seien von den Eltern nicht zugelassen worden, da dies als Sünde betrachtet worden sei. Als Kind und Jugendliche hätten sie sich ausschließlich in christlichen Kreisen bewegt und sei daher in ihrer Schulzeit Außenseiterin gewesen. *Verknüpfung Prädisposition:* Sie habe daher nie gelernt Konflikte auszutragen oder ihre Meinung zu sagen. Sie neige auch dazu, sich unterzuordnen und die Verantwortung für andere Menschen zu übernehmen. Anderen Menschen gegenüber habe sie das Gefühl, nicht dazu zu gehören. Zu den daraus resultierenden Grundannahmen zählen: „Ich bin anders als andere." und „Ich darf nicht sagen, was ich will." und „Sich zu streiten ist sehr schlimm.".
- *Erfahrung:* Sie sei mit ihrem jüngeren Bruder bei ihrer psychisch kranken Mutter aufgewachsen, nachdem der Vater die Familie verlassen hatte. Die Mutter habe sich einige Male, teils auch vor den Augen der Patientin, versucht zu suizidieren. Aus Sorge um die Mutter und ihren Bruder habe die Patientin daher lediglich für den Schulbesuch die Wohnung verlassen. Da ihre Mutter sich nicht um sie gekümmert habe, sei sie oft mit dreckigen und ungepflegten Kleidungsstücken zur Schule gegangen. Auch habe sie zeitlebens unter ihrer Zahnfehlstellung gelitten, die in ihrer Kindheit und Jugend nicht behandelt worden sei. In der Schule sei sie dafür oft von anderen Kindern verspottet und ausgeschlossen worden. Sie habe später oft die Schule geschwänzt und habe die Hauptschule ohne Schulabschluss verlassen. *Verknüpfung Prädisposition:* Aufgrund der beschriebenen Erfahrungen bildete sich ein negatives Selbstbild heraus („Ich bin zu dumm.", „Ich bin unattraktiv.") sowie negative Annahmen in Bezug auf andere

Menschen („Wenn ich meinen Mund aufmache und andere meine Zähne sehen, werden sie sich über mich lustig machen.“, „Andere werden mich ablehnen.“). Soziale Kompetenzen und Strategien für selbstwertdienliche Erfahrungen konnten nicht aufgebaut werden.

6.3.3 Auslösende Bedingungen

Als auslösende Bedingungen für psychische Störungen kommen vielfältige menschliche Erfahrungen und Lebensumstände in Frage. Grundsätzlich stellt sich hier die Frage, wann die Störung zum ersten Mal aufgetreten ist und welcher Faktor ursächlich dazu beigetragen hat. Bei solitären, zeitlich begrenzten Ereignissen ist diese Frage teils sehr einfach zu beantworten. Eine Vergewaltigung durch einen Fremden oder ein schwerer Autounfall, bei dem ein Familienangehöriger ums Leben kam, werden sicherlich unschwer als Auslöser erkennbar sein.

6.3.3.1 Traumata und belastende Lebensereignisse als Auslöser

Falls es sich um ein Trauma im Rahmen einer Posttraumatischen Belastungsstörung handelt, ist es sinnvoll, dies kurz bei der Symptombeschreibung zu benennen und unter dem Unterpunkt „auslösende Bedingungen“ entweder darauf zu verweisen, oder, falls notwendig, weitere Aspekte des Traumas hier zu schildern.

Auch belastende Lebensereignisse wie die Trennung des Partners oder die Kündigung durch den Arbeitgeber aufgrund von nichtzutreffenden Vorwürfen werden zweifelsohne als Auslöser gelten können, wobei hier vermutlich auch sehr individuelle Formen der Verarbeitung sowie der Hintergründe eine Rolle spielen (siehe Prädispositionen). Ein Beispiel für belastende Lebensereignisse als Auslöser wird im Folgenden dargestellt.

Beispiel: Belastendes Lebensereignis als Auslöser

Sie habe einen starken Kinderwunsch gehabt. Mehrere Jahre lang habe sie sich im Einvernehmen mit ihrem Mann einer Kinderwunschbehandlung unterzogen und sei schließlich schwanger geworden. Einige Monate nach der Geburt des Kindes habe sie erste Anzeichen wahrgenommen, dass ihr Mann fremdgehe, was dieser jedoch zunächst abstritt. Ca. ein halbes Jahr nach der Geburt habe er seine Nebenbeziehung zugegeben und sei noch am selben Tag zu seiner neuen Partnerin gezogen. Seither leide sie ... *Auslösende Bedingungen:* Trennung und Fremdgehen des Ehemannes; Gescheiterter Lebensentwurf; Vertrauensverlust.

6.3.3.2 Kumulation von Belastungen als Auslöser

Bei einer Reihe von Patienten finden sich solche solitären Ereignisse oder Erfahrungen nicht. Es lässt sich teils auch kein genauer Zeitpunkt oder Zeitraum festmachen, in dem die Störung entstanden ist. In solchen Fällen beginnt die psychische Störung eher schleichend. Beispielsweise sind erste Anzeichen, wie Schlafstörungen oder Konzentrationsstörungen vorhanden, jedoch sind nicht alle Kriterien für eine depressive Episode erfüllt.

Eine mögliche Bedingung kann die Kumulation von Belastungsfaktoren sein, die sich über einen längeren Zeitraum hinziehen kann. Auch der Wegfall von Ressourcen kann hierbei eine Rolle spielen. Anzunehmen ist dann, dass eine hypothetische Schwelle überschritten wird, bzw. es – vermittelt über das Stresssystem – zu einer manifesten psychischen Störung kommt (vgl. Beispiel).

Beispiel: Kumulation von Belastungen als Auslöser

Sie sei mit ihrem Mann und den beiden Kindern von Norddeutschland nach Frankfurt gezogen, wo ihr Mann eine Stelle als Controller bei einer Bank angetreten habe. Ihre beiden Kinder seien 5 J. und 2 J. alt gewesen. Die Schwangerschaft mit dem dritten Kind sei kompliziert verlaufen. Gleichzeitig sei sie sehr belastet mit dem Hausbau gewesen, den sie kurz vor der Schwangerschaft begonnen hätten. Ihr Mann sei berufsbedingt kaum zu Hause gewesen und es habe ihr auch an Unterstützung durch die Familie gefehlt, die weiterhin in Norddeutschland gewohnt habe. Nach der Geburt des Kindes habe sie keine Nacht durchschlafen können und zunehmend hätten sich die oben beschriebenen depressiven Symptome eingestellt. *Auslösende Bedingungen:* Kumulation von Belastungsfaktoren (Erziehung von zwei Kindern, komplizierte Schwangerschaft, Hausbau, Stress in Folge der Geburt des dritten Kindes). Mangel bzw. Wegfall von Ressourcen (Familie wohnt weit weg, Mann bietet keine Unterstützung, kein stabiles soziales Netz). Schlafmangel durch Säugling.

6.3.3.3 Aktualisierung einer Störung durch gegenwärtige Lebensbedingungen

Daneben können die auslösenden Bedingungen bereits in früheren Lebensabschnitten wie der Kindheit oder Adoleszenz vorhanden gewesen sein. Im oben genannten Beispiel sind bei der Patientin die Befürchtungen, aufgrund der Zahnfehlstellung vor anderen zu sprechen (vgl. Kapitel 6.3.2.2), bereits in der Kindheit entstanden und ziehen sich kontinuierlich durch ihr Leben. Teils sind solche Störungen eine Zeit lang mehr oder minder gut kompensiert und erhalten allerdings aufgrund aktueller Lebensbedingungen irgendwann eine Relevanz. Hier wären dann Auslöser nicht unbedingt mit der Entstehung der Symptomatik gleich zu setzen, sondern es können in einer solchen Konstellation die aktuellen Rahmenbedingungen als auslösende Bedingungen beschrieben werden (vgl. Beispiel).

Beispiel: Aktualisierung einer Störung durch gegenwärtige Lebensbedingungen

Seit seiner Schulzeit leide er unter Angst vor mündlichen Prüfungen, Referaten und mündlicher Beteiligung. In seiner Schule habe man dafür viel Verständnis gehabt und er habe die Ängste durch hervorragende Leistungen in den schriftlichen Arbeiten kompensieren können. In seinem Studium seien mündliche Prüfungen jedoch zentraler Bestandteil und mehrfach sei er zu Prüfungen aus Angst einfach nicht erschienen und habe sich vor Referaten krankgemeldet. Ihm drohe nun die Exmatrikulation.

6.3.4 Aufrechterhaltende Bedingungen

Zu den aufrechterhaltenden Bedingungen zählen alle Faktoren, die nach Erkrankungsbeginn vorhanden sind und verhindern, dass die Störung remittiert bzw. es dem Patienten besser geht. Dies können grundsätzlich auch Faktoren sein, die unter die prädisponierenden Faktoren fallen, denn diese sind ja mit dem Beginn der Erkrankung nicht beseitigt oder abgeschlossen, sondern können weiterhin pathogen wirken.

Da an den Entstehungsbedingungen direkt nichts verändert werden kann und die Auslösesituationen ebenfalls zeitlich abgeschlossen sind, wendet sich die Verhaltenstherapie schwerpunktmäßig der Bearbeitung aufrechterhaltender Faktoren zu. Die hier beschriebenen Bedingungen sind daher auch zentral für die Therapieplanung.

Die aufrechterhaltenden Bedingungen können auf allen Ebenen des Verhaltens und Erlebens einer Person angesiedelt sein und sicherlich spielen auch neurobiologische Faktoren eine Rolle. Viele Befunde sprechen dafür, dass es bei schweren depressiven Zuständen oder traumatischen Ereignissen Veränderungen in neurobiologischen Strukturen gibt, insbesondere solcher, die das Stresssystem und Teile der limbischen Strukturen betreffen. Es sollten hier aber primär Faktoren aufgeführt werden, die sich mit Mitteln der Verhaltenstherapie verändern lassen.

Kognitive Prozesse spielen eine wichtige Rolle im Bereich der aufrechterhaltenden Bedingungen. Hierzu zählen alle Bereiche mentaler Verarbeitungsprozesse, wie z. B. Grundüberzeugungen, automatische Gedanken, Schemata, Attributionsmuster, kognitive Verzerrungen, die entweder direkt störungsbezogen sein können

(„Ich bekomme einen Herzinfarkt!“ bei einer Panikstörung) oder sich auf andere Determinanten der Störung beziehen können („Das, was ich will, interessiert niemanden“).

Weiterhin können auch *Kompetenzen oder Ressourcen* fehlen oder verloren gegangen sein, die dem Patienten zur Bewältigung seiner Symptomatik oder wichtiger Problemdeterminanten fehlen. So können mangelnde soziale Kompetenzen angemessene Beziehungserfahrungen und den Aufbau von Kontakten verhindern oder es fehlen Ressourcen zur Bedürfnisbefriedigung (mangelnde Interessen und Aktivitäten), was verstärkende Erfahrungen verhindert. Auch Strategien zur Selbstfürsorge, Emotionswahrnehmung oder -regulation können im Bereich der Kompetenzen fehlen.

Einen für die Verhaltenstherapie klassischen Bereich stellen die *Verhaltensweisen* dar, die zur Aufrechterhaltung beitragen. Hierzu zählen alle Formen des Vermeidungs- und Fluchtverhaltens sowie Neutralisierungs- und Rückversicherungsverhaltensweisen. Im allgemeinen Verständnis der Verhaltenstherapie spielen hier selbstverständlich nicht nur „motorische“ bzw. offene Verhaltensweisen eine Rolle, sondern auch alle subtileren oder mentalen Verhaltensweisen (Grübeln, Vorgänge mental noch einmal wiederholen etc.). Weitere Formen von aufrechterhaltenden Verhaltensweisen sind: Schonverhalten, sozialer Rückzug, Vermeidung körperlicher Aktivtäten, ausgeprägte Fokussierung auf die Schmerzsymptomatik oder andere körperliche Symptome, Mangel an Tagesstruktur, um nur einige der verschiedenen Bereiche zu nennen.

Ebenfalls zu den klassischen aufrechterhaltenden Bedingungen zählen *Konsequenzen bzw. Folgen* von Verhaltensweisen. Neben der Sichtweise, welche positiven Konsequenzen eine Störung aufrechterhalten kann (z. B. Zuwendung, geringere Anforderungen) können hier auch negative Entwicklungen als Folge der Störung mit einbezogen werden. So führt eine Schmerzsymptomatik oder eine Krankheitsangst durch Schonverhalten zum Abbau körperlicher Fitness, was wiederum das Auftreten wahrscheinlicher macht und damit zu den aufrechterhaltenden Bedingungen zählen kann (Teufelskreis). In diesem Sinne kann auch die Nicht-Korrektur von Annahmen, z. B. durch sozialen Rückzug, als aufrechterhaltender Faktor im Bereich der Folgen verstanden werden.

Zusammenfassend sind im Folgenden die funktionalen Bedingungsmodelle der vier Fallbeispiele dargestellt. Gemeinsam mit den lebensgeschichtlichen Bedingungen werden in den beispielhaften Berichten auch Angaben zur Krankheitsanamnese gemacht. So wird in der Falldarstellung von Herrn K. über seine beiden vorangegangen depressiven Episoden berichtet. Diese werden sowohl inhaltlich (Tod der Mutter/Trennung von damaliger Freundin) als auch zeitlich grob eingeordnet. Die Angaben zu den Prädispositionen sind lose chronologisch geordnet und die Angaben folgen insgesamt der inhärenten Chronologie, wonach Prädispositionen per Definition zeitlich vor den auslösenden Bedingungen entstehen bzw. vorliegen und diese wiederum zeitlich den aufrechterhaltenden Bedingungen vorangehen.

Fallbeispiel: Herr K. – Behandlungsrelevante Angaben zur Lebensgeschichte/ funktionales Bedingungsmodell

Er sei als Einzelkind bei seinen Eltern aufgewachsen. Seine Mutter sei sehr fürsorglich gewesen und habe ihn „in einer Käseglocke" gehalten. Gleichzeitig sei sie sehr streng gewesen und habe strikt auf die Einhaltung von Regeln Wert gelegt. Sie habe ihm verboten mit anderen Kindern aus der Nachbarschaft zu spielen oder Fahrrad zu fahren. Ihr sei es am liebsten gewesen, wenn er zu Hause geblieben sei. Er habe daher nicht gelernt, mit anderen Menschen zurechtzukommen und fühle sich bis heute unsicher. Ebenfalls habe er eine ausgeprägte Angst, Fehler zu machen und bemühe sich daher bis ins Detail alles korrekt zu machen (perfektionistische Standards). Mit 16 Jahren habe er versucht, sich zunehmend von seiner Mutter abzugrenzen (Motorrad fahren, Freundin), was zu starken Auseinandersetzungen geführt habe. Als er 17 Jahre alt gewesen sei, sei sie plötzlich an einer Herzerkrankung gestorben. Nach ihrem Tod sei es „mit ihm bergab gegangen". Er habe sich Vorwürfe gemacht, an ihrem Tod Schuld zu sein und einige Monate unter Depressionen gelitten (unbehandelt). Vor zehn Jahren sei er aufgrund einer depressiven Phase und einer Panikstörung in einer Tagesklinik behandelt worden (Trennung von seiner damaligen Freundin). Am Arbeitsplatz könne er sich schlecht abgrenzen und Nein sagen, so dass er immer viele Überstunden gemacht habe und in seiner Freizeit kontaktiert worden sei. Seit Jahren sei ihm schon eine Höhergruppierung in Aussicht gestellt worden. Die letzten Jahre habe er damit verbracht, seinen Vater (Demenz) zu pflegen, der vor einem Jahr verstorben sei. Gemeinsam hätten sie in getrennten Wohneinheiten in seinem Elternhaus gewohnt. *Auslöser:* Nach dem Tod seines Vaters seien erste depressive Symptome aufgetreten. Hinzu sei eine berufliche Enttäuschung gekommen (Höhergruppierung wurde abgelehnt). *Aufrechterhaltung:* Nach dem Tod seines Vaters vor ca. einem Jahr habe er neben der Arbeit alle übrige Zeit für den Aus- und Umbau seines Elternhauses verwendet. Nach Beendigung der Renovierungsarbeiten sei er zunehmend traurig geworden. Dinge, die mit Tod und Sterben zu tun gehabt hätten, würden bei ihm Weinen auslösen. Obwohl er mit seiner Partnerin zusammenlebe, fühle er sich einsam, denke nun auch immer wieder über den Tod seiner Mutter nach und fühle sich nach wie vor schuldig („Hätte ich ihr keinen Kummer bereitet, wäre sie nicht gestorben."). Von anderen Menschen fühle er sich enttäuscht und habe den Eindruck, dass diese sich nur melden würden, wenn sie etwas von ihm benötigen würden. Er fühle sich isoliert, ausgenutzt und als Versager. Seit der Krankschreibung vor einem Monat habe er kaum mehr das Haus verlassen.

Fallbeispiel: Frau H. – Behandlungsrelevante Angaben zur Lebensgeschichte/ funktionales Bedingungsmodell

Ihre Eltern hätten sich getrennt als sie ca. acht Jahre alt gewesen sei. Nach dem Auszug ihres Vaters habe sie weiter bei ihrer Mutter gelebt, die sich aber kaum um die Patientin gekümmert und „ihr Leben gelebt" habe. Sie habe sich als Kind daher alleine und verlassen gefühlt und sich auch teils selbst versorgen müssen. Später habe die Mutter einen zehn Jahre jüngeren Mann kennengelernt, der seit ihrem 12. Lebensjahr ihr Stiefvater sei. Gemeinsam hätte ihre Mutter mit ihm einen 10-jährigen Sohn. Anders als sie habe er viel Aufmerksamkeit und Zuwendung bekommen. In der Pubertät habe es erhebliche Konflikte mit ihrem Stiefvater gegeben, von ihrer Mutter sei sie weitgehend ignoriert worden. Von ihrem ersten Freund sei sie im Alter von 14 Jahren mehrfach teils auf brutale Art vergewaltigt worden. Sie habe lange Zeit nicht realisiert, was mit ihr geschehe. Aufgrund der häuslichen Situation habe sie sich niemandem anvertraut. Nach ihrem Realschulabschluss habe sie eine Ausbildung als Bürokauffrau begonnen und sei dafür zu ihrem leiblichen Vater in eine benachbarte Stadt gezogen. Das Zusammenleben sei WG-artig gewesen. Ihr Vater habe eine neue Partnerin kennengelernt und nach ein paar Monaten sei er schließlich zu ihr gezogen. Die Patientin sei „vor die Tür gesetzt" worden, woraufhin sie sich eine eigene Wohnung gesucht habe. Seit ca. zwei Jahren lebe sie nun mit ihrem Freund zusammen. *Auslöser:* Seit dem Überfall leide sie unter der o.g. Symptomatik. Sie habe Anzeige erstattet, jedoch hätten die Polizisten sie nicht ernst genommen („Es ist doch nichts passiert."). *Aufrechterhaltung:* Sie sei seither krankgeschrieben und verlasse kaum mehr das Haus. Ihre Weltsicht habe sich verändert, sie sehe überall Gefahren und könne sich selbst von ihrem Freund nicht mehr anfassen lassen. Sie vermeidet es, mit anderen über ihre Geschehnisse zu reden und sich mit den Erinnerungen und Gefühlen auseinanderzusetzen.

Fallbeispiel: Frau M. – Behandlungsrelevante Angaben zur Lebensgeschichte/ funktionales Bedingungsmodell

Sie sei gemeinsam mit ihrem älteren Bruder (+5 J.) in Polen aufgewachsen. Ihre Eltern hätten sich getrennt, was damals im katholischen Polen für sie sehr schlimm und stigmatisierend gewesen sei. Sie habe, bedingt durch Umzüge, mehrfach die Schule wechseln müssen, so dass sie sich stets als Außenseiterin gefühlt habe. Ihre Mutter habe sich nach der Trennung nur wenig um sie und ihren Bruder gekümmert (viele Männerbekanntschaften). Mit 15 Jahren sei sie mit ihrer Mutter nach Deutschland gekommen. Ihre Mutter wohne in ihrer Nähe und sei zeitlebens dominant und bestimmend gewesen. Täglich sei sie bei ihr und mische sich häufig in die familiären Angelegenheiten insbesondere die Kindererziehung ein, was die Patientin ärgere. Sie traue sich aber nicht, etwas dazu zu sagen oder Grenzen zu setzen. Sie sehne sich noch heute nach ihrem Vater und sie wünsche sich mehr Kontakt, er habe aber immer Ausreden gefunden, nicht zu kommen. Mit ihrem Mann sei sie seit 1995 zusammen. Er sei schon immer ein „Macho" gewesen, sei wenig emotional und wäre schon in den Anfängen ihrer Beziehung besitzergreifend und eifersüchtig gewesen. Andererseits habe er ihr auch viel Sicherheit vermittelt. *Auslöser:* Die erste Panikattacke sei in Folge eines einmaligen Cannabiskonsums zustande gekommen. Daneben habe es viel Stress durch die Ausbildung als Krankenschwester gegeben. *Aufrechterhaltend:* Ihre Ausbildungsstelle als Krankenschwester habe sie aufgrund wiederkehrender Panikattacken abgebrochen. Es habe sich zunehmend ein Vermeidungsverhalten entwickelt, so dass sie schließlich nichts mehr ohne ihren Mann habe machen können. Weder sie noch ihr Mann hätten diesbezüglich Leidensdruck verspürt. Vor ca. zwei Jahren sei sie von ihrem Mann unvermittelt auf dem Heimweg von einer Feier zusammengeschlagen worden. Sie vermute Eifersucht als Motiv. Der Vorfall sei dann „in Vergessenheit" geraten, sie habe sich jedoch emotional von ihm zurückgezogen. Dieses Erlebnis sei auch der Grund dafür gewesen, dass sie sich einen Job als Reinigungskraft gesucht habe und nun mehr Unabhängigkeit anstrebe, was jedoch aufgrund der Ängste sehr schwierig sei. Sie rede mit niemandem über ihr Befinden oder ihre Gefühle und habe kaum soziale Kontakte.

Fallbeispiel: Frau L. – Behandlungsrelevante Angaben zur Lebensgeschichte/ funktionales Bedingungsmodell

Sie sei mit ihrem Bruder (+4 Jahre) bei ihren Eltern aufgewachsen. Berufsbedingt sei ihr Vater immer nur für kurze Zeit zu Hause gewesen und die Mutter habe die Kinder mehr oder weniger alleine großgezogen. Der Vater habe eine Affäre mit einer anderen Frau gehabt. Ausgelöst dadurch habe die Mutter unter Depressionen gelitten. Ihre Mutter habe auch bei kleinen Vergehen teils tagelang nicht mehr mit der Patientin gesprochen. Sie habe sich daher schon früh unsicher gefühlt und große Angst davor gehabt, Fehler zu machen. Die Patientin habe sich stets verantwortlich für die Gefühle der Mutter gefühlt und sich sehr um sie bemüht, was bis heute anhalte. Während ihres Pharmaziestudiums habe sie sehr viel gelernt, da sie teils durch ihre unsichere Art und dem Hang zum Perfektionismus nur schlecht und langsamer vorangekommen sei. Sie habe sich ständig unter Druck gefühlt. Im Studium sei sie „zum Glauben gekommen" und habe in einer freikirchlichen Gemeinde ihren Mann kennengelernt. Seit fünf Jahren seien sie verheiratet. Sie hätten einen unerfüllten Kinderwunsch, was sie lange Zeit sehr belastet habe. Ihr Mann sei in seinem Beruf als Ingenieur sehr engagiert und sei auch Ältester in der Gemeinde. Er sei kaum zu Hause und sie würden daher wenig Zeit zu zweit verbringen. Sie arbeite in einer Apotheke und sei von ihrem Chef auf ihre Unsicherheit angesprochen worden, was sie sehr belastet habe. Dies habe ihre Unsicherheit und Angst etwas falsch zu machen noch verstärkt. Auch zweifele sie ständig, ob ihr Glaube richtig sei. *Auslöser:* Anfang des Jahres habe sie bei einer Verteilaktion eines Moscheevereins einen Flyer mitgenommen. *Aufrechterhaltung:* Häufiges Bibellesen und andere Formen von offener und gedanklicher Rückversicherung (nachfragen, recherchieren zum Islam, grübeln); Perfektionismus mit Angst, Fehler zu machen; Schuldgefühle, Angst sich zu versündigen oder zum Islam zu konvertieren; Vermeidung positiver Aktivitäten und zwangsrelevanter Situationen; Mangel an Unsicherheitstoleranz und Selbstwert.

6.4 Verhaltensanalyse

Die Darstellung einer Verhaltensanalyse gehört zu den obligaten Teilen des Berichtes an den Gutachter. Die Verhaltensanalyse stellte im alten Leitfaden (VT3a) einen eigenen Gliederungspunkt dar und ist nun Teil des vierten Gliederungspunktes (Behandlungsrelevante Angaben zur Lebensgeschichte). Die Vorgabe, sich am S-O-R-K-C-Modell von Kanfer zu orientieren, ist in der neuesten Version des Leitfadens nicht wiederholt worden, so dass bei der Darstellung auch auf andere Varianten der Verhaltensanalyse (z.B. Bartling et al., 2016) zurückgegriffen werden kann. Die folgenden Vorschläge zur Darstellung der Verhaltensanalyse orientieren sich an dem S-O-R-K-C-Modell, welches auf Frederick Kanfer zurückgeht (Kanfer & Saslow, 1965; Kanfer et al., 2011), da dieses im deutschsprachigen Raum einen hohen Verbreitungsgrad hat und eine einfache und stringente Strukturierung der Verhaltensanalyse ermöglicht.

6.4.1 Das S-O-R-K-C-Modell

Das S-O-R-K-C-Modell geht von der Annahme aus, dass menschliches Verhalten in einer Situation Resultat vorausgehender und nachfolgender Bedingungen ist. Ausgehend von einem definierten Problemverhalten wird daher zunächst deskriptiv nach Bedingungen gesucht, die dem Problemverhalten zeitlich vorangegangen sind. Die zweite Perspektive richtet sich auf die nachfolgenden Bedingungen. Nachdem die vorausgehenden und nachfolgenden Bedingungen identifiziert wurden, erfolgt im weiteren Schritt eine funktionale Interpretation. Ziel der Verhaltensanalyse ist es, relevante auslösende und aufrechterhaltende Bedingungen des Verhaltens zu identifizieren, um daraus therapeutische Ansatzpunkte ableiten zu können. So ist beispielsweise die Eliminierung von Auslösebedingungen ein Teil der Techniken zur Stimuluskontrolle, während die Konfrontation mit identifizierten Auslösereizen von Problemverhaltensweisen zentraler Bestandteil von expositionsbasierten Verfahren ist.

6.4.2 Drei Ebenen (Alpha-, Beta- und Gamma-Variablen)

Das menschliche Verhalten sowie dessen Determinanten können auf drei Ebenen beschrieben werden. Die erste Ebene bezieht sich auf die objektiv beobachtbaren Aspekte des Verhaltens bzw. externe Umgebungsbedingungen (α-Variablen/Alpha-Variablen). Die zweite Ebene bezieht sich auf kognitive Prozesse wie Denken, Wahrnehmen oder Bewerten, aber auch Inhalte wie Ziele, Wünsche und Pläne (β-Variable/Beta-Variablen). Zur dritten Ebene zählen alle biologischen und physiologischen Prozesse, die im menschlichen Organismus stattfinden (γ-Variable/Gamma-Variablen). Der sehr weit gefasste Begriff bezieht sich dabei auf Zustände wie Hunger und Sättigung, akute Infektionen, Wirkung von Alkohol oder Drogen und endokrine Veränderungen, aber auch Temperamentseigenschaften.

6.4.3 Die auslösende Situation (S-Variable)

Der Buchstabe S im S-O-R-K-C-Modell steht für Situation und meint situative Auslöser für das Problemverhalten. Hiermit sind alle Bedingungen gemeint, die dem Problemverhalten vorausgehen und einen funktionalen Einfluss auf dessen Zustandekommen haben. Der Vorstellung, dass vorausgehende Bedingungen einen Einfluss auf das Problemverhalten haben, liegen lerntheoretisch betrachtet zwei unterschiedliche Lernprozesse zugrunde: Im Sinne einer klassischen Konditionierung kann angenommen werden, dass eine Verbindung zwischen situativem Auslöser (Reiz) und Reaktion (Problemverhalten) gelernt wurde und der Auslöser zuverlässig zur Auslösung des Problemverhaltens führt. Die Funktion des situativen Auslösers bei der operanten Konditionierung besteht darin, dass der situative Auslöser die Qualität eines Hinweisreizes hat. Die Merkmale der Situation weisen darauf hin, dass eine bestimmte Konsequenz in Form einer Belohnung oder Bestrafung erfolgen wird.

Neben objektiven situativen Merkmalen im Sinne von Alpha-Variablen können auch kognitive Ereignisse (Beta-Variablen) und physiologische Prozesse (Gamma-Variablen) die Funktion eines situativen Auslösers haben. Die Bedeutsamkeit der einzelnen Variablen unterscheidet sich bei unterschiedlichen Störungsbildern in Abhängigkeit des zugrunde liegenden Störungsmodells. So können beispielsweise interozeptive Veränderungen (Gamma-Variable) bei einer Panikstörung die Qualität eines Auslösereizes für Angst bzw. Panik haben und mehr oder weniger ohne bewusste kognitive Beteiligung zur Entstehung einer Panikattacke beitragen oder diese begünstigen. Bei Patienten mit Zwangsgedanken spielt oft das Auftreten des jeweiligen Gedankens (Beta-Variable) eine zentrale Rolle für die Auslösung des Problemverhaltens, während bei einer Posttraumatischen Belastungsstörung das Auftreten traumaassoziierter Stimuli bzw. Situationsmerkmale (Alpha-Variable) das Problemverhalten teils auch ohne bewusste Wahrnehmung auslösen können.

6.4.4 Die Organismus-Variable (O-Variable)

Die Organismus-Variable (O) steht zwischen dem situativen Auslöser und der Reaktion. Darin kommt zum Ausdruck, dass der Mensch den inneren und äußeren Einflüssen gegenüber nicht passiv ausgeliefert ist, sondern beispielsweise individuelle Bewertungen, übergeordnete Ziele und Pläne oder auch Zustände darüber entscheiden, wie die Reaktion auf einen inneren oder äußeren Stimulus ausfällt. So kann ein hungriger Mensch, der einem wohlschmeckenden Essen gegenübersteht, den Essimpuls aufgrund des übergeordneten Ziels Gewicht abnehmen zu wollen hemmen. Darüber hinaus liegt dem Konzept der Organismus-Variable aber auch die Vorstellung zugrunde, dass jedes Verhalten einer Person in Situationen entscheidend von deren subjektiven Vorerfahrungen abhängt. In dieser im Grunde genommen konstruktivistischen Sichtweise hängt die Reaktion des Individuums von der subjektiv konstruierten Bedeutung ab, die ein Individuum einer bestimmten „objektiven Situation" gibt, bzw. von deren Interpretation und Bewertung.

Da sich Alpha-Variablen auf äußere, potenziell intersubjektiv beobachtbare Faktoren beziehen, fehlen diese auf der Ebene der Organismus-Variable. Hier spielen lediglich kognitive Ereignisse (Beta-Variablen) und physiologische Prozesse (Gamma-Variablen) eine Rolle. Zu den kognitiven Prozessen innerhalb der Organismus-Variable gehören alle personenspezifischen Schemata, Einstellungen, Überzeugungen, Grundannahmen, Kompetenzen, Defizite und Prädispositionen, die bei der Interpretation oder Bedeutungszumessung einer Situation eine Rolle spielen. Ebenfalls sind, wie oben erwähnt, alle Formen von Zielen oder Plänen Teil der Beta-Variable und beeinflussen damit die individuelle Reaktion in Bezug auf eine Situation.

Den physiologischen Prozessen kommt im Rahmen der Organismus-Variable ebenfalls eine bedeutsame Rolle beim Zustandekommen einer Reaktion zu. Hierzu zählen genetisch mitbedingte Einflüsse und andere biologisch-physiologische Prozesse und Zustände. So ist beispielsweise die Art und Stärke vegetativer Reaktionen auf einen Stressor vermutlich nicht nur Folge mentaler Verarbeitungsprozesse, sondern spiegelt auch individuelle Unterschiede in der vegetativen Reagibilität sowie der zugrunde liegenden neurobiologischen und endokrinen Prozesse wieder. Auch interindividuell unterschiedlich starke vegetative Reaktionen wie vermehrtes Schwitzen oder Gesichtsröte können beispielsweise darin ihre Ursache haben. Ebenfalls können temporäre Zustände wie Hunger und Müdigkeit im Sinne der Gamma-Variable die Reaktion auf eine situative Auslösebedingung modulieren.

6.4.5 Die Reaktion (R-Variable)

Die R-Variable bezeichnet die Reaktion eines Individuums und steht im Mittelpunkt der Verhaltensanalyse. Mit der Reaktion ist das jeweilige Problemverhalten gemeint, wobei hier ebenfalls ein erweiterter Verhaltensbegriff verwendet wird. In einer Verhaltensanalyse werden üblicherweise die objektiv beobachtbaren Merkmale des Verhaltens ($R_{motorisch}$), kognitive Prozesse ($R_{kognitiv}$), physiologische Reaktionen ($R_{physiologisch}$) und zusätzlich die Reaktion auf der Ebene der Emotionen ($R_{emotional}$) beschrieben. Kognitive Prozesse können hierbei sowohl versprachlichte Gedanken als auch innere Bilder beinhalten.

6.4.6 Die Kontingenz (K-Variable)

Die Variable mit dem Buchstaben K bezeichnet im S-O-R-K-C-Modell die Kontingenz, womit die Regelmäßigkeit des Auftretens der Konsequenz auf eine bestimmte Reaktion gemeint ist. Es gibt unterschiedliche Arten von Kontingenzen, wobei beispielsweise bei der kontinuierlichen Verstärkung auf jede gezeigte Reaktion eine Verstärkung bzw. bestimmte Konsequenz folgt. Eine andere Form von Kontingenz ist die intermittierende Verstärkung. Hier folgt die Konsequenz auf das Verhalten unregelmäßig, d.h. nicht nach jeder Reaktion kommt es zu einer Verstärkung, was zu besonders löschungsresistenten Verhaltensweisen bzw. Reaktionen führt. Es gibt eine Reihe von unterschiedlichen Formen von Kontingenzen bzw. Verstärkerplänen (z.B. Quotenverstärkung, Ratenverstärkung, Intervallverstärkung), auf die jedoch an dieser Stelle nicht näher eingegangen werden soll.

Die Darstellung der Kontingenz spielt bei der Erstellung eines S-O-R-K-C-Modells zum Beispiel bei Verhaltensproblemen von Kindern eine Rolle, die Folge von inkonsistentem Erziehungsverhalten von Bezugspersonen sind. Die Kontingenz kann aber auch bei einigen Verhaltensproblemen im Erwachsenenalter eine wichtige Komponente der Aufrechterhaltung darstellen. So kann angenommen werden, dass beim pathologischen (Glücks-)Spielen oder Stalking eine intermittierende Verstärkung zu besonders löschungsresistentem Verhalten beiträgt. Im ersten Fall sind dies Gewinne, die in unregelmäßigen Abständen erfolgen, im zweiten Fall können dies anfangs inkonsistente Reaktionen des Stalkingopfers sein, die zwischen Zuwendung (zumindest in der Wahrnehmung des Täters) und Ablehnung schwanken.

Insgesamt betrachtet kommt der Kontingenz bei der Darstellung der Verhaltensanalyse im Rahmen des Berichts an den Gutachter in vielen Fällen kaum eine Rolle zu, da deren genauere Analyse oft keinen Nutzen für das Störungsverständnis und die Therapieplanung hat. Daher wird die Beschreibung der Kontingenz im Bericht an den Gutachter meist weggelassen, was dem grundlegenden Prinzip entspricht, nur wesentliche Informationen in den Bericht aufzunehmen. Sollte die Analyse der Kontingenz eine bedeutsame Rolle für das Störungsverständnis oder die Therapieplanung haben, ist sie selbstverständlich entsprechend angemessen darzustellen. Dies wird bei solchen Problemverhaltensweisen gerechtfertigt sein, für deren Änderung Verstärkerpläne eingeführt werden oder bei denen die Veränderung von Kontingenzen einen Teil der Behandlung darstellt.

6.4.7 Die Konsequenz (C-Variable)

In der C-Variable werden die Konsequenzen (Englisch: Consequence) beschrieben, die aus der Reaktion bzw. dem Problemverhalten resultieren. Im Sinne der operanten Konditionierung können die unmittelbaren Konsequenzen bzw. Folgen des Verhaltens zur Aufrechterhaltung oder Abschwächung des Verhaltens beitragen.

Die Konsequenzen im Sinne der C-Variable beziehen sich auf alle kurz- und langfristigen Konsequenzen, die aus der Reaktion bzw. dem Problemverhalten erfolgen, wobei den unmittelbaren Folgen lerntheoretisch betrachtet eine deutlich größere Bedeutung bei der Aufrechterhaltung des Problemverhaltens zukommt, als den langfristigen. Je unmittelbarer eine Konsequenz erfolgt, desto größer ist in der Regel ihr Einfluss auf die Verhaltenssteuerung.

6.4.8 Verstärkung und Verstärker

Grundsätzlich lassen sich negative (aversive) und positive Konsequenzen (positive Verstärker) eines Verhaltens unterscheiden (vgl. Abbildung 2). In der Darstellung wird ein C verwendet, was je nach Valenz entweder mit einem Plus- oder Minuszeichen versehen wird (C+/C–). Beide Klassen von Folgen können entweder dargeboten werden oder entzogen werden, was in der Darstellung durch das Durchstreichen des Kürzels zum Ausdruck gebracht wird (Ȼ+/Ȼ–).

Die Konsequenzen aus dem Verhalten können entweder intern sein (z. B. Stolz oder Rückgang eines unangenehmen Gefühls), sie können sich aber auch durch Verhaltensweisen von anderen vermitteln (z. B. Lob oder Zuwendung durch Bezugspersonen).

	Darbietung eines Verstärkers	Entzug eines Verstärkers
Positiver Reiz	Positive Verstärkung = C+ Auftrittswahrscheinlichkeit steigt	Indirekte Bestrafung = (Ȼ+) Auftrittswahrscheinlichkeit sinkt
Negativer Reiz	Direkte Bestrafung = C– Auftrittswahrscheinlichkeit sinkt	Negative Verstärkung (Ȼ–) Auftrittswahrscheinlichkeit steigt

Abbildung 2: Verstärker und Formen der Verstärkung

Die positive Verstärkung einer Verhaltensweise führt dazu, dass eine Person die betreffende Verhaltensweise häufiger oder intensiver zeigt, weil die Konsequenzen angenehm sind. Zu den positiven Verstärkern gehören alle positiven Gefühle und Zustände infolge eines Verhaltens sowie Zuwendung, Anerkennung oder Belohnung von außen.

Auch die negative Verstärkung führt zu einer höheren Auftrittswahrscheinlichkeit von entsprechenden Verhaltensweisen. Zur negativen Verstärkung zählt beispielswiese die Verringerung von aversiven Emotionen und Zuständen durch die Beendigung einer unangenehmen Situation durch Flucht oder Vermeidung der Situation. Auch mentale Prozesse wie Grübeln oder Sorgen können unter einer verhaltenstheoretischen Sichtweise als Versuch verstanden werden, negative Gefühle zu vermeiden bzw. zu vermindern.

Bei der direkten Bestrafung erfolgt ein aversiver Reiz auf das Verhalten, was dazu führt, dass sich die Verhaltensweise reduziert. Hierzu zählen ebenfalls interne Prozesse (z. B. Selbstvorwürfe, Schmerzen, aversive Emotionen), aber auch Verhaltensweisen von anderen Menschen können die Funktion von direkter Bestrafung haben (z. B. Konflikt als Reaktion auf assertives Verhalten).

Die indirekte Bestrafung ist mit dem Wegfall von positiven Verstärkern verbunden und führt damit zur Absenkung der Auftrittswahrscheinlichkeit des Verhaltens. So kann die Abwendung einer Bezugsperson (z. B. Liebesentzug) in Folge von Verhaltensweisen oder der Verlust von Selbstsicherheit als Folge von andauernder Vermeidung als indirekte Bestrafung verstanden werden.

6.4.9 Varianten der Verhaltensanalyse

Auch bei der Erstellung einer Verhaltensanalyse nach dem S-O-R-K-C-Modell gibt es unterschiedliche Varianten. Eine davon ist die Betrachtung und Beschreibung einer konkreten bzw. typischen Situation, in der das Problemverhalten auftritt. In vielen kognitiv-verhaltenstherapeutischen Behandlungsansätzen kommt die Verhaltensanalyse im Laufe der Therapie zum Einsatz (z. B. Verhaltensanalyse im Rahmen der DBT oder Gedankenprotokolle bzw. ABC-Schema im Rahmen der KVT der Depression). Die verhaltensanalytische Betrachtung einer konkreten Situation hat neben dem diagnostischen Aspekt immer auch eine therapeutische Funktion, so dass in der späteren Behandlung eine situationsspezifische, idiosynkratische Verhaltensanalyse unerlässlich ist.

6.4.10 Verhaltensanalyse: Abstraktion über verschiedene Situationen

Eine andere Variante der verhaltensanalytischen Beschreibung ist die Interpolation über verschiedene Situationen hinweg bzw. die Beschreibung situationsübergreifender Auslöser, Reaktionen und Konsequenzen. Letztendlich erscheint diese Form der Darstellung insgesamt angemessener für den Bericht an den Gutachter, da sich daraus auch allgemeinere Ableitungen für die Therapieplanung machen lassen, was bei der verhaltensanalytischen Darstellung nur einer einzigen konkreten Situation oft kaum gelingt. Darüber hinaus kann streng genommen nicht davon ausgegangen werden, dass das Verhalten in einer einzelnen konkreten Situation zu langfristigen Folgen führt.

Wichtig ist auch bei der Darstellung der Verhaltensanalyse den „roten Faden" beizubehalten und Situationen oder Themen, die beispielsweise in der Symptombeschreibung, Lebensgeschichte oder im dreiteiligen Ursachenmodell benannt worden sind, hier noch einmal aufzugreifen. Falls einer der Punkte schon woanders beschrieben wurde, kann darauf verwiesen werden.

6.4.11 Individualisierung versus allgemeine Prinzipien

Bei der Erstellung einer Verhaltensanalyse ist selbstverständlich das Problemverhalten des individuellen Patienten zu betrachten und zu beschreiben. Andererseits sind die Störungsmodelle auf der Ebene der horizontalen Verhaltensanalyse für verschiedene Störungsbilder unter einer kognitiv-behavioralen Perspektive ähnlich. So gibt es beispielsweise bestimmte Klassen von Stimuli, die bei einer Angsterkrankung als Auslösesituationen dienen, und auch die Reaktionen und aufrechterhaltenden Bedingungen bzw. Verstärkerbedingungen unterscheiden sich teils nur unwesentlich. Meist sind es unter einer kognitiv-behavioralen Sichtweise verschiedene Formen des Flucht- oder Vermeidungsverhaltens, die zur Aufrechterhaltung der Störung beitragen und eine adäquatere Bewältigung oder Habituation der Emotionen verhindern. Gängige Vorstellung ist auch, dass sich durch das Problemverhalten die zugrunde liegenden Annahmen, Schemata oder Bewertungen nicht verändern bzw. korrigieren und somit zur weiteren Aufrechterhaltung des Problemverhaltens beitragen.

6.4.12 Beispiel Panikstörung mit Agoraphobie

Ziel der verhaltensanalytischen Darstellung ist es, den Spagat zwischen individueller Betrachtung und Anwendung allgemeiner Vorstellungen über die Entstehung und Aufrechterhaltung von Problemverhaltensweisen zu schaffen. In Tabelle 4 sind beispielhaft typische Bestimmungsstücke einer Verhaltensanalyse für eine Panikstörung mit Agoraphobie aufgeführt. Die Auflistung ist nicht als abschließend zu betrachten, aber sie ermöglicht eine Orientierung, welche Auslöser, Reaktionen und Konsequenzen typischerweise in einer Verhaltensanalyse nach dem S-O-R-K-C-Schema auftreten. Oft ist es für das Verständnis hilfreich, die konkrete Ausformung in Klammern zu konkretisieren.

Tabelle 4: Typische Bestimmungsstücke der Verhaltensanalyse Panikstörung mit Agoraphobie

S Typische Auslöser	R_{kog} Typische Kognitionen	R_{emot} Typische Emotionen
• Interorezeptive Stimuli (z. B. Herzrasen, Anstieg von Puls und Blutdruck) • Stress und belastende Situationen/Lebensbedingungen • Situationen, in denen eine Flucht schwierig/peinlich ist • Situationen, in denen Hilfe nicht verfügbar ist • Geschlossene Räume, wie Kinos, Theater und Menschenmengen • Autofahren (z. B. auf Autobahnen) • Alleinsein • Weitere Strecken von zu Hause entfernt sein • Verkehrsmittel (Bus, Bahn, Straßenbahn, Flugzeug)	• Ich kollabiere oder falle um • Ich sterbe • Ich verliere die Kontrolle • Ich werde verrückt/drehe durch • Ich bekomme einen Herzinfarkt • Ich bekomme einen Schlaganfall • Ich werde mich übergeben • Ich ersticke • Ich werde mich lächerlich machen • Ich bin hilflos und ausgeliefert	• Angst • Hilflosigkeit • Scham

Tabelle 4: Fortsetzung

R_{phys} Typische körperliche Reaktionen	R_{mot} Typische Verhaltensweisen	C Typische Konsequenzen
• Herzrasen • Zittern • Atemnot/Erstickungsgefühl • Schwitzen • Schwindel/Benommenheit • Erhöhte Muskelspannung • Kribbeln oder Taubheit in Gliedmaßen • Derealisationserleben/sich abgelöst fühlen • Übelkeit	• Vermeidung von entsprechenden Situationen/sozialer Rückzug • Selbstbeobachtung • Checking-Verhalten in Bezug auf Symptome • Versuch, die Symptome zu unterdrücken • Bezugspersonen zur Hilfe holen/Alleinsein vermeiden • Flucht aus der Situation	• Angst geht zurück • Erleben von Kontrolle • Keine Habituation • Annahmen werden nicht korrigiert • Zunahme von Hilflosigkeit und Abhängigkeit • Selbstwert verringert sich • Verstärkerverlust durch Rückzug und Fehlen sozialer Verstärker • Vermeidung von Konflikten

Die folgende Darstellung der beispielhaften Verhaltensanalyse von Frau M. greift auf die in Tabelle 4 dargestellten Bestimmungsstücke zurück und beschreibt die S-O-R-K-C-Analyse in Bezug auf die Panikstörung mit Agoraphobie. Bei der Darstellung der Auslöser werden hier die Bedingungen beschrieben, unter denen das Verhalten auftritt, und in Klammern sind jeweils Beispiele für konkrete Situationen benannt. Auf der Ebene der Gamma-Variablen wird ebenfalls das Auftreten von physiologischen Reaktionen bzw. interorezeptiven Stimuli (Herzrasen, Schwindel, Zittern, Taubheitsgefühl und Atemnot) als situativer Auslöser mit aufgenommen.

Fallbeispiel: Frau M. – Verhaltensanalyse

Als auslösende situative Bedingungen *(S)* dienen einerseits alle Situationen, in denen die Patientin allein ist und Hilfe nicht verfügbar scheint (weite Strecken von zu Hause, Alleinsein) sowie Situationen, in denen eine Flucht schwierig ist (öffentliche Verkehrsmittel, Autofahren etc.). Andererseits dienen interozeptive Stimuli bzw. deren Wahrnehmung als Auslöser für die Angst. Auf der Ebene der Organismus-Variable *(O)* findet sich ein sehr geringes Selbstwertgefühl sowie eine Tendenz zur Abhängigkeit. Andererseits finden sich hohe Kontrollüberzeugungen („Ich muss alles im Griff haben."). Auf der

Ebene der physiologischen Reaktion *(R_{phys})* empfindet die Patientin Herzrasen, Schwindel, Zittern, Taubheitsgefühl und Atemnot, auf der Ebene der Kognitionen *(R_{kog})* entstehen Befürchtungen wie: „Ich falle um.", „Niemand hilft mir.". Auf der motorischen Ebene *(R_{mot})* dominiert Vermeidungsverhalten. Emotional *(R_{emot})* dominiert das Gefühl von Angst. Auf der Ebene der Konsequenzen *(C)* findet sich kurzfristig ein Angstrückgang *(Ȼ-)* durch die Begleitung, sowie eine Kompensation der latenten Konflikte (immer unter Kontrolle des Mannes). Langfristig führt dies dazu, dass sich der Bewegungsradius der Patientin immer mehr einschränkt und sie zunehmend an Selbstsicherheit verliert *(C-)*.

6.4.13 Beispiel Depression

Das Prinzip von Verhaltensanalysen auf einer höheren Abstraktionsebene soll im Folgenden an einem zweiten Beispiel auch für depressive Störungen erläutert werden. In Tabelle 5 sind typische Elemente einer Verhaltensanalyse für depressive Störungen aufgeführt (ohne Anspruch auf Vollständigkeit). Die auslösenden Bedingungen sind bei Depressionen deutlich individueller als bei Angsterkrankungen, jedoch lassen sich auch hier meist Klassen von typischen Situationen identifizieren. So sind häufig Situationen Auslöser, die mit tatsächlichem oder vermeintlichem Scheitern/Versagen oder dem Verlust bedeutsamer Rollen, Menschen, Funktionen oder gesundheitsbezogenen Aspekten zu tun haben. Auch Konflikte in verschiedenen Lebensbereichen (Arbeit, Familie, Paarbeziehung, soziales Umfeld) oder interpersonelle Probleme, Enttäuschungen und Kränkungen sind häufig Auslöser für depressive Reaktionen. In den Kognitionen spiegeln sich im Sinne der kognitiven Triade nach Beck negative Bewertungen der eigenen Person, der Umwelt sowie der Zukunft wieder, die meist global und mit entsprechenden Verzerrungen verbunden sind. Die depressiven Reaktionen können langfristig zu einem Verstärkerverlust und einer ungenügenden Befriedigung von Bedürfnissen führen, was zur Aufrechterhaltung der depressiven Reaktion beitragen kann.

Tabelle 5: Typische Bestimmungsstücke der Verhaltensanalyse Depression

S **Typische Auslöser**	R_{kog} **Typische Kognitionen**	R_{emot} **Typische Emotionen**
• Situationen und Gedanken, die mit [...] zu tun haben. • Versagen bzw. vermeintliches Scheitern [...] • Schuld bzw. wahrgenommene Verantwortung [...] • der vermeintlichen Inkompetenz • zwischenmenschlichen Enttäuschungen [...] • der empfundenen Ablehnung durch andere Menschen • dem Vertreten eigener Interessen und Bedürfnisse • dem Verlust von [...] • den wahrgenommenen Einschränkungen durch [...] • der konfliktreichen Paarbeziehung / Arbeitssituation [...] • der Trennung / Tod der [...]	• Ich habe versagt • Ich mache alles falsch / bin inkompetent / habe nichts geschafft • Ich bin nichts wert • Ich werde abgelehnt / nicht wichtig genommen • Ich werde angegriffen / alle nutzen mich nur aus • Andere sind besser als ich / beliebter als ich • Niemand mag mich / ich bin dumm / unattraktiv • Ich kann nichts mehr / es wird nie wieder so sein wie früher • Ich bin schuld und kann es nie wieder gut machen • Niemand nimmt Rücksicht auf mich / was ich will, interessiert sowieso niemanden • Ich halte das nicht aus / ich werde damit nicht klarkommen • Ich werde nie wieder glücklich sein • In meinem Leben geht alles schief	• Traurigkeit • Trauer • Einsamkeit • Angst • Scham • Schuld • Hilflosigkeit • Wut / Ärger

Tabelle 5: Fortsetzung

R_{phys} **Typische körperliche Reaktionen**	R_{mot} **Typische Verhaltensweisen**	C **Typische Konsequenzen**
• Schlafstörungen • Konzentrationsstörungen • Innerliche Unruhe / Hyperarousal • Störende Ohrgeräusche (Tinnitus) • Vegetative Symptome (Herzrasen, Zittern, Schwitzen, erhöhte Muskelspannung)	• Antriebsverlust bzw. Antriebshemmung • Rückzug aus sozialen Beziehungen • Vermeidung positiver Aktivitäten • Grübeln / Versuch Gefühl zu unterdrücken • Aufschiebeverhalten (Prokastination) • Vermeidung von beruflichen Herausforderungen • Konfliktvermeidung • Vermeidung von Entscheidungen • Dependent-unterwürfiges / feindseliges Verhalten	• Gefühl [Schuld / Scham] geht zurück / wird vermieden • Konflikte werden vermieden • Erleben von Kontrolle • Zuwendung / Unterstützung durch [ ] • Annahmen werden nicht korrigiert • Ungenügende Befriedigung eigener Bedürfnisse • Zunahme von Hilflosigkeit • Selbstwert verringert sich • Kritik und Abwendung anderer Personen • Verstärkerverlust durch Rückzug und Fehlen sozialer Verstärker

Auf der Grundlage der in Tabelle 5 dargestellten typischen Bestimmungsstücke lässt sich dann eine Verhaltensanalyse erstellen, wie sie im Folgenden beispielhaft für Herrn K. dargestellt ist. Die Angaben müssen selbstverständlich jeweils für den individuellen Patienten angepasst werden. Die teils in eckigen Klammern angedeuteten verschiedenen Bedingungen in Tabelle 5 sind zu konkretisieren. So ist beispielsweise zu konkretisieren, worauf sich das Versagen oder wahrgenommene Scheitern bezieht oder durch wen sich der Patient abgelehnt fühlt. Meist ergibt sich der konkrete Bezug aus der Darstellung der lebensgeschichtlichen Bedingungen sowie aus der Makroanalyse, so dass hier keine längeren Erläuterungen notwendig sind. Auch für die einzelnen Ebenen des Problemverhaltens (Kognitionen, motorische und physiologische Reaktionen, Emotionen) sowie der kurzfristigen und langfristigen Konsequenzen sind für den individuellen Patienten angemessene Beschreibungen auszuwählen bzw. aufzuführen.

Fallbeispiel: Herr K. – Verhaltensanalyse

Situative Auslöser (S): Situationen und Gedanken, die mit dem „Verlust der Eltern“ und dem vermeintlichen „beruflichen Scheitern“ (Ablehnung der Höhergruppierung) zu tun haben. *Organismus-Variable (O):* siehe funktionales Bedingungsmodell. *Reaktionen: motorisch (R_{mot}):* Überkompensation durch Aktivität, Antriebshemmung, Rückzug aus sozialen Beziehungen und Vermeidung positiver Aktivitäten. *Emotional (R_{emot}):* Traurigkeit und Einsamkeit. *Kognitionen (R_{kog}):* „Ich habe nichts geschafft.“, „Niemand interessiert sich für mich.“ „Ich bin schuld am Tod meiner Mutter.“. Darüber hinaus findet sich eine Grübelneigung (z. B. „Wozu lohnt es sich, weiter zu leben.“). *Physiologie (R_{phys}):* Hyperarousal in Form von Schlafstörungen und innerlicher Unruhe. *Konsequenzen (C): kurzfristig:* Rückgang der aversiven Gefühle *(C̸–)* durch die Vermeidung und Ablenkung. *Langfristig:* Persistieren der Gefühle, da es nicht zu einer adäquaten Verarbeitung bzw. Habituation der Gefühle *(C–)* kommt; Verstärkerverlust, sowie eine ungenügende Befriedigung eigener Bedürfnisse und Ausbleiben korrigierender Erfahrungen *(C̸+)*.

7 Diagnose zum Zeitpunkt der Antragsstellung

An dieser Stelle sollen die Diagnosen aufgeführt werden, die zum Zeitpunkt der Antragsstellung vorliegen. Es handelt sich hierbei um eine „Querschnittsdiagnose“; daher kann auf die Aufführung bereits remittierter Störungen verzichtet werden. Ebenso sollte auf die Angabe nicht relevanter Diagnosen verzichtet werden, die beispielsweise im Rahmen der Diagnostik auffällig geworden sind, aber weder zur Aufnahme der Behandlung geführt haben noch in ausreichendem Maße Leidensdruck oder Beeinträchtigung erzeugen (z. B. Spezifische Phobie).

Die Diagnose muss nach den ICD-10-Kriterien vergeben werden. In der Darstellung sollte sowohl die korrekte verbale Bezeichnung als auch der korrekte ICD-10-Code aufgeführt werden. Dieser wird gemeinhin in Klammern hinter der Diagnose aufgeführt. Zusätzlich sollte die Diagnosesicherheit angegeben werden. Der Buchstabe G steht dabei für eine gesicherte Diagnose, V für eine Verdachtsdiagnose, A für eine ausgeschlossene Diagnose und Z für einen (symptomlosen) Zustand nach der betreffenden Diagnose.

Streng genommen wird für jede hier aufgeführte Diagnose ein eigenständiger Behandlungsplan benötigt. Dies erübrigt sich jedoch, wenn die Diagnosen bzw. zugrunde liegenden Störungen funktional voneinander abhängig sind (vgl. Kapitel 4.1.3.6). Aufgeführt werden sollten daher nur Diagnosen, die mit Mitteln der Verhaltenstherapie unter ambulanten Bedingungen behandelbar sind und für die der Patient ein Behandlungsanliegen hat. Falls hier Diagnosen aufgeführt werden, die aus irgendeinem Grund nicht behandelt werden sollen, ist es notwendig dies kurz zu begründen. Dies kann entweder an dieser Stelle erfolgen oder bei der Darstellung des Behandlungsplans. Insgesamt empfiehlt es sich eher „sparsam“ mit den Diagnosen umzugehen („keep it simple“).

Die Diagnosen der vier Fallbeispiele sind im Folgenden aufgeführt. Sie enthalten sowohl die verbale Beschreibung der jeweiligen ICD-10-Diagnose, als auch die entsprechende F-Ziffer und die Einschätzung zur Diagnosesicherheit. Bei beiden Patienten mit komorbiden Störungen (Frau H. und Frau L.) deutet die Nummerierung die Unterscheidung zwischen Haupt- und Nebendiagnose an. Für die bei Frau M. erwähnte Persönlichkeitsakzentuierung wird auf die Erläuterungen im Kapitel 7.1 verwiesen.

Fallbeispiele: Darstellung der ICD-10-Diagnosen im Bericht an den Gutachter

- *Herr K.:* Rezidivierende depressive Störung, ggw. mittelgradige Episode (F33.1) G.
- *Frau H.:* 1. Posttraumatische Belastungsstörung (F43.1) G, 2. Mittelgradige depressive Episode (F32.1) G.
- *Frau M.:* Agoraphobie mit Panikstörung (F40.01) G bei abhängiger Persönlichkeitsakzentuierung (Z73).
- *Frau L.:* 1. Zwangsstörung, Zwangsgedanken und -handlungen, gemischt (F42.2) G, 2. mittelgradige depressive Episode (F32.1), teilremittiert G.

Anders als bei der Diagnostik im Erwachsenenbereich wird bei Kindern und Jugendlichen üblicherweise eine multiaxiale Diagnostik verwendet. Hierbei werden diagnostische Einschätzungen zu folgenden Punkten vorgenommen: (1) klinisch-psychiatrisches Syndrom (Achse I), (2) umschriebene Entwicklungsrückstände (Achse II), (3) Intelligenzniveau (Achse III), (4) körperliche Symptomatik (Achse IV), (5) assoziierte aktuelle abnorme psychosoziale Umstände (Achse V), (6) globale Beurteilung des psychosozialen Funktionsniveaus (Achse VI). Die entsprechenden Angaben für die beiden Beispielfälle aus dem Kinder- und Jugendbereich (Patient J. und Patientin S.) sind im Folgenden dargestellt.

Fallbeispiele: Angaben zur multiaxialen Diagnostik bei Kindern und Jugendlichen (ICD-10-Diagnosen)

- *Patient J.: Achse I:* Einfache Aktivitäts- und Aufmerksamkeitsstörung (F90.0) G; *Achse II:* Keine Entwicklungsstörungen; *Achse III:* Durchschnittliche Intelligenz (IQ = 108); *Achse IV:* Keine somatischen Erkrankungen; *Achse V:* 2.0 Psychische Störung des Vaters (ADHS), 5.1 Abweichende Elternsituation; *Achse VI:* 3 – mäßige soziale Beeinträchtigung.
- *Patientin S.: Achse I:* Emotionale Störung mit Trennungsangst des Kindesalters (F93.0); *Achse II:* Keine Entwicklungsstörungen; *Achse III:* Überdurchschnittliche Intelligenz (K-ABC II: IQ = 117); *Achse IV:* Keine somatischen Erkrankungen; *Achse V:* 4.0 Elterliche Überfürsorge; *Achse VI:* 4 – ernsthafte soziale Beeinträchtigung.

7.1 Persönlichkeitsstörungen als Diagnose

Gemeinhin gelten Persönlichkeitsstörungen als ich-synton, was es schwierig macht, von einem ausreichenden Störungsverständnis seitens des Patienten auszugehen. Sicherlich unterscheiden sich die einzelnen Persönlichkeitsstörungen hinsichtlich ihrer Ich-Syntonie und einige der Störungen aus diesem Bereich sind auch der Behandlung mit verhaltenstherapeutischen Methoden zugänglich (z.B. Dialektisch Behaviorale Therapie der Borderline-Persönlichkeitsstörung), jedoch empfiehlt es sich auch hier eher sparsam mit der Vergabe einer Diagnose umzugehen. Falls dies für das Fallverständnis wichtig ist, können bei der Angabe von Diagnosen auch markante Interaktionsgewohnheiten beschrieben werden. Diese werden dann zumeist als Persönlichkeitsstile oder markante Persönlichkeitsanteile benannt, was weniger stigmatisierend für den Patienten ist. Im ICD-10 ist die Kodierung „Akzentuierung von Persönlichkeitszügen“ unter der Rubrik „Probleme mit Bezug auf Schwierigkeiten bei der Lebensbewältigung (Z73)“ möglich (siehe oben Fallbeispiel Frau M.).

7.2 Differenzialdiagnostische Angaben

Falls erforderlich sollten an dieser Stelle auch differenzialdiagnostische Angaben gemacht werden. Dies sollte aber auf solche Fälle begrenzt werden, in denen es ernstzunehmende Bedenken an der Validität der vergebenen Diagnose gibt. Ein Beispiel hierfür ist das Auftreten von dissoziativen (Krampf)Anfällen, die von nichtepileptischen Anfällen anderer Genese oder epileptischen Anfällen abgegrenzt werden müssten. Hier sollten dann ggf. Ergebnisse epileptologischer Untersuchungen angeführt werden, die ein Krampfgeschehen ausschließen oder unwahrscheinlich machen (z.B.: Schlafentzugs-EEG).

Auch wenn im (fach-)ärztlichen Konsiliarbericht oder anderen Fremdbefunden (z.B. Arztbriefen oder Krankenhausberichten) andere Diagnosen angegeben sind als im Bericht an den Gutachter, kann an dieser Stelle hierzu eine kurze Anmerkung gemacht werden.

8 Behandlungsplan und Prognose

8.1 Behandlungsziele

Die Beschreibung von Behandlungszielen ist ein notwendiger Bestandteil des Berichts an den Gutachter. Im PTV 3-Leitfaden heißt es: „Beschreibung der konkreten, mit der Patientin oder dem Patienten reflektierten Therapieziele". Dieckmann et al. (2018) fordern in ihrem Kommentar zur Richtlinie, dass die Therapieziele individualisiert, konkret und verhaltensnah beschrieben werden müssen (Woran kann der Patient erkennen, dass ein Therapieziel erreicht wurde bzw. er dem näher gekommen ist?). Für die Therapieziele gilt auch, dass diese sich in den „roten Faden" des gesamten Berichts einfügen sollten.

Die Ziele sollten im Idealfall von dem Patienten vorgetragen werden (Was soll sich verändern? Was wollen Sie mithilfe der Therapie erreichen?). Andererseits sollte man unreflektierte Ziele von Patienten nicht einfach übernehmen (z.B. „Ich möchte wieder glücklich sein.", „Ich möchte, dass es mir besser geht." oder „Ich will einen neuen Partner finden."), denn diese sind nicht konkret und verhaltensnah. Falls ein Patient solche Ziele formulieren sollte, ist es wichtig, diese zu konkretisieren bzw. möglichst verhaltensnah zu operationalisieren (Woran würden Sie denn merken, dass es Ihnen besser geht bzw. dass sie glücklich sind? Was würden Sie dann anders/mehr/weniger tun? Was müsste sich ändern, damit Sie glücklicher sind bzw. es Ihnen besser geht? Wie können Sie das erreichen? Was können Sie dazu beitragen, dass es sich ändert und was müsste sich in Ihnen bzw. in Ihrem Verhalten ändern?).

Die angemessenste Form der Therapiezielformulierung ist eine gemeinsame Zielfindung zwischen Patienten und Therapeuten. Neben diagnostischen oder formalen Aspekten ist die Zielklärung in vielen Fällen auch eine wichtige therapeutische Intervention.

8.1.1 Grundsätzliche Anmerkungen zum Einbezug von Bezugspersonen von Kindern und Jugendlichen

Der Einbezug von Bezugspersonen kann bei der Behandlung von Kindern und Jugendlichen zur Erreichung von Therapiezielen notwendig sein. Insgesamt sollte jedoch die therapeutische Arbeit mit dem Kind im Vordergrund stehen. Bei der Auswahl der Ziele und der Behandlungsplanung ist der Eindruck zu vermeiden, dass die Arbeit mit den Eltern gleichwertig neben der Behandlung des Kindes steht. Das Verhältnis zwischen Behandlungseinheiten für den Patienten und für die Bezugspersonen sollte das Verhältnis von 4:1 nicht überschreiten. Falls eine höhere Anzahl an Einheiten für den Einbezug von Bezugspersonen als zielführend erachtet wird, ist eine Begründung dafür notwendig. Wird eine höhere Anzahl an Einheiten beantragt und bewilligt, werden diese Einheiten vom Gesamtkontingent des Kindes bzw. Jugendlichen abgezogen (siehe Psychotherapie-Vereinbarung).

Ziel und Inhalt des Einbezuges von Bezugspersonen soll die Veränderung der innerfamiliären Konstellation des zu behandelnden Kindes oder Jugendlichen sein sowie die Klärung der innerfamiliären Dynamiken (Dieckmann et al., 2018). Die Eltern sollen in die Lage versetzt werden eigene gestörte Verhaltensmuster wahrzunehmen. Darüber hinaus dienen die Einheiten dazu, dass die Störung des Kindes bzw. Jugendlichen sowohl verstanden wird als auch die durch die Therapie erreichten Verhaltensänderungen für die relevanten Bezugspersonen wahrnehmbar werden. Bezugspersonen sollen außerdem erkennen, welche aufrechterhaltende Funktion ihr Verhalten für die Störung des Kindes hat und wie ihr geändertes Erziehungsverhalten zum Behandlungserfolg beitragen kann. Daneben kann die Erarbeitung eines geeigneteren Erziehungsverhaltens sowie die Wahrnehmung von anderen Möglichkeiten zur Unterstützung des Kindes bzw. Jugendlichen Inhalt der Arbeit mit Eltern bzw. Bezugspersonen sein.

Der Einbezug von Bezugspersonen darf jedoch keinesfalls deren eigener Behandlung gelten. Sollte sich herausstellen, dass eine Bezugsperson psychisch erkrankt ist, empfiehlt es sich, motivierend auf die Inanspruchnahme einer angemessenen Behandlung außerhalb der eigenen Praxis hinzuwirken. Ebenfalls sollte der Einbezug der Bezugspersonen nicht schwerpunktmäßig der Erziehungsberatung oder schulischen Förderung dienen, da Psychotherapie im Sinne der Psychotherapie-Richtlinie nicht allein der Erziehungs- oder Lebensberatung dienen darf (§ 3 Abs. 3). In diesem Fall sollte an entsprechende Institutionen außerhalb des GKV-Systems verwiesen werden (z. B. Erziehungsberatungsstellen, Schulpsychologischer Dienst).

8.1.2 Therapieziele, die mit den Bezugspersonen von Kindern und Jugendlichen vereinbart wurden

Für den Bericht an den Gutachter bei Kindern und Jugendlichen können auch Therapieziele beschrieben werden, die mit den Bezugspersonen vereinbart wurden. Dies gilt für die Fälle, dass (1) das Kind oder der Jugendliche alters-, entwicklungs- oder störungsbedingt nicht in der Lage ist, ein eigenständiges Krankheitsverständnis zu entwickeln und/oder (2) die Bezugspersonen maßgeblich mit in die Behandlung einbezogen werden. Sollten Bezugspersonen aufgrund des Alters oder Entwicklungsstandes des Kindes oder Jugendlichen bzw. fehlender Relevanz für die Symptomatik oder das Problemverhalten nicht mit in die Behandlung einbezogen werden, kann auf die Vereinbarung und Darstellung von gesonderten Therapiezielen verzichtet werden.

Die Therapieziele, die mit Bezugspersonen vereinbart werden, sollten sich insgesamt an der Symptomatik bzw. dem Problemverhalten des Kindes oder Jugendlichen orientieren und einen Bezug zur Symptomatik des Kindes aufweisen. Außerdem sollten sich die Ziele auf prädisponierende bzw. aufrechterhaltende Bedingungen des funktionalen Bedingungsmodells bzw. die Verhaltensanalyse beziehen und konkret und verhaltensnah formuliert werden.

Bei den Therapiezielen von Eltern bzw. Bezugspersonen kann zwischen der Formulierung von (1) Zielen für den Patienten (Was sollte sich aus Sicht der Eltern bzw. Bezugspersonen am Verhalten des Kindes ändern?) und (2) Zielen der Eltern bzw. Bezugspersonen in Bezug auf eigene Determinanten des Problemverhaltens unterschieden werden (Was sollte sich konkret im elterlichen Verhalten ändern, damit sich das Problemverhalten des Kindes verändert?). Daneben können (3) Ziele aufgenommen werden, die sich auf externe Maßnahmen beziehen (Veränderung der Schulsituation z. B. in Form von Umschulung oder Annehmen externer Hilfen z. B. sozialpädagogische Familienhilfen).

8.1.3 Das Berner Inventar für Therapieziele[6]

Eine gute Hilfe zur Formulierung von Therapiezielen ist das Berner Inventar für Therapieziele (grosse Holtforth, 2001; grosse Holtforth & Grawe, 2002), das im Anhang zu finden ist (vgl. S. 185 ff.). Der Fragebogen kann verwendet werden, um den Prozess der Zielfindung bei einem Patienten anzuregen und die Ziele individuell herauszuarbeiten. Der Fragebogen beinhaltet Ziele aus verschiedenen Ober-

6 Das Berner Inventar für Therapieziele bezieht sich auf eine stationäre Behandlung. Es lässt sich aber problemlos auch für die Erhebung von Therapiezielen einer ambulanten Behandlung einsetzen.

bereichen: (1) Bewältigung bestimmter Probleme und Symptome, (2) Ziele im zwischenmenschlichen Bereich, (3) Verbesserung des Wohlbefindens, (4) Orientierung im Leben, (5) selbstbezogene Ziele. Einige Beispiele für Ziele aus den Oberbereichen „Bewältigung bestimmter Probleme und Symptome", „Ziele im zwischenmenschlichen Bereich" und „selbstbezogene Ziele" sind in den Tabellen 6 bis 8 dargestellt. Obwohl der Fragebogen insgesamt 64 Ziele aus den unterschiedlichsten Bereichen enthält, sind die darin vorgegebenen Ziele keinesfalls als abschließende Zusammenstellung zu betrachten.

Tabelle 6: Beispiele zu Therapiezielen aus dem Bereich „Bewältigung bestimmter Probleme und Symptome" (Berner Inventar zu Therapiezielen, grosse Holtforth, 2001; grosse Holtforth & Grawe, 2002)

Depressives Erleben	Ängste
• Negative, kreisende Gedanken oder Schuldgefühle überwinden • Aus meiner gedrückten Stimmung, Traurigkeit oder inneren Leere herauskommen • Mit Stimmungsschwankungen besser umgehen lernen • Wieder mehr Antrieb und Energie bekommen	• Eine konkrete Angst bewältigen oder besser mit ihr umgehen lernen • Lernen, Angst- und Panikanfälle in den Griff zu bekommen • Lernen, ohne Angst und unsicheres Verhalten (z. B. Erröten, Stottern) unter die Leute zu gehen • Lernen, wieder Dinge zu tun, die ich jetzt aus Angst vermeide

Tabelle 7: Beispiele zu Therapiezielen aus dem Bereich „Ziele im zwischenmenschlichen Bereich" (Berner Inventar zu Therapiezielen, grosse Holtforth, 2001; grosse Holtforth & Grawe, 2002)

Selbstbehauptung und Abgrenzung	Kontakt und Nähe
• Mich anderen gegenüber besser durchsetzen und abgrenzen lernen • Mit den Reaktionen anderer (Kritik, Ablehnung, Lob etc.) auf mein Verhalten besser umgehen lernen	• Lernen, besser mit Menschen Kontakt aufzunehmen und zu pflegen (z. B. lernen, wie ich Leute kennenlerne, Freundschaften aufbaue etc.) • Nähe zulassen und Vertrauen zu anderen Menschen aufbauen lernen • Mich auf eine neue Partnerschaft vorbereiten

Tabelle 8: Beispiele zu Therapiezielen aus dem Bereich „Selbstbezogene Ziele“ (Berner Inventar zu Therapiezielen, grosse Holtforth, 2001; grosse Holtforth & Grawe, 2002)

Bedürfnisse und Wünsche	Verantwortung, Leistung und Kontrolle
• Meine Bedürfnisse wahrnehmen und ausdrücken lernen • Meine Grenzen besser erkennen und danach handeln lernen • Eigene Wünsche und Pläne besser verwirklichen lernen	• Lernen, Verantwortung für mich selbst zu übernehmen (eigenständig leben, Entscheidungen treffen usw.) • Mehr Selbstdisziplin und Durchhaltevermögen entwickeln • Meine hohen Ansprüche an mich oder an andere herabsetzen lernen • Verantwortung und Kontrolle abgeben lernen

8.1.4 Klärungsorientierte Ziele

Das Berner Inventar für Therapieziele enthält vor allem veränderungsorientierte Ziele. Daneben gibt es auch klärungsorientierte Ziele, die auf das Verstehen bestimmter Verhaltensweisen oder Probleme gerichtet sind (z. B. „Ich möchte verstehen, wieso ich mir immer die falschen Partner aussuche.“ oder „Ich möchte verstehen, wieso sich andere Menschen von mir abwenden.“). An dieser Stelle soll nur kurz darauf hingewiesen werden, dass laut Grawe (1998) die motivationale Klärung neben der Problembewältigung und anderen Faktoren einen zentralen Wirkfaktor einer psychotherapeutischen Behandlung darstellt. Solche Ziele sind demnach auch legitim, sollten sich aber möglichst auf einen konkreten Sachverhalt beziehen.

8.1.5 Darstellung von Zielen

Die Ziele können als Text formuliert werden oder mit Nummerierungen hintereinander gesetzt werden. Beginnen sollte die Darstellung der Therapieziele mit „übergeordneten Zielen“, wobei es sich hier meist um störungsspezifische Ziele handelt. Dann sollten Therapieziele benannt werden, die sich möglichst konkret auf den Fall beziehen und mit dem Patienten besprochen wurden. Wenn beispielsweise die „Klärung bzw. Bearbeitung familiärer Konflikte“ als Ziel benannt wird, sollte nach Möglichkeit schon vorher beschrieben worden sein, welche Konflikte vorliegen (z. B. im funktionalen Bedingungsmodell). Zum besseren Verständnis können in Klammern die konkreten Bedingungen benannt werden, auf die Bezug genommen wird. Insgesamt sollte sich die Darstellung auf zwei bis fünf Ziele beschränken.

Im Folgenden sind die Behandlungsziele der vier Fallbeispiele aufgeführt. Alle Beispiele beginnen mit störungsspezifischen Zielen und beschreiben dann weitere Zielbereiche, die sich im Wesentlichen aus der funktionalen Bedingungsanalyse und der Verhaltensanalyse ableiten lassen.

Fallbeispiele: Darstellung der Therapieziele

- *Herr K.:* Das übergeordnete Therapieziel besteht aus einer Verbesserung der Stimmung sowie der Reduktion der depressiven Symptomatik. Darüber hinaus beschreibt der Patient als Ziele: 1. den Tod meiner Eltern verarbeiten, 2. lernen, besser mit Menschen Kontakt aufzunehmen und Freundschaften aufbauen, 3. mehr Selbstvertrauen und Selbstsicherheit entwickeln, 4. meine Freizeit gestalten, ohne dass ich dabei immer etwas für andere tue.
- *Frau H.:* Übergeordnetes Therapieziel ist zunächst eine Reduktion der depressiven Stimmung in Frequenz und Intensität. Die Patientin äußert als Ziele: 1. Traumatische Erlebnisse verarbeiten (z.B. nicht die ganze Zeit daran denken), 2. Nähe zulassen und Vertrauen zu anderen Menschen aufbauen, 3. ein selbstbestimmtes Leben führen (alleine rausgehen, wieder arbeiten).
- *Frau M.:* Übergeordnetes Therapieziel ist der Abbau von Vermeidungsverhaltensweisen und der Angst vor der Angst. Darüber hinaus besteht das Ziel in der Förderung der Autonomieentwicklung. Konkret strebt die Patientin an: lernen, eigene Entscheidungen zu treffen, eine Ausbildung als Altenpflegerin beginnen, mit Töchtern „shoppen gehen“ können und Aufbau eines Freundeskreises.
- *Frau L.:* Zum Zeitpunkt der Antragstellung ist die depressive Symptomatik soweit remittiert, dass das übergeordnete Therapieziel primär in einer Reduktion der Zwangsgedanken sowie dem Abbau von Zwangshandlungen bzw. neutralisierenden Verhaltensweisen besteht. Darüber hinaus gibt die Patientin als Ziele an: 1. eigene Bedürfnisse wahrnehmen und ausdrücken lernen, 2. hohe Ansprüche an mich herabsetzen lernen (Perfektionismus), 3. mehr Selbstvertrauen und Selbstsicherheit entwickeln / Unsicherheit abbauen.

8.1.6 Formulierung von Teilzielen bei chronifizierten, komorbiden und komplexen Störungen

Anzumerken ist an dieser Stelle, dass die Therapieziele bei chronifizierten, komorbiden und komplexen Störungen nicht zu optimistisch formuliert werden sollten. Gleiches gilt ggf. für Patienten, die mehrere Vorbehandlungen hatten. So ist bei solchen Konstellationen mitunter nicht mit der vollständigen Remission der beschriebenen Symptomatik zu rechnen, was bei der Formulierung der Ziele berücksichtigt werden sollte. Es kann durchaus auch angemessen sein, lediglich realistisch zu erreichende Teilziele zu formulieren, da sich die Prognose, die im späteren Abschnitt zu stellen ist, im Wesentlichen auf die hier erwähnten Therapieziele bezieht (siehe unten).

8.2 Individueller krankheitsbezogener Behandlungsplan sowie Angaben zu den im individuellen Fall geplanten Behandlungstechniken und -methoden

Der Behandlungsplan ist laut Leitfaden zum Erstellen des Berichts an die Gutachterin oder den Gutachter (PTV 3) individuell und krankheitsbezogen zu erstellen. Daher genügt es nicht, wenn der Behandlungsplan „die üblichen Techniken" für ein bestimmtes Störungsbild enthält. Auch sollte davon abgesehen werden, sich lediglich auf ein bestimmtes Therapiemanual zu beziehen, denn deren Behandlungsumfang liegt zumeist deutlich unter dem Kontingent einer Langzeittherapie und wird dem konkreten Einzelfall meist nicht im vollen Umfang gerecht.

8.2.1 Angaben zur geplanten Einbeziehung der Bezugspersonen (Kinder und Jugendliche)

Bei einer Langzeitbehandlung können bis zu 15 Stunden des beantragten Kontingents für den Einbezug von Bezugspersonen verwendet werden. Die Einbeziehung der Bezugspersonen kann auch in Gruppen durchgeführt werden (siehe Psychotherapie-Richtlinie). Im Antrag an den Gutachter ist zu beschreiben, welche Interventionen oder Behandlungsmethoden mit den Eltern bzw. Bezugspersonen durchgeführt werden sollen. Diese sollten einen Bezug zu den Behandlungszielen aufweisen, die für bzw. von den Eltern bzw. Bezugspersonen formuliert wurden (vgl. Kapitel 8.1.2). Bei der Darstellung der Behandlungsmethoden sollte kenntlich werden, welche Behandlungselemente mit den Bezugspersonen und welche mit dem Kind oder Jugendlichen durchgeführt werden. Falls ein Einbezug in Form einer Gruppe geplant wird, sollte erwähnt werden, welche Behandlungselemente in der Gruppe durchgeführt werden und welche im Einzelsetting.

8.2.2 Individualisierung versus Standardisierung

Bei der Therapieplanung muss das Rad nicht immer wieder neu erfunden werden. Es gibt Therapiebausteine, die bei bestimmten Störungen durchgeführt werden sollten und sich aus der Störung bzw. dem jeweiligen Störungskonzept ergeben und nicht so sehr aus der individuellen Fallanalyse. Die Aufgabe bei der Beschreibung der Therapieplanung besteht daher darin, ein ausgewogenes Verhältnis zwischen „Standardinterventionen" auf der einen Seite und individueller Therapieplanung auf der anderen Seite zu erreichen. Im Idealfall werden in der Therapieplanung alle zuvor beschriebenen individuellen, aufrechterhaltenden Faktoren berücksichtigt. Sind in früheren Abschnitten beispielsweise konkrete Kognitionen genannt worden, so kann bei der Darstellung des Behandlungsplans noch einmal darauf Bezug genommen werden. Im Behandlungsplan genannt werden sollten dann unter anderem die konkreten Methoden der kognitiven Umstrukturierung sowie alternative Sichtweisen und Bewertungen. Auch wenn sich der Aufbau von sozialen Kompetenzen als Behandlungsmethode aus der Biografie, dem funktionalen Bedingungsmodell oder der Verhaltensanalyse ableiten lässt, sollten nach Möglichkeit konkrete aufzubauende Kompetenzen im Behandlungsplan benannt werden.

8.2.3 Entspannungsverfahren/Hypnose

In vielen Berichten an den Gutachter werden Entspannungsverfahren wie Progressive Muskelentspannung in den Behandlungsplan aufgenommen. Daher wird an dieser Stelle ausdrücklich darauf hingewiesen, dass die Vermittlung von entsprechenden Techniken *nicht* Gegenstand der im Einheitlichen Bewertungsmaßstab (EBM) beschriebenen Leistungen ist.

Merke

Bei der Aufführung von Entspannungsverfahren im Behandlungsplan wird der Gutachter in aller Regel anmerken, dass dies keine verhaltenstherapeutische Technik ist, sondern eine zu übende Technik im Rahmen der psychosomatischen Grundversorgung. Ebenfalls wird er dazu auffordern, das Entspannungsverfahren parallel zur Richtlinientherapie zu vermitteln, so dass die dadurch gewonnene Therapiezeit den anderen Therapiezielen zur Verfügung steht.

Dieckmann et al. (2018) weisen darauf hin, dass Entspannungstechniken, falls diese durchgeführt werden sollten und in den Behandlungsplan aufgenommen werden, vom zur Behandlung beantragten Umfang abzugrenzen sind, da der Gutachter ansonsten wahrscheinlich nicht das volle zur Behandlung beantragte Kontingent zur Kostenübernahme empfehlen wird.

8.2.4 Einbezug des Partners/Angehörige von erwachsenen Patienten

Der Einbezug des Partners oder anderer wichtiger Angehöriger kann auch bei der Behandlung von erwachsenen Patienten sehr sinnvoll sein (§ 9 Psychotherapie-Richtlinie). So kann beispielsweise der Einbezug Angehöriger maßgeblich zum Therapieerfolg beitragen, wenn diese in die Ausübung von Zwängen mit eingebunden sind, Objekte der Rückversicherung darstellen oder in anderer Form Vermeidungsverhalten unterstützen. Der Einbezug Dritter ist jedoch nur dann zulässig, wenn diese zur Aufrechterhaltung der Störung beitragen. Dies sollte aus dem funktionalen Bedingungsmodell hervorgehen.

Anders als bei der Behandlung von Kindern und Jugendlichen ist für den Einbezug des sozialen Umfeldes von Erwachsenen kein *gesondertes* Kontingent vorgesehen. Daher beziehen sich die Angaben zum Einbezug von Bezugspersonen auf dem PTV2 Formular lediglich auf die Behandlung von Kindern und Jugendlichen (vgl. Kapitel 8.1.1). Weiterhin muss sich der einzubeziehende Personenkreis bei erwachsenen Patienten auf das engere Umfeld (insbesondere Partnerin oder Partner, Familie) beschränken.

Merke

Psychotherapie ist als Leistung der Gesetzlichen Krankenversicherung ausgeschlossen, wenn sie allein der Erziehungs-, Ehe-, Lebens- und Sexualberatung dient (PT-Richtlinie § 22, 3.3).

Es ist darauf hinzuweisen, dass Psychotherapie im Sinne der Psychotherapie-Richtlinie nicht allein der Erziehungs-, Ehe-, Lebens oder Sexualberatung dienen darf. Zur deutlichen Abgrenzung sollte der geplante Stundenumfang angegeben werden und der Einbezug eines Angehörigen sollte auf wenige Behandlungsstunden begrenzt werden.

8.2.5 Berücksichtigung evtl. vorausgegangener ambulanter und stationärer Behandlungen

Bei der Behandlungsplanung sollen evtl. vorausgegangene ambulante und stationäre Behandlungen mitberücksichtigt werden. Dies kann relevant sein, wenn ein Patient in einer ambulanten oder stationären Vorbehandlung bereits Erfahrungen mit bestimmten Therapiebausteinen oder Interventionen gesammelt hat und daran im Behandlungsplan angeknüpft werden kann. So kann beispielsweise darauf verwiesen werden, dass eine Patientin mit einer Borderline-Persönlichkeitsstörung bereits während stationärer Aufenthalte an einem Skills-Training teilgenommen hat und daher schon über Grundkenntnisse der Emotionsregulation verfügt, die in der Behandlung weiter vertieft werden sollen.

Insbesondere ist hier aber die Aufnahme einer erneuten psychotherapeutischen Behandlung zu begründen, wenn innerhalb der Zwei-Jahresfrist eine weitere Behandlung beantragt wird. Gründe hierfür können neu aufgetretene Erkrankungen sein. Wurde ein Patient beispielsweise mit einer Depression vorbehandelt und hat nach Abschluss der Behandlung ein traumatisches Erlebnis im Sinne der Trauma-Kriterien erlebt und daraufhin eine Posttraumatische Belastungsstörung entwickelt, kann aufgrund der zusätzlich aufgetretenen Störung eine erneute Behandlung begründet sein.

Von besonderem Interesse ist die Darstellung der Vorbehandlung bei sogenannten Verfahrenswechseln. Eine Reihe von Patienten hat vor der Aufnahme der Psychotherapie bereits eine tiefenpsychologisch fundierte oder analytische Therapie durchgeführt. Ein Verweis auf einen Verfahrenswechsel schafft laut Dieckmann et al. (2018) jedoch noch keine ausreichende Indikation für eine erneute Richtlinienpsychotherapie. Hier wären Informationen zu ergänzen wie: Dauer der Behandlung, Therapieverfahren, oder Erfolg bzw. Misserfolg der bisherigen Behandlung.

8.2.6 Einbezug unterschiedlicher Berufsgruppen

Die Zusammenarbeit mit unterschiedlichen Berufsgruppen ist in der Psychotherapie-Richtlinie nicht vorgesehen und kann auch nicht gesondert abgerechnet werden. Dennoch kann es im Zusammenhang mit Absprachen bezüglich der Medikation oder in Bezug auf die Aufnahme einer Rehabilitationsbehandlung sinnvoll sein, den Hausarzt oder Fachärzte mit einzubeziehen. Solche kurzen Absprachen sind in aller Regel mit der Grundpauschale abgegolten. Auch die Zusammenarbeit mit anderen Diensten wie dem Weißen Ring oder Sucht- oder Schuldnerberatungsstellen kann hier aufgeführt werden, wenn dies im konkreten Einzelfall als notwendig erscheint.

8.2.7 Darstellung des Behandlungsplans

Der Behandlungsplan sollte die geplanten störungsspezifischen und störungsübergreifenden Behandlungsmethoden enthalten. Während die Behandlungsziele sich mit der Frage beschäftigen, was verändert oder bearbeitet werden soll, sollte im Behandlungsplan deutlich werden, wie, also mit welchen konkreten verhaltenstherapeutischen Methoden, die Veränderungen erreicht werden sollen. Im Anhang finden sich Behandlungspläne für zehn Störungen aus dem Erwachsenenbereich (vgl. S. 162 bis S. 173) und neun Behandlungspläne für typische Störungsbilder des Kindes- und Jugendalters (vgl. S. 174 bis S. 184). Die Auswahl der dort beschriebenen Interventionen ist nicht abschließend bzw. vollständig, sondern dient der groben Orientierung.

Sicherlich werden sich aus der individuellen Fallkonzeption noch weitere sinnvolle Therapiebausteine und Ergänzungen finden lassen, die dann ebenfalls in den Behandlungsplan aufzunehmen sind. Andersherum müssen nicht alle in den störungsspezifischen Behandlungsplänen aufgeführten Interventionen zwangsläufig durchgeführt bzw. in den Behandlungsplan aufgenommen werden, sondern es ist immer die individuelle Passung zu prüfen. Dies gilt insbesondere für solche Fälle, in denen sich bestimmte „Standardinterventionen“ nicht aus der individuellen Fallkonzeption ableiten lassen und damit unnötig sind.

Im Anhang enthalten sind auch Beispiele für allgemeine bzw. störungsunspezifische Interventionen (z. B. Training sozialer Kompetenzen). Einige dieser Interventionen gehören bei verschiedenen Störungsbildern zu den „Standardinterventionen“, bei anderen Störungen sind sie eher optional.

Die Formulierungen bzw. Beschreibungen der Interventionen sind als Beispiele zu verstehen und es ist ratsam, diese sprachlich an die eigenen Bedürfnisse anzupassen. An dieser Stelle soll noch einmal betont werden, dass der Behandlungsplan immer auf der Grundlage des „roten Fadens“ bestehend aus Biografie, funktionalem Bedingungsmodell und Verhaltensanalyse beurteilt werden wird. In den aufgeführten eckigen Klammern ist in einigen der Behandlungspläne (im Anhang) verdeutlicht, wie auf wesentliche Aspekte der individuellen Fallanalyse Bezug genommen werden kann.

Die Behandlungspläne der vier Fallbeispiele sind im Folgenden dargestellt. In beiden Berichten, in denen eine Kombinationsbehandlung geplant wird (Herr K. und Frau L.), erfolgt an dieser Stelle eine kurze Beschreibung des Gruppenkonzeptes, so dass sich nachvollziehen lässt, welche Methoden in der Einzeltherapie durchgeführt werden sollen und welche Behandlungselemente Teil der Gruppenbehandlung sind. Weitere Hinweise zur Beantragung von Gruppentherapie finden sich in Kapitel 8.3.1.

Fallbeispiel: Herr K. – Behandlungsplan

Inhalte/Methoden Einzeltherapie:

- Analyse des bisherigen Störungsverlaufs; Erarbeitung kritischer Situationen bzw. Auslöser im Sinne von retrospektiven Verhaltensanalysen; Abschluss eines Non-Suizid-Vertrages und Entwicklung eines Notfallplans hinsichtlich akuter Suizidalität;
- Klärungsorientierte Bearbeitung von belastenden biografischen Erfahrungen (Tod der Mutter, Tod des Vaters) mithilfe von narrativen, emotionsaktivierenden und imaginativen Methoden; Bearbeitung daraus resultierender Annahmen und Schemata (Schuld; perfektionistische Standards) mit Hilfe von klärungsorientierten, kognitiven und schematherapeutischen Methoden;

- Vermittlung von Strategien zum Problemlösen (Problemlösetraining) in Bezug auf die problematische berufliche Situation und Erarbeitung funktionaler Verhaltensweisen; Vermittlung von Akzeptanz und achtsamkeitsbasierten Strategien in Bezug auf nicht veränderbare Bereiche; Begleitung bei der beruflichen Wiedereingliederung;
- Aufbau des Selbstwertgefühls und der Selbstwirksamkeitserwartung, z. B. über Übungen wie die „Säulen des Selbstwertgefühls" oder „Liebevoller Begleiter";
- Nutzung und Vertiefung der Gruppeninhalte (z. B. Gedankentagebücher, soz. Kompetenzen).

Geschlossene Depressionsbewältigungsgruppe: Die Inhalte der Gruppe orientieren sich am Behandlungsmanual von Hautzinger (2013): (1) Modul: Psychoedukation zur Entstehung und Aufrechterhaltung von Depressionen, (2) Modul: Zusammenhang zwischen Aktivität und Stimmung, Aktivitätsaufbau, Förderung der Genussfähigkeit, (3) Modul: kognitives Modell, verzerrte Denkmuster und ABC-Technik sowie (4) Modul: Aufbau sozialer Kompetenzen (u. a. Beziehungen aufbauen, um Sympathie werben, Nein-Sagen).

Fallbeispiel: Frau H. – Behandlungsplan

- Aufbau einer vertrauensvollen Beziehung mit Methoden der motivorientierten Beziehungsgestaltung (vor allem Orientierung und Kontrolle geben);
- Psychoedukation zur Posttraumatischen Belastungsstörung und Depression, „Normalisierung" der beschriebenen Symptome und Entwicklung eines Genesemodells;
- Aufbau und Aktivierung von Ressourcen (soziale Kontakte, euthyme Aktivitäten) und Erprobung individueller positiver Aktivitäten mittels standardisierter Listen und Wochenplänen; Aufbau einer Tages- und Wochenstruktur;
- Vermittlung von Fertigkeiten zur Emotionsregulation insbesondere Spannungsregulation und Stresstoleranz mittels individuell angepasstem Skills-Training; Vermittlung von Techniken der Achtsamkeit;
- Bei ausreichender Stabilität: Beginn mit der Traumatherapie; Bearbeitung von Missbrauchserfahrungen (Überfall) und biografischen Missbrauchserfahrungen (Vergewaltigung) mittels imaginativer und narrativer Exposition;
- Diskriminationstraining bezüglich traumaassoziierter Situationsmerkmale (Berührungen) und Durchführung von In-vivo-Expositionen mit vermiedenen bzw. traumaassoziierten Situationen (u. a. alleine das Haus verlassen);
- Erarbeitung und Umstrukturierung problemrelevanter Kognitionen („Ich bin nichts wert."; „Ich werde im Stich gelassen."; „Ich bin selber schuld.") mittels kognitiver Verfahren;
- In Bezug auf lebensgeschichtlich relevante Situationen (Vernachlässigung durch Mutter; Beziehung zum Vater) klärungsorientierte und emotionsbasierte Interventionen; Erarbeitung und Bearbeitung daraus resultierender Grundannahmen.

Fallbeispiel: Frau M. – Behandlungsplan

- Aufbau einer vertrauensvollen Beziehung sowie Entwicklung von Motivation zur Angstbewältigung im Sinne einer Ziel-Wert Klärung;
- Psychoedukation bezüglich der Angstsymptomatik (u.a. Teufelskreis der Angst, Stressmodell);
- Interozeptive Exposition (Hyperventilationstest) und Vermittlung von bewältigungsorientierten Interventionen (u.a. Atemtechniken, Panikregeln);
- Identifikation, Bearbeitung und Umstrukturierung katastrophisierender, panikverstärkender Kognitionen („Ich werde sterben.“, „Ich werde die Kontrolle verlieren.“) mittels Angsttagebuch und kognitiver Verfahren;
- Vermittlung des Expositionsrationals, Erstellen einer Angsthierarchie und Ausarbeitung von Plänen zur (gestuften oder massierten) Reizkonfrontation (Auto fahren, längere Strecken allein gehen, öffentliche Verkehrsmittel wie z.B. Zug oder Bus, Kinos etc.); Planung und Durchführung von Übungen zum Abbau von Sicherheitsverhaltensweisen (Handy dabei haben, um Mann anrufen zu können, Türen auflassen etc.) im Sinne von Expositionsübungen;
- Entwicklung von Lebenszielen und Lebensperspektiven sowie eines autonomen Lebenskonzeptes; Bearbeitung von problematischen Annahmen und Verhaltensweisen (z.B. „Ich muss es allen recht machen.“; „Wenn ich das sage oder mache, was ich will, werde ich die Unterstützung verlieren.“; „Ich bin ohne die Unterstützung meines Mannes und meiner Mutter nicht lebensfähig.“);
- Klärungsorientierte Interventionen hinsichtlich der Beziehung zum Ehemann und der Mutter; Vermittlung von sozialen Kompetenzen im Bereich „Beziehungen“; Training von Fertigkeiten zum Wahrnehmen und Äußern von „Wünschen und Bedürfnissen“ sowie im Bereich „zur Verhaltensänderung auffordern/Grenzen setzen“.

Fallbeispiel: Frau L. – Behandlungsplan

- Psychoedukation bezüglich der Zwangssymptomatik; Entwicklung eines individuellen Genesemodells unter Einbezug der biografischen Erfahrungen und aktuellen Belastungsfaktoren (z.B. Paarbeziehung, Verhältnis zur Mutter bzw. Verantwortungsübernahme);
- Identifikation, Bearbeitung und Umstrukturierung dysfunktionaler Kognitionen im Sinne der Bedeutungszuschreibung („Wenn ich so viel daran denke, ist vielleicht der Islam die richtige Religion.“) mittels kognitiver Verfahren; Bearbeitung zugrunde liegender perfektionistischer Annahmen in Form von kognitiven Methoden und Verhaltensexperimenten;
- Aufbau von probleminkompatiblen Verhaltensweisen im Sinne eines Aktivitätsaufbaus und Reaktivierung sozialer Kontakte;

- Vermittlung des Expositionsrationals mit Reaktionsverhinderung in vivo in Bezug auf die Zwangssymptomatik; Erstellen einer Angsthierarchie und Ausarbeitung von Plänen zur (gestuften oder massierten) Reizkonfrontation; Reaktionsverhinderungen u. a. in Form von einem „Verbot" zum Nachfragen (hier Einbezug des Ehemannes); Exposition in sensu mit den Zwangsgedanken (Audiotapes).

Ergänzend zur Einzelbehandlung: Gruppentherapie (15 Einheiten) in Anlehnung an das Training sozialer Kompetenzen (Hinsch & Pfingsten, 2015). Folgende Bausteine sind enthalten: Kontakt aufnehmen, nonverbales Verhalten, Wahrnehmung und Ausdrücken von Gefühlen und Bedürfnissen, Selbstsicherheit in Beziehungen, um Sympathie werben sowie Diskriminationstraining, in dem die Abgrenzung von selbstsicherem vs. aggressivem Verhalten erlernt werden soll. Durchführung von Rollenspielen mit Video-Feedback. Je nach Gruppenzusammensetzung und den individuellen Bedürfnissen der Gruppenmitglieder werden die Bausteine flexibel gehandhabt.

8.3 Begründung des Settings (Einzel- oder Gruppentherapie oder Kombinationsbehandlung), der Sitzungszahl sowie der Behandlungsfrequenz

Im ambulanten verhaltenstherapeutischen Rahmen stellt die Gruppenbehandlung immer noch die Ausnahme da. Die Einzeltherapie ist das „Standardsetting" und bedarf, wenn sie beantragt wird, keiner weiteren Begründungen. Eine weitergehende Stellungnahme hierzu kann weggelassen werden. Wesentlicher wird eine Begründung bei der Aufteilung des Kontingents in Einzel- und Gruppentherapie, oder wenn ein zweiter Therapeut die Gruppenbehandlung durchführt (vgl. Kapitel 8.3.1).

Wenn eine Langzeittherapie beantragt wird, sollte kurz begründet werden, wieso dies als notwendig erachtet wird. Dabei ist auf lange oder detaillierte Begründungen zu verzichten. Neu dazugekommen ist die Möglichkeit einer Rezidivprophylaxe. Vom zu genehmigenden Kontingent können bis zu 16 Sitzungen zur Rezidivprophylaxe verwendet werden (vgl. hierzu auch Kapitel 1). Kann ein Therapeut den Umfang schon abschätzen, kann er dies hier kurz erwähnen.

Daneben sollten Angaben zur Sitzungszahl und Behandlungsfrequenz gemacht werden. Üblich ist zu Beginn eine wöchentliche Frequenz und in aller Regel wird meist, gerade zu Beginn der Behandlung, eine Behandlungssitzung pro Woche durchgeführt. Laut Dieckmann et al. (2018) ist jedoch im ambulanten Setting zunehmend die Tendenz zu beobachten, dass durchschnittlich ein Behandlungstermin innerhalb von zwei Wochen durchgeführt wird. In ihrem Kommentar zur Psychotherapie-Richtlinie führen sie aus, dass für expositionsbasierte Verfahren bis zu maximal vier Leistungen an einem Tag möglich sind, wenn diese beantragt werden. Verringerte Behandlungsfrequenzen von weniger als einem Termin pro Monat sind im Bericht an den Gutachter zu begründen.

Eine Formulierungshilfe zur Begründung des Settings, der Sitzungszahl und der Frequenz wird im Folgenden vorgestellt. Die dort aufgeführten Begründungen sind nicht abschließend und müssen für den individuellen Patienten angepasst werden. Es ist darauf hinzuweisen, dass sich die Notwendigkeit zur Langzeitbehandlung letztendlich aus den zuvor dargestellten Teilen des Berichts ableiten lassen sollte (Symptomatik, Schweregrad, Störungsverlauf, Behandlungsplan etc.). Längere bzw. ausführlichere Begründungen für eine Langzeittherapie oder Umwandlung sollten hier daher nur erfolgen, wenn sich die Notwendigkeit aus den vorangegangenen Angaben nicht unmittelbar erschließen lässt.

Beispielformulierung: Begründung von Setting, Sitzungszahl und Frequenz

- Für die Patientin wird aufgrund [der langen Leidensgeschichte / der komplexen Symptomatik / der ausgeprägten Symptomatik / der vorliegenden Komorbiditäten etc.] eine Langzeittherapie mit 60 Sitzungen als Einzeltherapie beantragt (davon bis zu 15 Sitzungen zur Rezidivprophylaxe). Frequenz: wöchentlich mit Anpassung im Behandlungsverlauf.
- Für den Einsatz von [expositionsbasierten Behandlungsverfahren / sozialem Kompetenztraining mit Videofeedback etc.] wird die Durchführung von Doppelsitzungen beantragt.

Die Begründungen des Settings, der Sitzungszahl und der Frequenz für die vier Fallbeispiele finden sich im Folgenden. In beiden Berichten, in denen eine Kombinationsbehandlung beantragt wird (Herr K. und Frau L.), wird kurz begründet, wieso eine Gruppenbehandlung für notwendig erachtet wird. Darüber hinaus wird in beiden Fällen die geplante Verteilung der Einheiten auf die beiden Anwendungsformen berichtet sowie die Frequenz von Einzel- und Gruppensitzungen benannt. Im Bericht von Frau L. wird darauf hingewiesen, dass die Gruppenbehandlung erst in der zweiten Behandlungshälfte begonnen werden soll.

Fallbeispiele: Begründung von Setting, Sitzungszahl und Frequenz

- *Herr K.:* Für den Patienten wird aufgrund der langen Leidensgeschichte eine Langzeittherapie beantragt. Zur Förderung interpersoneller Fähigkeiten soll eine Kombinationsbehandlung (überwiegend Einzeltherapie) durchgeführt werden. Frequenz: wöchentliche Einzelsitzungen (40 Einheiten), 14-tägige Gruppensitzungen (20 Einheiten). Rezidivprophylaxe nicht absehbar.

- *Frau H.:* Für die Patientin wird die Umwandlung in eine Langzeittherapie mit weiteren 36 Einheiten Einzeltherapie beantragt (davon bis zu 15 Sitzungen zur Rezidivprophylaxe). Frequenz: wöchentlich mit Anpassung im Behandlungsverlauf.
- *Frau M.:* Für die Patientin wird die Umwandlung in eine Langzeittherapie mit weiteren 36 Einheiten als Einzelbehandlung beantragt, wovon sechs Sitzungen zur Rezidivprophylaxe genutzt werden sollen. Frequenz: wöchentlich mit Anpassung im Behandlungsverlauf, ggf. Doppelsitzungen für Expositionsübungen.
- *Frau L.:* Für die Patientin wird aufgrund der teils chronifizierten Symptomatik eine Langzeittherapie beantragt, die aufgrund der Unsicherheit und fehlender sozialer Kompetenzen als Kombinationsbehandlung (Training sozialer Kompetenzen) durchgeführt werden soll: 45 Einheiten Einzeltherapie: wöchentlich mit Anpassung im Behandlungsverlauf; 15 Einheiten Gruppentherapie, wöchentlich in der zweiten Behandlungshälfte. Rezidivprophylaxe aktuell nicht absehbar.

8.3.1 Gruppentherapie und Kombinationsbehandlung

Ein Ziel der Richtlinienveränderung war die Aufwertung der Gruppentherapie, die fortan als „gleichwertige Anwendungsform“ gilt und bei der Indikationsstellung zu berücksichtigen ist. Gemeinsam mit dem Patienten soll der Psychotherapeut die geeignete Anwendungsform oder Kombination wählen. Grundsätzlich sind Gruppengrößen von drei bis neun Patienten möglich. Beantragt werden kann die Behandlung als ausschließliche Einzeltherapie, Kombinationsbehandlung mit überwiegend Einzeltherapie, Kombinationsbehandlung mit überwiegend Gruppentherapie oder ausschließlich als Gruppentherapie. Die jeweilige Auswahl der Behandlungsform ist im PTV 2-Formular anzukreuzen und im Bericht an den Gutachter zu begründen.

Bei einer alleinigen Gruppenbehandlung ist gut zu begründen, warum die Durchführung vermutlich für die Erreichung der erarbeiteten Therapieziele ausreichend ist. Hier ist vor allem an Gruppentherapien zu denken, die dem Erwerb oder der Vertiefung von Fähigkeiten dienen und an die Behandlung „leichterer“ Störungsbilder, wo eine vertiefende Bearbeitung der individuellen Lerngeschichte nicht notwendig scheint.

In der Regel wird eine Gruppentherapie aber davon profitieren, dass begleitend oder zeitversetzt auch im Einzelsetting gearbeitet wird. Bei der Beantragung einer Kombinationsbehandlung muss der Therapeut angeben, ob schwerpunktmäßig Einzel- oder Gruppenbehandlung durchgeführt wird. Hier gelten 50 Minuten Einzeltherapie und 100 Minuten Gruppentherapie als je eine Therapieeinheit.

Wenn eine Langzeittherapie mit insgesamt 60 Einheiten beantragt wird, können beispielsweise bei überwiegender Einzeltherapie 31 Einheiten als Einzeltherapie durchgeführt werden (31 × 50 Minuten) und 29 Einheiten als Gruppentherapie (29 × 100 Minuten). Die Kontingente für die jeweilige Behandlungsform sind frei wählbar, die Aufteilung sollte sich jedoch aus der individuellen Behandlungsplanung ableiten lassen.

Die Gruppenbehandlung sollte angemessen im Behandlungsplan eingebunden sein. Es ist zweckmäßig im Bericht wie bei der Einzeltherapie anzugeben, welche Störungsbereiche und Behandlungsziele mit Hilfe welcher Interventionsform behandelt werden sollen. Auch die Nutzung von Gruppenprozessen kann in eine individuelle Behandlungsplanung integriert sein. Gegebenenfalls können noch Angaben zur zeitlichen Struktur der Behandlung gemacht werden – finden Gruppen- und Einzelbehandlung parallel, also zeitgleich statt oder ist eine Anwendungsform der anderen vorgelagert?

Werden Einzel- und Gruppenbehandlung von unterschiedlichen Therapeuten durchgeführt, liegt die Fallverantwortung zunächst beim Einzeltherapeuten. Im Antragsbericht sollte die Zusammenarbeit der Therapeuten detailliert beschrieben werden. Jeder beteiligte Therapeut muss seinen Teil der Behandlung gesondert auf einem PTV 2-Formular beantragen und im Bericht sollte deutlich werden, welcher Therapeut welchen Teil der Behandlung übernimmt bzw. wer jeweils die Einzel- bzw. Gruppentherapie durchführt.

8.3.2 Angaben zur Beantragung von Gruppentherapie

Im Bericht an den Gutachter ist neben Angaben zur Verteilung von Einzel- und Gruppensitzungen und zur Behandlungsfrequenz auch eine kurze Darstellung des Gruppenkonzepts erforderlich. Hier genügt es nicht, lediglich Bezug auf ein Gruppenkonzept zu nehmen (z. B. „Neben der Einzeltherapie soll die Patientin an der begleitenden Depressionsbewältigungsgruppe teilnehmen.“ oder „Die Patientin soll an dem Gruppentraining sozialer Kompetenzen teilnehmen.“). Ähnlich wie bei der Planung einer Einzeltherapie sollten hier für den individuellen Behandlungsfall angemessene Gruppeninterventionen beschrieben werden.

Die Beschreibung der Gruppenkonzepte bzw. der konkreten Therapiebausteine der Gruppe werden umso umfangreicher sein, je größer der Stellenwert der Gruppenbehandlung im Gesamtbehandlungsplan ist. Bei überwiegender oder ausschließlicher Gruppenbehandlung sind die Gruppenkonzepte daher deutlich ausführlicher zu beschreiben, als wenn die Gruppentherapie im Gesamtbehandlungsplan nur eine untergeordnete Rolle spielt.

Wie bereits erwähnt wurde für zwei der vier Beispielpatienten (Herr K. und Frau L.) eine Kombinationsbehandlung vorgesehen. Die Beschreibung der jeweiligen Gruppenkonzepte wurde in den Behandlungsplan integriert (vgl. Fallbeispiele in Kapitel 8.3). Auf die Begründung der Kombinationsbehandlung wurde im vorangegangenen Abschnitt eingegangen.

8.4 Prognose unter Berücksichtigung von Motivation, Umstellungsfähigkeit, inneren und äußeren Veränderungshindernissen

In diesem Abschnitt des Berichtes geht es darum, dem Gutachter gegenüber zu vermitteln, dass von einer Verbesserung der Symptomatik ausgegangen werden kann. Der Gliederungspunkt bezieht sich unter anderem auf den Ausschlusskatalog der Psychotherapie-Richtlinie (vgl. www.kbv.de). Dort heißt es: „Psychotherapie ist ausgeschlossen, wenn zwar eine seelische Krankheit vorliegt, aber ein Behandlungserfolg nicht erwartet werden kann, weil dafür beim Patienten die Voraussetzungen hinsichtlich seiner Motivationslage, seiner Motivierbarkeit oder seiner Umstellungsfähigkeit nicht gegeben sind oder weil Eigenart der neurotischen Persönlichkeitsstruktur des Patienten (ggf. seiner Lebensumstände) dem Behandlungserfolg entgegenstehen." (§ 22 Abs. 3 Nr. 1).

Diesem Abschnitt kommt vor allem dann besondere Bedeutung im Bericht zu, wenn prognostisch ungünstige Faktoren vorliegen oder die Fähigkeit zur Veränderung in Zweifel gezogen werden kann. Man sollte sich als Autor des Berichts an dieser Stelle fragen, ob im Verlauf des Berichtes Inhalte beschrieben wurden, die eine ungünstige Prognose nahelegen, denn theoretisch kann die Behandlung auch bei Vorliegen einer Störung aus dem Indikationskatalog und grundsätzlicher Indikation zur Verhaltenstherapie vom Gutachter aufgrund fehlender oder mangelhafter Veränderungsvoraussetzungen abgelehnt werden.

Grundsätzlich muss sich die Prognose nicht auf die Beseitigung der Störung im Ganzen beziehen. Es geht nicht zwangsläufig darum, eine Vollremission anzustreben, sondern um die Formulierung sinnvoller und realistischer Teilziele in Bezug auf die Symptomatik sowie in Bezug auf zugrunde liegende ätiologische Faktoren.

8.4.1 Persönlichkeitsstörungen

Persönlichkeitsstörungen gelten gemeinhin als schwerer behandelbar als andere psychische Erkrankungen. Darüber hinaus zeigen Studienergebnisse, dass die Behandlung von nahezu allen psychischen Erkrankungen erschwert wird, wenn eine komorbide Persönlichkeitsstörung vorliegt. Der Kommentar Psychotherapie-Richtlinie von Dieckmann et al. (2018) nimmt explizit hierzu Stellung und formuliert die Bedingungen, dass bei der Behandlung von Menschen mit Persönlichkeitsstörungen sowohl eine ausreichende Veränderungsfähigkeit gegeben sein muss als auch realistische Teilziele formuliert werden müssen.

8.4.2 Chronifizierung

Der Grad der Chronifizierung spielt bei der Prognose auch eine Rolle. So wird man einem ersterkrankten jungen Patienten mit einer depressiven Episode zweifelsohne eine gute Prognose ausstellen können, während ein langjährig an einer Depression erkrankter Patient, der in einem Wohnheim für psychisch kranke Menschen wohnt, nicht die gleichen Voraussetzungen hat. Hier spielt die Formulierung realistischer Teilziele eine bedeutsame Rolle bei der prognostischen Einschätzung.

8.4.3 Viele gescheiterte Behandlungsversuche

Auch wenn ein Patient viele Vorbehandlungen in Anspruch genommen hat, kann sich dies negativ auf die Prognose auswirken. Es stellt sich die Frage, wieso ein Patient mit zwei oder mehr psychotherapeutischen Behandlungen in den letzten Jahren nun von der beantragten Therapie profitieren wird. Als Verfasser des Berichts sollte man hierzu kurz Stellung nehmen.

8.4.4 Keine Therapiefortschritte

Dieser Punkt betrifft vor allem Umwandlungs- und Fortführungsanträge, denn hier ist unter anderem über den Behandlungsverlauf zu berichten. Falls beispielsweise ein expositionsbasiertes Vorgehen im Bericht beschrieben wird, mit dem Patienten aber bis zur 20. Sitzung der Kurzzeittherapie noch keinerlei Expositionsübungen durchgeführt wurden, dann ist dies (gut) zu begründen. Dies gilt auch für die „Wirkungslosigkeit“ anderer beschriebener Interventionen sowie bei mangelnder Compliance seitens des Patienten.

8.4.5 Lebensumstände

Auch bestimmte Lebensumstände können einen Behandlungserfolg stark behindern oder unwahrscheinlich machen. Hierzu zählen beispielsweise körperliche Erkrankungen (z. B. dekompensierte chronisch obstruktive Lungenerkrankung [COPD]), die eine regelmäßige Teilnahme an therapeutischen Sitzungen erschweren oder unmöglich machen. Aber auch bei Opfern sexueller oder körperlicher Gewalt, die sich dauerhaft nicht aus den traumatisierenden Strukturen lösen können, kann keine gute Prognose für die Behandlung einer Posttraumatischen Belastungsstörung gestellt werden.

8.4.6 Darstellung der Prognose

Falls keine nennenswerten Voraussetzungen vorliegen, die an der Prognose für einen Behandlungserfolg zweifeln lassen, muss dazu nur kurz Stellung genommen werden. Folgende Formulierungshilfe kann genutzt werden:

> **Beispielformulierung: Prognose**
>
> Aufgrund der [hohen Motivation / des bisher gezeigten Engagements / tragfähigen therapeutischen Beziehung / stabilen sozialen Rahmenbedingungen / vorhandenen (finanziellen, sozialen, personalen) Ressourcen / vorhandenen Einsichtsfähigkeit / sozialen Unterstützung durch die Familie / guten intellektuellen Fähigkeiten etc.] ist die Prognose für die Erreichung der Therapieziele zum jetzigen Zeitpunkt als [gut / ausreichend gut / ausreichend] einzuschätzen.

Für den Fall, dass ernstzunehmende Gründe vorliegen, die an einer günstigen Prognose zweifeln lassen, sollten diese Gründe benannt werden. Anschließend werden die Argumente aufgeführt, die dennoch für eine ausreichend günstige Prognose sprechen (vgl. Beispiel).

> **Beispielformulierung: Prognose bei Faktoren, die eine ungünstige Prognose vermuten lassen**
>
> - Trotz des hohen Chronifizierungsgrades erscheint die Prognose für die Erreichung der Therapieziele ausreichend. Dafür spricht, dass die agoraphobische Symptomatik noch nie mit Mitteln der Verhaltenstherapie bearbeitet wurde (vorher tiefenpsychologische Behandlung).
> - Trotz der vier vorangegangenen Therapien erscheint die Prognose für die Erreichung der Therapieziele ausreichend zu sein, da sich die Patientin aufgrund der Trennung von ihrem Ehemann erstmalig genügend Motivation aufbringt, an der Überwindung ihrer Agoraphobie zu arbeiten.

Im Folgenden wird die Darstellung der Prognose anhand der vier Beispielfälle skizziert. Kurz benannt wurden jeweils individuelle Gründe für eine gute bzw. ausreichend gute Prognose. Für Frau M. wurde das Vorliegen von dependenten Persönlichkeitszügen als prognostisch weniger gut eingeschätzt. Zur Begründung, wieso dennoch von einer ausreichend guten Prognose ausgegangen werden kann, wurde hier auf den Behandlungsverlauf sowie auf die vorhandene Veränderungsbereitschaft verwiesen, die sich aus dem funktionalen Bedingungsmodell sowie den Therapiezielen ableiten lässt.

Fallbeispiele: Darstellung der Prognose

- *Herr K.:* Aufgrund der tragfähigen therapeutischen Beziehung und Bereitschaft zur aktiven Mitarbeit des Patienten ist die Prognose für die Erreichung der Therapieziele zum jetzigen Zeitpunkt als gut einzuschätzen.
- *Frau H.:* Aufgrund des bisher gezeigten Engagements sowie aufgrund der bisherigen Therapiefortschritte ist die Prognose für die Erreichung der Therapieziele zum jetzigen Zeitpunkt als gut einzuschätzen.
- *Frau M.:* Aufgrund des positiven Behandlungsverlaufs und der bestehenden Veränderungsbereitschaft ist die Prognose für die Erreichung der Therapieziele trotz der dependenten Persönlichkeitszüge zum jetzigen Zeitpunkt als ausreichend gut einzuschätzen.
- *Frau L.:* Aufgrund der tragfähigen therapeutischen Beziehung und der sehr guten intellektuellen Fähigkeiten ist die Prognose für die Erreichung der Therapieziele zum jetzigen Zeitpunkt als ausreichend gut einzuschätzen.

8.4.7 Prognose unter Berücksichtigung von Motivation, Umstellungsfähigkeit, inneren und äußeren Veränderungshindernissen der Bezugspersonen (Kinder und Jugendliche)

In den Abschnitten zur Krankheitseinsicht sowie zur Behandlungsplanung wurde bereits darauf hingewiesen, dass Eltern bzw. Bezugspersonen, abhängig vom Alter, Entwicklungsstand und Störungsbild des Kindes oder Jugendlichen, eine zentrale Rolle für die Behandlung spielen können. Daher ist die Prognose für die Erreichung der Therapieziele mitunter im wesentlichen Maße abhängig von der Motivation zur Mitarbeit und Umstellungsfähigkeit von relevanten Bezugspersonen.

Ähnliches gilt für äußere Faktoren, die sich wesentlich auf die Symptomatik bzw. das Problemverhalten des Kindes oder Jugendlichen auswirken können. Im Gegensatz zu erwachsenen Patienten können sich Kinder und Jugendliche selten die Rahmenbedingungen aussuchen oder diese eigenständig verändern. So ist ein ggf. notwendiger Schulwechsel aufgrund einer Überforderungssituation lediglich von den Eltern zu veranlassen und auch der Aufbau von Ressourcen, wie beispielsweise die Anmeldung in einem Verein, kann nur mit Genehmigung und Unterstützung der Eltern erfolgen.

Ohne ein Mindestmaß an Unterstützung oder Veränderungsbereitschaft seitens der Eltern oder wichtiger Bezugspersonen kann daher in manchen Fällen nicht von einer günstigen Prognose ausgegangen werden. Abhängig von der Rolle der Eltern bzw. Bezugspersonen im Gesamtbehandlungsplan sollte daher auch Stellung zur Motivation und Umstellungsfähigkeit dieser Personengruppe genommen werden. In Fällen, in denen an den relevanten Voraussetzungen kein Zweifel besteht, genügt in der Regel ein Standardsatz, der individuell ergänzt werden muss (vgl. Beispielformulierung).

Beispielformulierung: Prognose unter Berücksichtigung der Bezugsperson

Aufgrund [des guten Störungsverständnisses / der vorhandenen Einsichtsfähigkeit / der Bereitschaft zur Reflektion eigenen Verhaltens / der regelmäßigen und aktiven Teilnahme an den Sitzungen mit Bezugspersonen / der bisher gezeigten aktiven Mitarbeit / der geäußerten Bereitschaft zur Veränderung von ... / des bisher gezeigten Engagements hinsichtlich ...] der Eltern / der Bezugsperson ist die Prognose für die Erreichung der Therapieziele zum jetzigen Zeitpunkt als [gut / ausreichend gut / ausreichend] einzuschätzen.

Sollten ernstzunehmende Zweifel an der Motivation oder Umstellungsfähigkeit von relevanten Bezugspersonen bestehen, sollten diese Gründe benannt werden. Anschließend sollten Argumente aufgeführt werden, die dennoch für eine ausreichend günstige Prognose sprechen (siehe Beispiel).

Beispielformulierung: Prognose unter Berücksichtigung der Bezugsperson bei Faktoren, die eine ungünstige Prognose vermuten lassen

Trotz der depressionsbedingten Antriebsschwäche der Mutter ist die Prognose für die Erreichung der Therapieziele ausreichend günstig. Dafür sprechen die Bereitschaft der Mutter, sich einer eigenen Behandlung zu unterziehen sowie die Unterstützung durch die Tante der Patientin.

9 Umwandlungs- und Fortführungsanträge

Fortführungsanträge sind, anders als Umwandlungsanträge, nicht mehr per se gutachterpflichtig. Sofern das Gutachterverfahren beim Fortführungsantrag Einsatz findet, ist dies seitens der Krankenkasse nachvollziehbar zu begründen (§ 29 Psychotherapie-Richtlinie). Dennoch kann es vorkommen, dass Krankenkassen auch ohne gute Gründe auf das Gutachterverfahren bestehen oder der Vorgutachter (Umwandlungsantrag) im Rahmen der Begutachtung einen entsprechenden Vermerk gemacht hat. Auch wenn dies in der Praxis vermutlich eher selten vorkommen wird, soll dennoch in den folgenden Abschnitten das Erstellen eines Fortführungsantrags vorgestellt werden.

Die darzustellenden Inhalte für Umwandlungs- und Fortführungsanträge sind in Teilen identisch, so dass zunächst die Angaben für beide Berichtsarten im Überblick bzw. Vergleich dargestellt werden (vgl. Tabelle 9). Aus der Gegenüberstellung der Angaben zu Umwandlungsanträgen und Fortführungsanträgen lassen sich Gemeinsamkeiten und Unterschiede beider Antragsarten herausarbeiten.

Sowohl in Berichten zur Umwandlung als auch in Berichten zur Fortführung der Behandlung ist der bisherige Behandlungsverlauf zu beschreiben. Diese Angaben beziehen sich auch auf die Veränderung der Symptomatik und das Behandlungsergebnis hinsichtlich der Therapieziele. Wenn im Fall der Behandlung von Kindern und Jugendlichen Bezugspersonen mit in die Behandlung einbezogen werden, müssen auch entsprechende Angaben zur begleitenden Arbeit mit Bezugspersonen geschildert werden.

Die zu berichtenden Angaben unterscheiden sich lediglich hinsichtlich des Bezugspunktes: bei Fortführungsanträgen ist der entsprechende Referenzzeitpunkt der letzte Bericht, also in den meisten Fällen der Zeitraum zwischen Umwandlungs- und Fortführungsantrag, bei Umwandlungsanträgen ist (wenn die KZT ohne Gutachterverfahren genehmigt wurde) über den Zeitraum seit Beginn der Behandlung zu berichten. In beiden Formen von Berichten wird auch eine Begründung der Notwendigkeit für den jeweiligen Verlängerungsschritt gefordert.

In Fortführungsanträgen ist zusätzlich unter dem zweiten Gliederungspunkt auf die weitere bzw. ggf. veränderte Therapieplanung einzugehen, wozu Anpassungen oder Erweiterungen von Behandlungszielen und etwaige Veränderungen in den Behandlungsmethoden darzustellen sind. Daneben soll noch einmal eine neue Prognose erstellt werden. Explizit darzustellen sind darüber hinaus auch Planungen zum Therapieabschluss, die ggf. auch weiterführende Maßnahmen nach Ende der Therapie beinhalten können.

In beiden Berichtsarten sind ggf. weitere Ergebnisse psychodiagnostischer Testverfahren im Sinne einer Verlaufsmessung darzustellen. Darüber hinaus sollen im Fortführungsantrag unter dem zweiten Gliederungspunkt Angaben zur aktuellen Diagnose/n gemäß ICD-10 gemacht werden sowie der aktuelle psychische Befund dargestellt werden.

Ausgehend von den beschriebenen Gemeinsamkeiten und Unterschieden von Umwandlungs- und Fortführungsanträgen sollen im Kapitel 9.1 und im Kapitel 9.2 die Darstellung des Behandlungsverlaufes, der Symptomatik und der Therapieziele sowie die Begründung für die Umwandlung bzw. Fortführung gemeinsam für beide Antragsformen beschrieben werden.

Tabelle 9: Gegenüberstellung von notwendigen Angaben bei Umwandlungs- und Fortführungsanträgen

Umwandlungsantrag	Fortführungsantrag
Bisheriger Behandlungsverlauf, Veränderung der Symptomatik und Ergebnis in Bezug auf die Erreichung bzw. Nichterreichung der Therapieziele; bei Kindern und Jugendlichen auch bezüglich der begleitenden Arbeit mit den Bezugspersonen	Darstellung des bisherigen Behandlungsverlaufs seit dem letzten Bericht, der Veränderung der Symptomatik und des Behandlungsergebnisses in Bezug auf die Erreichung bzw. Nichterreichung der Therapieziele; bei Kindern und Jugendlichen auch bezüglich der begleitenden Behandlung der Bezugspersonen
Begründung der Notwendigkeit der Umwandlung der Kurzzeittherapie in eine Langzeittherapie	Begründung der Notwendigkeit der Fortführung der Behandlung, weitere Therapieplanung, geänderte/erweiterte Behandlungsziele, geänderte Behandlungsmethoden und -techniken, Prognose, Planung des Therapieabschlusses, ggf. weiterführende Maßnahmen nach Ende der Therapie
Weitere Ergebnisse psychodiagnostischer Testverfahren	Aktuelle Diagnose/n gemäß ICD-10 und aktueller psychischer Befund, weitere Ergebnisse psychodiagnostischer Testverfahren

Es folgen dann Überlegungen zur weiteren Therapieplanung und zu weiteren Maßnahmen, die spezifisch für Fortführungsanträge dargestellt werden. Nicht weiter eingegangen wird auf die Darstellung von Ergebnissen weiterer psychodiagnostischer Testverfahren, die erneute Prognose, aktuelle Diagnose gemäß ICD-10 sowie den psychischen Befund, da diese Punkte bereits in vorherigen Kapiteln beschrieben wurden und sich die zu berichtenden Inhalte nicht von den dort dargestellten unterscheiden.

9.1 Behandlungsverlauf

9.1.1 Grundsätzliche Überlegungen zur Darstellung des Behandlungsverlaufs

In der Psychotherapie-Richtlinie des Gemeinsamen Bundesausschusses wird eine seelische Krankheit als „krankhafte Störung der Wahrnehmung, des Verhaltens, der Erlebnisverarbeitung, der sozialen Beziehungen und der Körperfunktionen" verstanden (§ 2 Abs. 1). Weiter heißt es dort, dass Psychotherapie keine Leistung der GKV ist, „wenn sie nicht dazu dient, eine Krankheit zu erkennen, zu heilen, ihre Verschlimmerung zu verhüten oder Krankheitsbeschwerden zu lindern" (§ 1 Abs. 5). Psychotherapeutische Leistungen können von Therapeutinnen und Therapeuten im Rahmen dieser Richtlinie erbracht werden, „soweit und solange eine seelische Krankheit vorliegt" (§ 1 Abs. 1). Die Festlegung des dafür notwendigen Behandlungsumfangs soll sowohl unter therapeutischen Gesichtspunkten erfolgen als auch unter wirtschaftlichen (vgl. § 27 Abs. 1).

An dieser Stelle ist hervorzuheben, dass Psychotherapie im Sinne der Richtlinie nicht nur die Aufgabe hat, die Erkrankung zu heilen, also eine Symptombeseitigung oder Vollremission anzustreben. Ihre Aufgabe kann auch darin bestehen, die Verschlimmerung zu verhüten oder Krankheitsbeschwerden zu lindern. Therapeutische Ziele können sich auch auf Teilaspekte des Krankheitsbegriffs beziehen (Wahrnehmung, Verhalten, Erlebnisverarbeitung, soziale Beziehungen und Körperfunktionen). Dementsprechend ist in Umwandlungs- und Fortführungsanträgen neben der Entwicklung der Symptomatik auch zum Stand der Erreichung bzw. Nichterreichung von entsprechenden Therapiezielen zu berichten.

Zu bedenken ist, dass keinerlei Veränderungen in Richtung Symptomreduktion oder Erreichung der Therapieziele eher eine ungünstige Prognose vermuten lässt, während das weitgehende Erreichen der Therapieziele oder eines symptomfreien Zustandes eher für die Beendigung der Behandlung spricht. Je weiter eine Behandlung vorangeschritten ist, desto mehr stellt sich auch die Frage nach der Wirtschaftlichkeit der Behandlung. So ist es beispielsweise schwer zu begründen, wieso bei einem Fortführungsantrag weitere 20 Einheiten Verhaltenstherapie beantragt werden, wenn es in den zurückliegenden 60 Sitzungen keinerlei nennenswerte Fortschritte hinsichtlich der anfangs geschilderten Symptomatik oder hinsichtlich der Zielerreichung gegeben hat. Ebenfalls nicht gut zu begründen ist der Antrag, wenn es in der Zwischenzeit zur Remission der Symptomatik gekommen ist und/ oder die wesentlichen Therapieziele erreicht wurden.

9.1.2 Gliederung und Angaben hinsichtlich des Behandlungsverlaufs

Der Bericht über den zurückliegenden Therapieabschnitt sollte mit einem Überblick über die Art und Anzahl der bisherigen Sitzungen beginnen. Es folgt dann eine kurze Stellungnahme zur Mitarbeit und Compliance des Patienten. Anschließend werden die bisher durchgeführten Methoden dargestellt, die sich aus dem zuvor dargestellten Behandlungsplan und den Zielen ergeben. Abschließend sollte zusammenfassend über die bereits veränderte Symptomatik sowie die bereits erreichten Therapieziele oder Teilziele berichtet werden. Ein Überblick über die Angaben zum Behandlungsverlauf findet sich in Kasten 8.

Kasten 8: Mögliche Gliederungspunkte zur Beschreibung des Behandlungsverlaufes

- Behandlungsart (Akuttherapie, KZT 1/KZT 2) ggf. Reststundenübernahme und Anzahl der Sitzungen und längere Unterbrechungen
- Mitarbeit/Compliance
- Behandlungsverlauf, durchgeführte Methoden
- Veränderungen in der Symptomatik
- Erreichung von Behandlungszielen

Die weiterhin bestehenden Symptome, nicht oder noch nicht abschließend bearbeiteten Ziele und dafür verantwortlichen Umstände werden in einem weiteren Abschnitt benannt, da sich daraus die Begründung für die Verlängerung der Behandlung ableiten lässt (siehe unten).

9.1.2.1 Behandlungsart und Anzahl der Sitzungen

Da sich nicht immer zweifelsfrei aus den Angaben der PTV 2-Formulare erkennen lässt, in welcher Form und in welchem Umfang bereits erbrachte Leistungen durchgeführt wurden, sollte dies kurz zu Beginn berichtet werden. Dies gilt insbesondere dann, wenn Restkontingente von anderen Therapeuten übernommen wurden und somit die auf dem PTV 2-Formular aufgeführten bereits durchgeführten Therapieeinheiten nicht mit den Standardkontingenten übereinstimmen. Falls eine Kombinationsbehandlung durchgeführt wurde, sollte benannt werden, wie viele Einheiten in der Einzeltherapie und wie viele in der Gruppe in

Anspruch genommen wurden. Sollten sich wesentliche Verzögerungen oder Unterbrechungen ergeben haben bzw. der Umwandlungsantrag nach der achten Sitzung KZT 2 gestellt worden sein, ist dies kurz zu begründen. Im Folgenden sind entsprechende Beispiele zur Behandlungsart und Anzahl der Sitzungen beschrieben.

Beispiele: Beschreibung von Behandlungsart und Anzahl der Sitzungen

- Die bisher durchgeführte Kurzzeittherapie wurde zur Indikationsprüfung einer Langzeittherapie durchgeführt und umfasste bis zum heutigen Zeitpunkt 19 Sitzungen.
- Aufgrund der anfänglich krisenhaften Entwicklung wurde zur Stabilisierung bisher eine Akuttherapie durchgeführt, die jedoch nun in eine Langzeittherapie umgewandelt werden soll.
- Aufgrund des Umzugs der Patientin konnte die bereits begonnene Behandlung nicht weitergeführt werden und es wurden acht Einheiten des bereits bewilligten KZT 1-Kontingentes übernommen. Durchgeführt wurden bis zum jetzigen Zeitpunkt sechs Einheiten des bewilligten KZT 2-Kontingents.
- Erkrankungsbedingt konnte die Behandlung durch die Vorbehandlerin nicht abgeschlossen werden, so dass insgesamt 26 Einheiten aus der bewilligten Langzeittherapie (60 Einheiten Einzelbehandlung) übernommen wurden. Davon wurden bis zum jetzigen Zeitpunkt 20 Sitzungen durchgeführt.
- Der Patient gibt an, bis 6 Monate vor Therapiebeginn bei einem anderen Therapeuten in Behandlung gewesen zu sein. Dieser habe aber auf seine Anrufe nicht mehr reagiert, so dass sich der Patient um einen neuen Behandlungsplatz gekümmert habe. Die genaue Anzahl der in Anspruch genommenen Therapieeinheiten ließ sich nicht feststellen.
- Bewilligt wurden KZT 1 und KZT 2, wovon bisher 15 Therapieeinheiten durchgeführt wurden. Eine längere Unterbrechung der Behandlung ergab sich durch ein Auslandssemester der Patientin.

9.1.2.2 Mitarbeit und Compliance

Zur Darstellung des Behandlungsverlaufes gehört eine kurze Einschätzung der Mitarbeit bzw. Compliance des Patienten, was verschiedene, nicht unmittelbar störungsbezogene Aspekte, wie beispielsweise das regelmäßige Erscheinen, Umsetzung von besprochenen Aufgaben oder das Einlassen auf das Behandlungskonzept, umfassen kann, wie dies im Folgenden anhand einiger Beispiele dargestellt ist. Es können aber auch die therapeutische Beziehung bzw. Störungen in der Beziehung geschildert werden.

Beispiele: Beschreibung von Compliance und Mitarbeit

- Der Patient zeigte sich sehr motiviert, nahm regelmäßig und pünktlich an den Sitzungen teil und es gelang ihm, sich in vielen Bereichen zu öffnen, was ihm anfangs sichtlich schwerfiel. Er führte weitgehend zuverlässig die besprochenen Stimmungs- und Aktivitätsprotokolle.
- In den ersten Sitzungen standen der Beziehungsaufbau und die Vermittlung von angstspezifischen Inhalten im Vordergrund. Die Patientin war zu Beginn der Behandlung sehr misstrauisch, ihr gelang es aber, sich zunehmend auf die therapeutische Beziehung einzulassen. Sie war dann in der Lage, die vermittelten Konzepte gut nachzuvollziehen und sich auch mithilfe von Literatur vertieft mit dem Thema Angsterkrankungen auseinanderzusetzen.
- Der Patient konnte sich anfangs nur schwer auf das expositionsbasierte Vorgehen einlassen. Im weiteren Verlauf zeigte er sich aber zunehmend motiviert, Übungen sowohl in der Therapie als auch in Form von Hausaufgaben in seinem häuslichen Umfeld durchzuführen.
- Beide Elternteile erschienen gemeinsam zu den vereinbarten Bezugspersonensitzungen und zeigten sich offen gegenüber dem besprochenen Behandlungsplan. Den vereinbarten Verstärkerplan sowie die Belohnungsstrategien setzen sie zuverlässig und kontinuierlich um.

9.1.2.3 Bisheriger Behandlungsverlauf und durchgeführte Methoden

Die Beschreibung des bisherigen Behandlungsverlaufes sowie Aussagen zur Veränderung der Symptomatik und dem bisherigen Ergebnis hinsichtlich der Erreichung bzw. Nichterreichung der Behandlungsziele gehören zu den zentralen Angaben bei Umwandlungs- und Fortführungsanträgen. Aus der Darstellung leiten sich unter anderem die Angemessenheit der Behandlung sowie die Prognose ab.

Bei der Darstellung geht es nicht um eine detaillierte und streng chronologische Nacherzählung der einzelnen Behandlungsschritte und Ereignisse, sondern vielmehr um eine summative, zusammenfassende Darstellung von durchgeführten Methoden und deren Ergebnissen. Zu den Methoden gehören alle im Behandlungsplan aufgeführten Verfahren wie kognitive Umstrukturierung, Training sozialer Kompetenzen oder expositionsbasierte Verfahren.

In manchen Fällen ist es sinnvoll, den Therapieverlauf in grobe Abschnitte zu unterteilen. Solche Abschnitte können durch Sätze wie: „Zu Beginn der Behandlung“, „Im weiteren Verlauf der Therapie ...“ oder „Am Ende des zurückliegenden Therapieabschnittes“ eingeleitet werden.

Die Behandlungsverläufe der Beispielpatienten Frau H. und Frau M. sind am Ende von Kapitel 9.2 gemeinsam mit der Begründung für die Umwandlung dargestellt.

9.2 Begründung für die Umwandlung bzw. Fortführung

Die Begründung zur Umwandlung oder Fortführung der Behandlung sollte sich in aller Regel aus den Therapiezielen, der Behandlungsplanung sowie aus dem bisherigen Therapieverlauf ableiten. Die Begründungen können sich auf die in Kasten 9 genannten Aspekte beziehen, wobei die genannten Bereiche keinen Anspruch auf Vollständigkeit erheben und sich teils überschneiden.

Kasten 9: Mögliche Gründe, die für eine Umwandlung oder Fortführung sprechen

- Noch nicht alle notwendigen Behandlungsmethoden durchgeführt
- Offene Zielbereiche / keine ausreichende Erreichung eines wichtigen Ziels
- Neu hinzugekommene Problembereiche
- Persistierende Symptomatik / Residualsymptomatik
- Komplikationen / Life Events / Krisen
- Instabilität / Rückfallgefahr

Sollten Gründe für die Verlängerung vorliegen, so sind diese kurz aber konkret zu beschreiben. Wurden beispielsweise noch nicht alle notwendigen Behandlungsmethoden durchgeführt, so sind diese zu nennen und es ist ggf. zu begründen, wieso diese noch nicht umgesetzt werden konnten. Gleiches gilt für Komplikationen oder Krisen, die kurz skizziert werden sollten, falls diese den Therapieprozess erschwert oder verlangsamt haben und sich daraus die Notwendigkeit zur Umwandlung oder Fortführung ergibt.

Abschließend sollte kurz das weitere therapeutische Vorgehen beschrieben werden. Zusätzlich sollte das beantragte Stundenkontingent genannt werden. Dies gilt insbesondere für den Fall, dass sich z. B. aufgrund von Reststundenübernahmen Abweichungen vom Standardkontingent ergeben. Bei Kombinationsbehandlungen sollten die Einheiten für die Einzel- und Gruppenbehandlung getrennt aufgeführt werden (z. B. 26 Einheiten Einzeltherapie und 10 Einheiten Gruppenbehandlung).

Noch nicht alle notwendigen Behandlungsmethoden durchgeführt

Gerade bei umfangreichen Behandlungsplänen lassen sich oft nicht alle geplanten Behandlungsmethoden innerhalb einer Kurzzeittherapie durchführen. So können beispielsweise bei depressiven Störungen im ersten Therapieabschnitt erfolgreich depressogene Annahmen bearbeitet und Aktivitäten aufgebaut worden sein, jedoch konnten ggf. noch keine sozialen Kompetenzen vermittelt und eingeübt werden. Die aus „Zeitgründen" noch nicht durchgeführten Methoden können einen Grund zur Weiterbehandlung darstellen und sollten im Bericht aufgeführt werden.

Dies gilt insbesondere auch für Behandlungspläne komorbider Erkrankungen, in denen oft die Arbeit an einem Symptombild zu Beginn im Vordergrund steht und zunächst entsprechende Methoden für dieses Erkrankungsbild durchgeführt werden. So kann bei einer Patientin mit einer Posttraumatischen Belastungsstörung (PTBS) und komorbiden Anorexie anfangs die Behandlung der Essstörung im Vordergrund stehen, während die ebenfalls im Behandlungsplan erwähnten PTBS-spezifischen Methoden aufgrund mangelnder Stabilität oder vordringlicherer Therapieziele zunächst noch nicht durchgeführt wurden.

Offene Zielbereiche / keine ausreichende Erreichung eines wichtigen Ziels

Auch die noch nicht abschließende Bearbeitung eines Behandlungsziels oder noch gar nicht bearbeitete Behandlungsziele können einen Grund zur Verlängerung der Behandlung darstellen. Vermeidet ein Patient mit einer Angst- oder Zwangserkrankung beispielsweise verschiedene Situationen oder Orte, so kommt es häufig vor, dass noch nicht alle entsprechenden Situationen innerhalb einer Kurzzeittherapie exponiert werden konnten. Die noch nicht ausreichende Zielerreichung im Zielbereich „Vermeidungsverhalten abbauen" kann dann ein Argument darstellen, mit dem die Verlängerung der Behandlung begründet werden kann.

Neu hinzugekommene Problembereiche

Trotz gründlicher Anamnese und Therapieplanung in der Vorphase einer Therapie kommt es immer wieder vor, dass wichtige Problembereiche am Anfang der Therapie noch nicht absehbar sind. Dies kann daran liegen, dass Patienten bestimmte Problembereiche anfangs aufgrund einer gewissen Ich-Syntonie noch nicht als problemdeterminierend erkannt haben (z. B. Abhängigkeit gegenüber Partner) oder aufgrund von Scham bzw. noch nicht ausreichendem Vertrauen anfangs verschwiegen haben (z. B. Missbrauchs- oder Gewalterfahrungen, sexuelle Störungen). Andere Problembereiche ergeben sich auch erst durch bestimmte Ereignisse in einer laufenden Therapie (z. B. schwere Erkrankungen, Tod eines nahen Angehörigen) und erfordern dann ggf. eine Ergänzung des Behandlungsplans.

Weiterhin stellt sich zum Teil erst im Laufe der Behandlung heraus, dass die anfangs präsentierte Symptomatik Ausdruck bzw. Folge einer zugrunde liegenden anderen Erkrankung ist. Dies gilt beispielsweise für Panikattacken oder Essanfälle, die sich ggf. erst im Laufe der Behandlung als Epiphänomene einer Borderline-Erkrankung werten lassen. Auch können sich anfangs als Agoraphobie oder Zwangsstörung diagnostizierte Symptome als Folge einer komplexen Traumatisierung herausstellen. In solchen Fällen ist eine Anpassung des Behandlungsplans und damit auch eine Verlängerung der Behandlung zu rechtfertigen.

Persistierende Symptomatik und Residualsymptomatik

Ein weiteres Argument für die Verlängerung einer Behandlung kann sich aus der persistierenden Symptomatik ergeben. Gerade bei eher chronischen Störungsverläufen ist nicht mit einer raschen Symptomverbesserung oder Remission zu rechnen. Hierzu zählen langjährig bestehende Essstörungen; komplexe Traumafolgestörungen oder chronische Verläufe depressiver Störungen, um nur einige Beispiele zu nennen. In solchen Fällen kann die Grundsymptomatik trotz angemessener Behandlung weiter bestehen und dies eine Weiterführung der Behandlung rechtfertigen.

Einige Störungen setzen laut Diagnosekriterien eine gewisse Anzahl an Symptomen oder eine gewisse Zeitdauer der Symptome voraus. So ist die Diagnose einer Bulimie laut DSM-5 nur dann zu vergeben, wenn in einem Zeitraum von drei Monaten durchschnittlich mindestens einmal pro Woche eine Essattacke mit kompensatorischem Verhalten auftritt. Sollte sich als Erfolg der Behandlung eine geringere Frequenz von Heißhungerattacken eingestellt haben, aber das Problem mit einer geringeren durchschnittlichen Häufigkeit weiterhin bestehen, so ist dies ein Grund zur Weiterbehandlung, selbst wenn formal die Diagnosekriterien nicht mehr vollständig erfüllt sind. Auch bei depressiven Erkrankungen kommt es häufig auch nach weitgehender Remission zum Weiterbestehen von Restsymptomen. Hierzu zählen beispielsweise Schlafstörungen und Antriebsstörungen, deren Behandlung mit spezifischen Methoden auch nach Remission oder Teilremission der Erkrankung gerechtfertigt erscheint.

Komplikationen und Krisen

Zu den Komplikationen gehören beispielsweise gescheiterte berufliche Wiedereingliederungsprozesse, Rezidive von körperlichen Erkrankungen (z.B. Krebserkrankungen) und andere Formen von Rückschlägen, die während einer an und für sich angemessenen und sich positiv entwickelnden Behandlung auftreten können. Ebenso können Krisen, wie zum Beispiel suizidale Krisen oder Krisen im Zusammenhang mit der juristischen Auseinandersetzung, bei Opfern traumatischer Erfahrungen einen Therapieprozess verlangsamen oder zu längeren Unterbrechungen durch Klinikaufenthalte führen. Krisen und Komplikationen können aber auch nach einem bereits weitgehend abgeschlossenen Therapieprozess auftreten, wenn beispielsweise im Rahmen des Ausschleichens einer erfolgreichen Therapie entsprechende Ereignisse auftreten und zu einer Exazerbation der Symptomatik führen.

Instabilität und Rückfallgefahr

Als weitere Begründung für eine Verlängerung der Behandlung kann die Instabilität bzw. drohende Rückfallgefahr angeführt werden. Psychotherapie hat, wie bereits oben erwähnt, auch die Aufgabe die Verschlimmerung einer Erkrankung zu verhüten. Damit kommt der psychotherapeutischen Behandlung streng genommen auch die Aufgabe der Tertiärprävention zu, bei der es nach der Akutbehandlung einer Erkrankung um die Verhinderung von Folgeschäden und Rückfällen geht. Dies kann der Fall sein, wenn bestimmte Kompetenzen oder Fertigkeiten aufgebaut wurden, diese aber noch nicht sicher und zuverlässig vom Patienten eingesetzt werden können. Die Instabilität oder drohende Rückfallgefahr kann sich aber auch auf die Symptomatik selbst beziehen. So kann es auch nach längeren symptomfreien Intervallen zu belastungsabhängigen Rezidiven der Symptomatik kommen, was möglicherweise auf einen Mangel an Stabilität hinweist (z.B. Selbstverletzung nach längerer Phase ohne selbstverletzende Verhaltensweisen) und eine Weiterbehandlung rechtfertigen kann.

Die beispielhaften Behandlungsverläufe von Frau H. und Frau M. werden im Folgenden dargestellt. In den Berichten sind die oben beschriebenen Angaben, wie z.B. bisher durchgeführte Therapieeinheiten, Compliance, Angaben zu bisher durchgeführten Methoden und Gründe, die für eine Umwandlung bzw. Fortführung sprechen, enthalten. In eckigen Klammern wird jeweils benannt, auf welchen Aspekt die Aussagen bzw. die Passagen Bezug nehmen. Die Erläuterungen in den Klammern sind selbstverständlich bei der Erstellung des Berichts an den Gutachter wegzulassen und dienen an dieser Stelle nur der Erläuterung.

Fallbeispiel: Frau H. – Behandlungsverlauf und Begründung zur Umwandlung

Durchgeführt wurden bisher 20 Therapieeinheiten (KZT 1 und KZT 2) *[Behandlungsart]*. Die Patientin zeigte sich sehr motiviert, nahm regelmäßig und pünktlich an den Sitzungen teil. Es benötigte einige Zeit, bis es der Patientin gelang, ihr Misstrauen und ihre Anspannung abzulegen und sich auf das traumatherapeutische Konzept einzulassen *[Compliance/Mitarbeit]*. In den ersten Sitzungen standen der Beziehungsaufbau und die Vermittlung von PTBS-spezifischen Inhalten im Vordergrund (Diagnose, Störungsmodell etc.). Zunächst wurde an der Stimmungsstabilisierung gearbeitet und Skills zur Emotionsregulation vermittelt *[Durchgeführte Methoden Depression]*. Nach dem weitgehenden Abklingen der depressiven Symptomatik *[Veränderung der*

Symptomatik Depression] wurde mit der Traumatherapie begonnen. Bearbeitet wurden relevante Kognitionen hinsichtlich Schuld und Verantwortung. Da intrusives Wiedererleben und Albträume im Vordergrund standen, wurden In-sensu-Expositionen geplant und das entsprechende Vorgehen vermittelt. Parallel dazu wurden Strategien zur Emotionsregulation weiter eingeübt *[Durchgeführte Methoden Trauma]*. Die Durchführung der In-sensu-Expositionen erbrachte eine deutliche Remission der Intrusionen und Albträume *[Veränderung der Symptomatik Trauma]*. Weiterhin bestehen jedoch noch Vermeidungsverhaltensweisen (Haus alleine verlassen, berührt werden) *[Residualsymptomatik Trauma]*, so dass im kommenden Therapieabschnitt die geplanten Diskriminations- und In-vivo-Expositionen durchgeführt werden sollen *[Noch nicht durchgeführte Methoden Trauma]*. Ebenfalls ist geplant, die lebensgeschichtlich relevanten Situationen und die daraus resultierenden Grundannahmen zu bearbeiten *[Offener Zielbereich]*.

Fallbeispiel: Frau M. – Behandlungsverlauf und Begründung zur Umwandlung

Die bisher durchgeführte Kurzzeittherapie (KZT 1 und KZT 2) umfasste bis zum heutigen Zeitpunkt 19 Sitzungen *[Behandlungsart]*. Die Patientin zeigte sich motiviert, nahm regelmäßig und pünktlich an den Sitzungen teil und es gelang ihr, sich in vielen Bereichen zu öffnen, was ihr anfänglich sichtlich schwerfiel. Frau M. konnte die vermittelten Konzepte gut nachvollziehen und begann sich auch mithilfe von Literatur vertieft mit dem Thema Angsterkrankungen auseinanderzusetzen *[Compliance/Mitarbeit]*. In den ersten Sitzungen standen der Beziehungsaufbau und die Vermittlung von angstspezifischen Inhalten im Vordergrund. Durchgeführt wurden anfänglich motivationsbezogene Strategien im Sinne einer Ziel-Wert-Klärung (Wie sieht ein angstfreies Leben aus? Wozu lohnt es sich, die Angst zu bewältigen?), die mit imaginativen Verfahren unterstützt wurden. Durchgeführt wurden dann interozeptive Expositionen und vermittelt wurden bewältigungsorientierte Techniken *[Durchgeführte Methoden]*. Spontan auftretende Panikattacken traten nur noch in abgeschwächter Form auf und konnten von der Patientin zunehmend bewältigt werden *[Veränderung der Symptomatik]*. Begonnen wurde mit der Durchführung von Expositionsübungen zunächst mit therapeutischer Begleitung. Im weiteren Verlauf begann Frau M. alltägliche Situationen als Expositionsübungen zu nutzen (z. B. alleine zum Friseur und einkaufen gehen) *[durchgeführte Methoden]*. Bei der Planung und Durchführung von Expositionsübungen zeigte sich, dass die latenten Konflikte mit ihrem Mann mit zunehmender Autonomie immer stärker zu Tage traten, was sich teils auf die Motivation zur Angstbewältigung auswirkte *[Komplikationen]*. Geplant sind weitere 36 Einheiten Verhaltenstherapie, in denen die Expositionsübungen in Bezug auf das agoraphobische Verhalten weitergeführt werden sollen

[Offener Zielbereich]. Ergänzend sollen parallel die genannten Therapiebausteine im zwischenmenschlichen Bereich (Wünsche/Bedürfnisse; Autonomieentwicklung etc.) bearbeitet werden *[Offener Zielbereich]*. Zur weiteren Autonomieentwicklung sollen dann individuelle positive Aktivitäten und Entscheidungen weiterentwickelt und erprobt werden sowie problematische (abhängige) Beziehungsmuster bearbeitet werden *[Weitere Methoden]*.

9.3 Spezifische Angaben bei Fortführungsanträgen

9.3.1 Weitere Therapieplanung

In Fortführungsanträgen muss auf die weitere Behandlungsplanung eingegangen werden. Dem Gutachter liegt bei einem Fortführungsantrag in aller Regel der Bericht zum Umwandlungsantrag mit den zum damaligen Zeitpunkt gültigen Zielen und geplanten Behandlungsmethoden vor. Es ist daher darauf zu achten, hierauf Bezug zu nehmen. Sinnvoll ist es, den Bericht zum Umwandlungsantrag dem Fortführungsantrag beizulegen, da es vorkommen kann, dass nicht der Vorgutachter die Begutachtung vornimmt.

Die weitere Therapieplanung kann sich auf die Fortführung oder Vertiefung bestimmter Methoden beziehen, wenn diese noch nicht oder noch nicht abschließend durchgeführt werden konnten. Auch die Beibehaltung von Behandlungszielen kann sinnvoll sein, wenn diese noch nicht oder nicht vollständig bearbeitet wurden. Insbesondere sollten jedoch Änderungen zum bisher geplanten Vorgehen beschrieben werden, falls diese indiziert sind. Daneben können sich im Laufe des zurückliegenden Therapieabschnitts neue Behandlungsziele ergeben haben oder bestehende Behandlungsziele müssen angepasst werden. Dies gilt auch für den Fall, dass sich die ursprünglich formulierten Behandlungsziele im zurückliegenden Behandlungsabschnitt als zu optimistisch erwiesen haben und daher verringert werden müssen (siehe Dieckmann et al., 2018).

9.3.2 Planung des Therapieabschlusses, ggf. weiterführende Maßnahmen nach Ende der Therapie

Ein weiterer wichtiger Punkt in Fortführungsanträgen ist die Planung des Therapieendes. Eine Therapie mit 80 Einheiten erstreckt sich meist über zwei Jahre und mehr, so dass es unverantwortlich wäre, diese nach Erreichung des Kontingentendes einfach ohne Weiteres zu beenden. Daher ist im Bericht an den Gutachter zum Fortführungsantrag explizit dazu Stellung zu nehmen, wie der Therapieabschluss gestaltet werden soll. Solche Überlegungen reichen vom Ausschleichen der

Therapie bis hin zu längeren therapiefreien Intervallen mit Booster-Sitzungen. Entsprechende Überlegungen können sich aber auch auf die Gestaltung der therapeutischen Beziehung beziehen, sowie auf inhaltliche Aspekte wie das Erarbeiten von Rückfallplänen oder den Aufbau von notwendigen Ressourcen.

Die Planung von weiterführenden Maßnahmen nach Ende der Therapie kann ebenfalls wichtig sein, um dem Patienten nach Beendigung der Therapie eine Alternative zur psychotherapeutischen Behandlung zu schaffen. Diese sollten dann rechtzeitig mit dem Patienten gemeinsam besprochen und umgesetzt werden. Zu diesen Maßnahmen können die Vermittlung an Selbsthilfegruppen, die Weiterleitung an psychiatrische Institutsambulanzen, die Anbindung an Strukturen des sozialpsychiatrischen Dienstes oder Angebote anderer Träger psychosozialer Hilfe gehören. Dafür ist es notwendig, sich mit den psychosozialen Hilfeangeboten der Umgebung auszukennen und gemeinsam mit dem Patienten nach angemessenen Formen weiterer Unterstützung Ausschau zu halten.

10 Was tun bei Ablehnung oder Kürzung?

10.1 Ablehnung des Antrags

Wird der Antrag durch den Gutachter abgelehnt („nicht befürwortet"), muss dieser die Ablehnung in seiner Stellungnahme gut und nachvollziehbar begründen. Dies beinhaltet, dass alle Gründe genannt werden müssen, die zur Nicht-Befürwortung geführt haben. Rein formale Mängel eines Antrags bzw. eines Berichtes sind keine ausreichende Begründung für eine Ablehnung (z.B. fehlende Unterschrift oder falsch eingetragene Leistungen).

Befürwortet ein Gutachter den Antrag nicht und lehnt die Krankenkasse daraufhin die Übernahme der Kosten für den weiteren Bewilligungsschritt ab, kann Widerspruch dagegen eingelegt und das Obergutachterverfahren eingeleitet werden. Der Widerspruch gegen diesen Bescheid muss vom Patienten eingelegt werden, wobei dieser formlos und kurz sein kann („Einzeiler"). Der Therapeut muss den Widerspruch begründen, wobei er sich inhaltlich mit den Argumenten des Gutachters auseinandersetzen sollte. Empfehlenswert ist, dass der Therapeut in dem Widerspruchsschreiben zunächst die Gründe aufführt, die der Gutachter zur Begründung seiner Entscheidung angeführt hat und dann zu jedem einzelnen Punkt Stellung nimmt. Gemeinsam mit den Unterlagen des bisherigen Verfahrens (PTV 2, ggf. Konsiliarbericht, frühere Berichte, Ablehnung des Gutachters, ggf. frühere Stellungnahmen von Gutachtern) ist die Begründung in einem verschlossenen PTV 8-Umschlag an die Krankenkasse zu senden. Es empfiehlt sich ein Anschreiben an die Krankenkasse zu erstellen, in dem um die Einleitung des Obergutachterverfahrens gebeten wird, und dieses gemeinsam mit dem Widerspruch des Patienten und dem PTV 8-Umschlag an die Krankenkasse zu schicken. Die Einleitung eines Obergutachterverfahrens ist, wie auch ein gutachterpflichtiger Umwandlungs- oder Fortführungsantrag, gemäß EBM 35131 abrechenbar (Feststellung der Leistungspflicht).

10.2 Teilbefürwortung

Ein Gutachter hat auch die Möglichkeit, das beantragte Kontingent nicht in Gänze, sondern nur zu einem Teil zu befürworten. Dies wird vor allem dann der Fall sein, wenn Bedenken bestehen, dass eine Psychotherapie zum aktuellen Zeitpunkt hilfreich sein wird und der kommende Therapieabschnitt dazu genutzt werden sollte, die Gründe für diese Bedenken zu bearbeiten. Die Behandlung von Suchterkrankungen setzt beispielsweise eine Abstinenz nach spätestens zehn Therapiesitzungen voraus, so dass Gutachter häufig nur diese zehn Sitzungen befürworten werden und im Anschluss einen Nachweis der Abstinenz fordern werden. Unklare Motivationslage oder relevante äußere Hindernisse einer Veränderung können weitere Gründe für eine Teilbefürwortung sein. Formale Gründe wie das Fehlen von Teilen des Berichtes sollten nicht Anlass für eine Teilbefürwortung sein. Stattdessen sollte in diesen Fällen eine Nachbesserung des antragstellenden Therapeuten gewünscht und ermöglicht werden.

Da eine Teilbefürwortung keine Ablehnung ist, gibt es hier formal nicht die Möglichkeit, ein Obergutachten in Auftrag zu geben. Es hat sich aber gezeigt, dass viele Krankenkassen ein Obergutachten durchaus ermöglichen, wenn nur ein kleiner Teil der beantragten Therapieeinheiten befürwortet wurde. In diesen Fällen empfiehlt es sich, vorab telefonisch bei der Krankenkasse nach dieser Möglichkeit zu fragen. Die Einleitung eines Obergutachterverfahrens bei Teilbefürwortungen unterscheidet sich nicht von der beschriebenen Vorgehensweise.

Anhang

Literatur

Abel, U. & Hautzinger, M. (2013). *Kognitive Verhaltenstherapie bei Depressionen im Kindes- und Jugendalter*. Heidelberg: Springer. http://doi.org/10.1007/978-3-642-29791-5

Arbeitsgemeinschaft für Methodik und Dokumentation in der Psychiatrie (AMDP). (2018). *Das AMDP-System. Manual zur Dokumentation psychiatrischer Befunde* (10., korrigierte Aufl.). Göttingen: Hogrefe.

American Psychiatric Association (APA)/Falkai, P., Wittchen, H.-U., Döpfner, M., Gaebel, W., Maier, W., Rief, W., Saß, H. & Zaudig, M. (2015). *Diagnostisches und Statistisches Manual Psychischer Störungen DSM-5®*. Göttingen: Hogrefe.

Bartling, G. & Echelmeyer, L. (2016). *Problemanalyse im psychotherapeutischen Prozess: Leitfaden für die Praxis*. Stuttgart: Kohlhammer.

Beck, J. (2013). *Praxis der Kognitiven Verhaltenstherapie*. Weinheim: Beltz.

Blatter-Meunier, J. & Schneider, S. (2011). Trennungsangstprogramm für Familien (TAFF): Ein störungsspezifisches, kognitiv-behaviorales Therapieprogramm für Kinder mit Trennungsangst. *Praxis der Kinderpsychologie und Kinderpsychiatrie, 60* (8), 684–690.

Bohus, M. (2002). *Borderline-Störung*. Göttingen: Hogrefe.

Bohus, M. & Wolf-Arehult, M. (2018). *Interaktives Skillstraining für Borderline-Patienten: Das Therapeutenmanual*. Stuttgart: Schattauer.

Boos, A. (2014). *Kognitive Verhaltenstherapie nach chronischer Traumatisierung: Ein Therapiemanual*. Göttingen: Hogrefe.

Brakemeier, E.-L. & Normann, C. (2012). *Praxisbuch CBASP: Behandlung chronischer Depression*. Weinheim: Beltz.

Büch, H. & Döpfner, M. (2012). *Soziale Ängste: Therapieprogramm für Kinder und Jugendliche mit Angst- und Zwangsstörungen (THAZ) – Band 2*. Göttingen: Hogrefe.

Deutsche Gesellschaft für Psychiatrie, Psychotherapie und Nervenheilkunde (DGPPN). (2015). *S3-Leitlinie/Nationale VersorgungsLeitlinie Unipolare Depression* (Langfassung, AWMF-Register-Nr.: nvl-005, 2. Auflage, Version 5). Berlin: ÄZQ.

Dieckmann, M., Dahm, A. & Neher, M. (Hrsg.) (2018). *Faber/Haarstrick – Kommentar Psychotherapie-Richtlinien*. München: Elsevier.

Döpfner, M. Schürmann, S. & Frölich, J. (2013). *Therapieprogramm für Kinder mit hyperkinetischem und oppositionellem Problemverhalten (THOP)* (5. Aufl.). Weinheim: Beltz.

Ehlers, A. (1999). *Posttraumatische Belastungsstörung*. Göttingen: Hogrefe.

Equit, M., Sambach, H., Niemczyk, J. & Gontard, A. von (2013). *Ausscheidungsstörungen bei Kindern und Jugendlichen. Ein Therapieprogramm zur Blasen- und Darmschulung*. Göttingen: Hogrefe.

Gemeinsamer Bundesausschuss (G-BA). (2016). *Tragende Gründe zum Beschluss des Gemeinsamen Bundesausschusses über eine Änderung der Psychotherapie-Richtlinie: Strukturreform der ambulanten Psychotherapie*. Verfügbar unter https://www.g-ba.de/downloads/40-268-3842/2016-06-16_PT-RL_Aenderung_Strukturreform-amb-PT_TrG.pdf

Gontard, A. von (2010). *Enkopresis (Leitfaden Kinder- und Jugendpsychotherapie, Band 15)* Göttingen: Hogrefe.

Görtz-Dorten, A. & Döpfner, M. (2010). *Therapieprogramm für Kinder mit aggressivem Verhalten (THAV)*. Göttingen: Hogrefe.

Grawe, K. (1998). *Psychologische Therapie*. Göttingen: Hogrefe.

Grawe, K. (2004). *Neuropsychotherapie*. Göttingen: Hogrefe.

grosse Holtforth, M. (2001). Was möchten Patienten in ihrer Therapie erreichen? Die Erfassung von Therapiezielen mit dem Berner Inventar für Therapieziele (BIT). *Verhaltenstherapie und psychosoziale Praxis, 33*, 241–258.

grosse Holtforth, M. & Grawe, K. (2002). The Bern Investor of Treatment Goals. Development and first application of a taxonomy of treatment goals. *Psychotherapy Research, 12*(1), 79–99.

Hautzinger, M. (2013). *Kognitive Verhaltenstherapie bei Depressionen*. Weinheim: Beltz.

Hinsch, R. & Pfingsten, U. (2015). *Gruppentraining sozialer Kompetenzen GSK: Grundlagen, Durchführung, Anwendungsbeispiele*. Weinheim: Beltz.

Jacobi, C., Thiel, A. & Beintner, I. (2016). *Anorexia und Bulimia nervosa: Ein kognitiv-verhaltenstherapeutisches Behandlungsprogramm*. Weinheim: Beltz.

Kanfer, F., Reinecker, H. & Schmelzer, D. (2011). *Selbstmanagement-Therapie: Ein Lehrbuch für die klinische Praxis*. Berlin/Heidelberg: Springer.

Kanfer, F. & Saslow, G. (1965). Behavioral analysis: An alternative to diagnostic classification. *Archives of General Psychiatry, 12*(6), 529–538. http://doi.org/10.1001/archpsyc.1965.01720360001001

Kleinstäuber, M., Thomas, P., Witthöft, M. & Hiller, W. (2017). *Kognitive Verhaltenstherapie bei medizinisch unerklärten Körperbeschwerden und somatoformen Störungen*. Heidelberg: Springer.

König, J., Resick, P., Karl, R. & Rosner, R. (2012). *Posttraumatische Belastungsstörung: Ein Manual zur Cognitive Processing Therapy*. Göttingen: Hogrefe.

Kunz, O. & Teismann, T. (2014). *Moderne Ansätze der Depressionsbehandlung*. Tübingen: DGVT Verlag.

Lakatos, A. & Reinecker, H. (2016). *Kognitive Verhaltenstherapie bei Zwangsstörungen: Ein Therapiemanual* (4., überarb. Aufl.). Göttingen: Hogrefe.

Lauth, G.W. & Schlottke, P.F. (2009). *Training mit aufmerksamkeitsgestörten Kindern* (6., überarb. Aufl.). Weinheim: Beltz.

Legenbauer, T. & Vocks, S. (2017). *Manual der kognitiven Verhaltenstherapie bei Anorexie und Bulimie*. Heidelberg: Springer.

Lincoln, T. (2014). *Kognitive Verhaltenstherapie der Schizophrenie: Ein individuenzentrierter Ansatz*. Göttingen: Hogrefe.

Maercker, A. (2013). *Posttraumatische Belastungsstörungen*. Heidelberg: Springer.

Margraf, J. & Schneider, S. (2013). *Panik: Angstanfälle und ihre Behandlung*. Heidelberg: Springer.

Meyer, T.D. & Hautzinger, M. (2013). *Bipolare Störungen: Kognitiv-verhaltenstherapeutisches Behandlungsmanual*. Weinheim: Beltz.

Moritz, S. & Hauschildt, M. (2016). *Erfolgreich gegen Zwangsstörungen: Metakognitives Training – Denkfallen erkennen und entschärfen*. Heidelberg: Springer.

Moritz, S., Veckenstedt, R., Randjbar, S. & Vitzthum, F. (2010). *MKT+: Individualisiertes metakognitives Therapieprogramm für Menschen mit Psychose*. Heidelberg: Springer.

Nelson, H.E., Berger, M. & Beck, A.T. (2010). *Kognitiv-behaviorale Therapie bei Wahn und Halluzinationen: Ein Therapieleitfaden*. Stuttgart: Schattauer.

Potreck-Rose, F. & Jacob, G. (2016). *Selbstzuwendung, Selbstakzeptanz, Selbstvertrauen. Psychotherapeutische Interventionen zum Aufbau von Selbstwertgefühl*. Stuttgart: Klett-Cotta.

Reissner, V., Hebebrand, J. & Knollmann, M. (Hrsg.). (2015). *Beratung und Therapie bei schulvermeidendem Verhalten. Multimodale Interventionen für psychisch belastete Schulvermeider – das Essener Manual*. Stuttgart: Kohlhammer.

Rief, W. & Hiller, W. (2010). *Somatisierungsstörung*. Göttingen: Hogrefe.

Schneider, S. (2004). *Trennungsangstprogramm für Familien (TAFF)*. Unpubliziertes Manual an der Universität Basel.

Schneider, S. (2012). *Angststörungen bei Kindern und Jugendlichen: Grundlagen und Behandlung*. Heidelberg: Springer.

Schneider, S. & Margraf, J. (2017). *Agoraphobie und Panikstörung*. Göttingen: Hogrefe.

Sipos, V. & Schweiger, U. (2016). *Therapie der Essstörung durch Emotionsregulation*. Stuttgart: Kohlhammer.

Stangier, U., Heidenrich, T. & Peitz, M. (2009). *Soziale Phobien: Ein kognitiv-verhaltenstherapeutisches Behandlungsmanual*. Weinheim: Beltz.

Steil, R., Matulis, S., Schreiber, F. & Stangier, U. (2011). *Soziale Phobie bei Jugendlichen: Behandlungsmanual für die Kognitive Therapie*. Weinheim: Beltz.

Stiglmayr, C. & Gunia, H. (2016). *Dialektisch-Behaviorale Therapie (DBT) zur Behandlung der Borderline-Persönlichkeitsstörung: Ein Manual für die ambulante Therapie (Therapeutische Praxis)*. Göttingen: Hogrefe.

Suhr-Dachs, L. & Döpfner, M. (2015). *Leistungsängste: Therapieprogramm für Kinder und Jugendliche mit Angst- und Zwangsstörungen (THAZ) – Band 1*. Göttingen: Hogrefe. http://doi.org/10.1026/02695-000

Tan Tjhen, S. & Schlarb, A. A. (2012). KVT bei Enuresis. In A. A. Schlarb (Hrsg.), *Praxisbuch KVT mit Kindern und Jugendlichen: Störungsspezifische Strategien und Leitfäden* (S. 210–250). Weinheim: Beltz.

Vocks, S., Bauer, A. & Legenbauer, T. (2018). *Körperbildtherapie bei Anorexia und Bulimia nervosa. Ein kognitiv-verhaltenstherapeutisches Behandlungsprogramm* (3. Aufl.). Göttingen: Hogrefe. http://doi.org/10.1026/02862-000

WHO/Dilling, H., Mombour, W. & Schmidt, M. H. (2015). *Internationale Klassifikation psychischer Störungen. ICD-10 Kapitel V (F). Klinische diagnostische Leitlinien* (10., überarb. Aufl). Bern: Hogrefe.

Wölfling, K., Jo, C., Bengesser, I., Beutel, M. & Müller, K. W. (2013). *Computerspiel- und Internetsucht. Ein kognitiv-behaviorales Behandlungsmanual*. Stuttgart: Kohlhammer.

Berichte an den Gutachter – Fallbeispiele Erwachsene

Bericht an den Gutachter – Herr K. (Langzeittherapie)

1. 42-jähriger Elektrotechniker, Angestellter (Stadtverwaltung), lebt zusammen mit Partnerin, keine Kinder.
2. Der Patient berichtet über eine niedergeschlagene Stimmung. Oft breche er unvermittelt in Tränen aus. Er habe sich aus nahezu allen Aktivitäten zurückgezogen, die er zuvor gerne gemacht habe (Motorrad fahren, Modellbau) und könne keine Freude mehr empfinden. Er habe einen deutlich gesteigerten Appetit und habe seit Beginn der Symptomatik zehn Kilogramm zugenommen. Zwar könne er meist gut einschlafen, wache aber nach wenigen Stunden schweißgebadet auf und könne dann nicht mehr weiterschlafen. Tagsüber sei er teils so unruhig, dass er umherlaufe und nicht stillsitzen könne. Andererseits sei er ständig müde, fühle sich energielos und abgeschlagen, was dazu führe, dass er den größten Teil des Tages auf der Couch liege. Darüber hinaus beschreibt er ein durchgängiges Gefühl von Wertlosigkeit, er mache sich ständig Vorwürfe alles falsch gemacht und versagt zu haben. Seine Konzentrationsfähigkeit sei massiv gestört, so dass er seit Wochen kein Buch mehr habe lesen können und selbst einfachen Fernsehsendungen nicht mehr folgen könne. Zwischenzeitlich habe er darüber nachgedacht, sich das Leben zu nehmen, könne sich aber nun von diesen Gedanken distanzieren. **Psychischer Befund:** Der stämmige, leger und einfach gekleidete, gepflegt wirkende Patient berichtet mit leiser Stimme und bricht im Gespräch häufig in Tränen aus. Der Patient ist wach, bewusstseinsklar und zu allen Qualitäten voll orientiert. Keine Hinweise auf Wahnerleben, Sinnestäuschungen oder Störungen des Ich-Erlebens. Es bestehen Konzentrations- und Aufmerksamkeitsstörungen. Formale Denkstörung in Form von Grübeln. Keine abnormen Befürchtungen und Zwänge. Im Bereich der Affektstörungen finden sich Deprimiertheit, Ängstlichkeit, Insuffizienz- und Schuldgefühle, Störungen der Vitalgefühle sowie innerliche Unruhe. Antriebshemmung und motorische Unruhe. Keine circadianen Besonderheiten. Darüber hinaus zeigen sich

ein sozialer Rückzug sowie ein gestörter Schlaf in Form von Durchschlafstörungen. **Testdiagnostik:** BDI-II = 31; FLZ (Stanine): Gesundheit = 2, Arbeit/Beruf = 1, Freizeit = 1, Ehe/Partnerschaft = 3; Eigene Person = 2, Sexualität = 1, Bekannte/Verwandte = 2, Wohnung = 7. Der Patient ist krankheitseinsichtig und kann sich von Anfang an gut auf das vermittelte Krankheitskonzept einlassen.

3. Siehe Konsiliarbericht. Tagesklinische Behandlung vor zehn Jahren; ambulante psychiatrische Behandlung: Venlafaxin (225 mg), seit drei Monaten krankgeschrieben. Keine psychotherapeutische Vorbehandlung. Kein Hinweis auf Sucht oder schädlichen Gebrauch einer Substanz.
4. Er sei als Einzelkind bei seinen Eltern aufgewachsen. Seine Mutter sei sehr fürsorglich gewesen und habe ihn „in einer Käseglocke“ gehalten. Gleichzeitig sei sie sehr streng gewesen und habe strikt auf die Einhaltung von Regeln Wert gelegt. Sie habe ihm verboten mit anderen Kindern aus der Nachbarschaft zu spielen oder Fahrrad zu fahren. Ihr sei es am liebsten gewesen, wenn er zu Hause geblieben sei. Er habe daher nicht gelernt mit anderen Menschen zurechtzukommen und fühle sich bis heute unsicher. Ebenfalls habe er eine ausgeprägte Angst, Fehler zu machen und bemühe sich daher bis ins Detail alles korrekt zu machen (perfektionistische Standards). Mit 16 Jahren habe er versucht, sich zunehmend von seiner Mutter abzugrenzen (Motorrad fahren, Freundin), was zu starken Auseinandersetzungen geführt habe. Als er 17 Jahre alt gewesen sei, sei sie plötzlich an einer Herzerkrankung gestorben. Nach ihrem Tod sei es mit ihm „bergab gegangen“. Er habe sich Vorwürfe gemacht, an ihrem Tod schuld zu sein und habe einige Monate unter Depressionen gelitten (unbehandelt). Vor zehn Jahren sei er aufgrund einer depressiven Phase und einer Panikstörung in einer Tagesklinik behandelt worden (Trennung von seiner damaligen Freundin). Am Arbeitsplatz könne er sich schlecht abgrenzen und Nein sagen, so dass er immer viele Überstunden gemacht habe und in seiner Freizeit kontaktiert worden sei. Seit Jahren sei ihm schon eine Höhergruppierung in Aussicht gestellt worden. Die letzten Jahre habe er damit verbracht, seinen Vater (Demenz) zu pflegen, der vor einem Jahr verstorben sei. Gemeinsam hätten sie in getrennten Wohneinheiten in seinem Elternhaus gewohnt. **Auslöser:** Nach dem Tod seines Vaters seien erste depressive Symptome aufgetreten. Hinzu sei eine berufliche Enttäuschung gekommen (Höhergruppierung wurde abgelehnt). **Aufrechterhaltung:** Nach dem Tod seines Vaters vor ca. einem Jahr habe er neben der Arbeit alle übrige Zeit für den Aus- und Umbau seines Elternhauses verwendet. Nach Beendigung der Renovierungsarbeiten sei er zunehmend traurig geworden. Dinge, die mit Tod und Sterben zu tun gehabt hätten, würden bei ihm Weinen auslösen. Obwohl er mit seiner Partnerin zusammenlebe, fühle er sich einsam, denke nun auch immer wieder über den Tod seiner Mutter nach und fühle sich nach wie vor schuldig

(„Hätte ich ihr keinen Kummer bereitet, wäre sie nicht gestorben"). Von anderen Menschen fühle er sich enttäuscht und habe den Eindruck, dass diese sich nur melden würden, wenn sie etwas von ihm benötigen würden. Er fühle sich isoliert, ausgenutzt und als Versager. Seit der Krankschreibung vor einem Monat habe er kaum mehr das Haus verlassen. **Verhaltensanalyse:** *Situative Auslöser (S):* Situationen und Gedanken, die mit dem „Verlust der Eltern" und dem vermeintlichen „beruflichen Scheitern" (Ablehnung der Höhergruppierung) zu tun haben. *Organismusvariable (O):* siehe funktionales Bedingungsmodell. *Reaktionen: motorisch* (R_{mot})*:* Überkompensation durch Aktivität, Antriebshemmung, Rückzug aus sozialen Beziehungen und Vermeidung positiver Aktivitäten. *Emotional* (R_{emot})*:* Traurigkeit und Einsamkeit. *Kognitionen* (R_{kog})*:* „Ich habe nichts geschafft", „Niemand interessiert sich für mich" „Ich bin schuld am Tod meiner Mutter". Darüber hinaus findet sich eine Grübelneigung (z.B. „Wozu lohnt es sich weiter zu leben"). *Physiologie* (R_{phys})*:* Hyperarousal in Form von Schlafstörungen und innerlicher Unruhe. *Konsequenzen (C): kurzfristig:* Rückgang der aversiven Gefühle ($\not{C}$–) durch die Vermeidung und Ablenkung. *Langfristig:* Persistieren der Gefühle, da es nicht zu einer adäquaten Verarbeitung bzw. Habituation der Gefühle *(C–)* kommt; Verstärkerverlust, sowie eine ungenügende Befriedigung eigener Bedürfnisse und Ausbleiben korrigierender Erfahrungen ($\not{C}$+).

5. Rezidivierende depressive Störung, ggw. mittelgradige Episode (F33.1) G.
6. Das übergeordnete Therapieziel besteht aus einer Verbesserung der Stimmung sowie der Reduktion der depressiven Symptomatik. Darüber hinaus beschreibt der Patient als Ziele: (1) den Tod meiner Eltern verarbeiten, (2) lernen, besser mit Menschen Kontakt aufzunehmen und Freundschaften aufbauen, (3) mehr Selbstvertrauen und Selbstsicherheit entwickeln, (4) meine Freizeit gestalten, ohne dass ich dabei immer etwas für andere tue. Für den Patienten wird aufgrund der langen Leidensgeschichte eine Langzeittherapie beantragt. Zur Förderung interpersoneller Fähigkeiten soll eine Kombinationsbehandlung (überwiegend Einzeltherapie) durchgeführt werden. Frequenz: wöchentliche Einzelsitzungen (40 Einheiten), 14-tägige Gruppensitzungen (20 Einheiten). Rezidivprophylaxe nicht absehbar. Aufgrund der tragfähigen therapeutischen Beziehung und Bereitschaft zur aktiven Mitarbeit des Patienten ist die Prognose für die Erreichung der Therapieziele zum jetzigen Zeitpunkt als gut einzuschätzen.

Inhalte/Methoden Einzeltherapie:

- Analyse des bisherigen Störungsverlaufs; Erarbeitung kritischer Situationen bzw. Auslöser im Sinne von retrospektiven Verhaltensanalysen; Abschluss eines Non Suizid Vertrages und Entwicklung eines Notfallplans hinsichtlich akuter Suizidalität;

- Klärungsorientierte Bearbeitung von belastenden biografischen Erfahrungen (Tod der Mutter, Tod des Vaters) mithilfe von narrativen, emotionsaktivierenden und imaginativen Methoden; Bearbeitung daraus resultierender Annahmen und Schemata (Schuld; perfektionistische Standards) mit Hilfe von klärungsorientierten, kognitiven und schematherapeutischen Methoden;
- Vermittlung von Strategien zum Problemlösen (Problemlösetraining) in Bezug auf die problematische berufliche Situation und Erarbeitung funktionaler Verhaltensweisen; Vermittlung von Akzeptanz und achtsamkeitsbasierten Strategien in Bezug auf nicht veränderbare Bereiche; Begleitung bei der beruflichen Wiedereingliederung;
- Aufbau des Selbstwertgefühls und der Selbstwirksamkeitserwartung, z.B. über Übungen wie die „Säulen des Selbstwertgefühls" oder „Liebevoller Begleiter";
- Nutzung und Vertiefung der Gruppeninhalte (z.B. Gedankentagebücher, soz. Kompetenzen);
- *Geschlossene Depressionsbewältigungsgruppe:* Die Inhalte der Gruppe orientieren sich am Behandlungsmanual von Hautzinger (2013): (1) Modul: Psychoedukation zur Entstehung und Aufrechterhaltung von Depressionen, (2) Modul: Zusammenhang zwischen Aktivität und Stimmung, Aktivitätsaufbau, Förderung der Genussfähigkeit, (3) Modul: kognitives Modell, verzerrte Denkmuster und ABC-Technik sowie (4) Modul: Aufbau sozialer Kompetenzen (u.a. Beziehungen aufbauen, um Sympathie werben, Nein-Sagen).

Bericht an den Gutachter – Frau H.

1. 24-jährige Bürokauffrau, in einem mittelständigen Unternehmen; lebt mit Freund zusammen, keine Kinder.
2. Die Patientin berichtet, dass sie von ihrem ersten Freund im Alter von ca. 14 Jahren mehrfach vergewaltigt worden sei. Sie habe damals gar nicht realisiert, dass es sich um Vergewaltigungen gehandelt habe. Vor ca. drei Monaten sei sie dann vor ihrer Haustür im Dunklen überfallen worden. Der Täter habe sie von hinten gepackt, sie unsittlich berührt und zu Boden geworfen. Sie habe starke Angst gehabt. Er sei schließlich von vorbeifahrenden Autos abgeschreckt worden und habe von ihr abgelassen. Sie leide seither immer noch unter den Bildern und Erinnerungen vom Überfall. Dieses Ereignis hätte aber auch die „Vorfälle von früher" reaktiviert und so würden sich auch Erinnerungen an die Vergewaltigung immer wieder aufdrängen. Es gäbe kaum eine Nacht, in der sie keine Albträume habe. Sie vermeide es, mit jemandem über die Erfahrungen zu sprechen und alleine das Haus zu verlassen. Sie halte nunmehr die gesamte Welt für einen gefährlichen Ort und lebe in ständiger Furcht. Sie sei reizbar, leide unter Konzentrationsschwierigkeiten und habe Schwierigkeiten ein- und durchzuschlafen. Ihre Stimmung sei niedergeschlagen und sie weine viel. Ihr Appetit habe nachgelassen und sie fühle sich wertlos und habe auch Schuldgefühle, wobei sie wisse, dass sie diese nicht haben müsse. **Psychischer Befund:** Die augenscheinlich normalgewichtige, stets elegant mit einem Rock bekleidete Patientin wirkt zunächst sehr misstrauisch und angespannt und berichtet mit sichtlicher emotionaler Beteiligung über ihre Symptomatik und Lebensgeschichte. Die Patientin ist wach, bewusstseinsklar und zu allen Qualitäten voll orientiert. Keine Hinweise auf Wahnerleben, Sinnestäuschungen oder Störungen des Ich-Erlebens. Die Patientin beschreibt Konzentrations- und Aufmerksamkeitsstörungen. Der formale Gedankengang ist eingeengt auf die traumatischen Ereignisse und Intrusionen. Berichtet werden Ängste in Bezug auf traumaassoziierte Situationen. Im Bereich der Affektstörungen finden sich Deprimiertheit, Ängstlichkeit, Reizbarkeit, Affektinkontinenz, Insuffizienz- und Schuldgefühle sowie innerliche Unruhe. Antrieb und Psychomotorik sind gestört in Form von Antriebshemmung und motorischer Unruhe. Keine circadianen Besonderheiten. Darüber hinaus zeigen sich ein sozialer Rückzug sowie ein gestörter Schlaf in Form von Ein- und Durchschlafstörungen (Albträume). **Testdiagnostik:** *IES-R (Rohwert):* Intrusionen = 22, Vermeidung = 34, Hyperarousal = 29, Formel = 1,93. *PSSI (T-Wert):* eigenwillig-paranoid = 68. *BDI-II:* Summenwert = 18. Die Patientin ist krankheitseinsichtig und kann sich nach anfänglichen Zweifeln gut auf das vermittelte Krankheitskonzept einlassen.

3. Siehe Konsiliarbericht. Nach dem Überfall Krankschreibung durch den Hausarzt. Ambulante psychiatrische Vorstellung und Verordnung von Citalopram (20 mg). Einweisung in eine Tagesklinik, jedoch von Seiten der Patientin nach drei Tagen abgebrochen. Keine Suchterkrankung.
4. Ihre Eltern hätten sich getrennt als sie ca. acht Jahre alt gewesen sei. Nach dem Auszug ihres Vaters habe sie weiter bei ihrer Mutter gelebt, die sich aber kaum um die Patientin gekümmert und „ihr Leben gelebt" habe. Sie habe sich als Kind daher alleine und verlassen gefühlt und sich auch teils selbst versorgen müssen. Später habe die Mutter einen zehn Jahre jüngeren Mann kennengelernt, der seit ihrem 12. Lebensjahr ihr Stiefvater sei. Gemeinsam hätte ihre Mutter mit ihm einen 10-jährigen Sohn. Anders als sie habe er viel Aufmerksamkeit und Zuwendung bekommen. In der Pubertät habe es erhebliche Konflikte mit ihrem Stiefvater gegeben, von ihrer Mutter sei sie weitgehend ignoriert worden. Von ihrem ersten Freund sei sie im Alter von 14 Jahren mehrfach teils auf brutale Art vergewaltigt worden. Sie habe lange Zeit nicht realisiert, was mit ihr geschehe. Aufgrund der häuslichen Situation habe sie sich niemandem anvertraut. Nach ihrem Realschulabschluss habe sie eine Ausbildung als Bürokauffrau begonnen und sei dafür zu ihrem leiblichen Vater in eine benachbarte Stadt gezogen. Das Zusammenleben sei WG-artig gewesen. Ihr Vater habe eine neue Partnerin kennengelernt und nach ein paar Monaten sei er schließlich zu ihr gezogen. Die Patientin sei „vor die Tür gesetzt" worden, woraufhin sie sich eine eigene Wohnung gesucht habe. Seit ca. zwei Jahren lebe sie nun mit ihrem Freund zusammen. **Auslöser:** Seit dem Überfall leide sie unter der o.g. Symptomatik. Sie habe Anzeige erstattet, jedoch hätten die Polizisten sie nicht ernst genommen („Es ist doch nichts passiert"). **Aufrechterhaltung:** Sie sei seither krankgeschrieben und verlasse kaum mehr das Haus. Ihre Weltsicht habe sich verändert, sie sehe überall Gefahren und könne sich selbst von ihrem Freund nicht mehr anfassen lassen. Sie vermeidet es, mit anderen über ihre Geschehnisse zu reden und sich mit den Erinnerungen und Gefühlen auseinanderzusetzen. **Verhaltensanalyse:** Als auslösende situative Bedingungen *(S)* dienen einerseits Erinnerungen an Situationen im Zusammenhang mit beschriebenen Traumata, aber auch mit Situationen, in denen sie sich hilflos und ausgeliefert fühlt. Auf der Ebene der Organismusvariable *(O)* findet sich eine erhöhte emotionale Vulnerabilität sowie biografisch erworbene Annahmen wie: „Ich bin auf mich allein gestellt und schutzlos"; oder „Niemand kümmert sich wirklich um mich". Auf der Ebene der physiologischen Reaktion (R_{phys}) finden sich Anzeichen autonomer Übererregung und emotionaler Anspannung, auf der Ebene der Kognitionen (R_{kog}) Gedanken wie: „Ich halte das nicht aus", „Ich werde angegriffen". Auf der motorischen Ebene (R_{mot}) dominieren dysfunktionale Verhaltensweisen wie z.B. sozialer Rückzug, Vermeidungsverhalten bezüglich traumaassoziierter Situationen (u.a. alleine rausgehen) und

Erinnerungen (u.a. Gespräche über Trauma). Emotional *(R_{emot})* dominiert Angst. Auf der Ebene der Konsequenzen *(C)* findet sich kurzfristig ein Rückgang der emotionalen Spannung *(Ȼ–)* durch die Vermeidung. Langfristig verhindert dies eine Habituation und Verarbeitung der Erlebnisse und führt zu einem Verlust positiver Verstärker und Selbstsicherheit *(Ȼ+)*.

5. (1) Posttraumatische Belastungsstörung (F43.1) G; (2) Mittelgradige depressive Episode (F32.1) G.
6. Übergeordnetes Therapieziel ist zunächst eine Reduktion der depressiven Stimmung in Frequenz und Intensität. Die Patientin äußert als Ziele: (1) Traumatische Erlebnisse verarbeiten (z.B. nicht die ganze Zeit daran denken), (2) Nähe zulassen und Vertrauen zu anderen Menschen aufbauen, (3) ein selbstbestimmtes Leben führen (alleine rausgehen, wieder arbeiten). Für die Patientin wird die Umwandlung in eine Langzeittherapie mit weiteren 36 Einheiten Einzeltherapie beantragt (davon bis zu 15 Sitzungen zur Rezidivprophylaxe). Frequenz: wöchentlich mit Anpassung im Behandlungsverlauf. Aufgrund des bisher gezeigten Engagements sowie aufgrund der bisherigen Therapiefortschritte ist die Prognose für die Erreichung der Therapieziele zum jetzigen Zeitpunkt als gut einzuschätzen.
   - Aufbau einer vertrauensvollen Beziehung mit Methoden der motivorientierten Beziehungsgestaltung (vor allem Orientierung und Kontrolle geben);
   - Psychoedukation zur Posttraumatischen Belastungsstörung und Depression, „Normalisierung“ der beschriebenen Symptome und Entwicklung eines Genesemodells;
   - Aufbau und Aktivierung von Ressourcen (soziale Kontakte, euthyme Aktivitäten) und Erprobung individueller positiver Aktivitäten mittels standardisierter Listen und Wochenplänen; Aufbau einer Tages- und Wochenstruktur;
   - Vermittlung von Fertigkeiten zur Emotionsregulation insbesondere Spannungsregulation und Stresstoleranz mittels individuell angepasstem Skillstraining; Vermittlung von Techniken der Achtsamkeit;
   - Bei ausreichender Stabilität: Beginn mit der Traumatherapie; Bearbeitung von Missbrauchserfahrungen (Überfall) und biografischen Missbrauchserfahrungen (Vergewaltigung) mittels imaginativer und narrativer Exposition;
   - Diskriminationstraining bezüglich traumaassoziierter Situationsmerkmale (Berührungen) und Durchführung von In-vivo-Expositionen mit vermiedenen bzw. traumaassoziierten Situationen (u.a. alleine das Haus verlassen);
   - Erarbeitung und Umstrukturierung problemrelevanter Kognitionen („Ich bin nichts wert“; „Ich werde im Stich gelassen“; „Ich bin selber schuld“) mittels kognitiver Verfahren;

- In Bezug auf lebensgeschichtlich relevante Situationen (Vernachlässigung durch Mutter; Beziehung zum Vater) klärungsorientierte und emotionsbasierte Interventionen; Erarbeitung und Bearbeitung daraus resultierender Grundannahmen.

7. **Zusätzlich erforderliche Angaben:** Durchgeführt wurden bisher 20 Therapieeinheiten (KZT 1 und KZT 2). Die Patientin zeigte sich sehr motiviert, nahm regelmäßig und pünktlich an den Sitzungen teil. Es benötigte einige Zeit, bis es der Patientin gelang, ihr Misstrauen und ihre Anspannung abzulegen und sich auf das traumatherapeutische Konzept einzulassen. In den ersten Sitzungen standen der Beziehungsaufbau und die Vermittlung von PTSD-spezifischen Inhalten im Vordergrund (Diagnose, Störungsmodell etc.). Zunächst wurde an der Stimmungsstabilisierung gearbeitet und Skills zur Emotionsregulation vermittelt. Nach dem weitgehenden Abklingen der depressiven Symptomatik wurde mit der Traumatherapie begonnen. Bearbeitet wurden relevante Kognitionen hinsichtlich Schuld und Verantwortung. Da intrusives Wiedererleben und Alpträume im Vordergrund standen, wurden In-sensu-Expositionen geplant und das entsprechende Vorgehen vermittelt. Parallel dazu wurden Strategien zur Emotionsregulation weiter eingeübt. Die Durchführung der In-sensu-Expositionen erbrachte eine deutliche Remission der Intrusionen und Albträume. Weiterhin bestehen jedoch noch Vermeidungsverhaltensweisen (Haus alleine verlassen, berührt werden), so dass im kommenden Therapieabschnitt die geplanten Diskriminations- und In-vivo-Expositionen durchgeführt werden sollen. Ebenfalls ist geplant, die lebensgeschichtlich relevanten Situationen und die daraus resultierenden Grundannahmen zu bearbeiten.

Bericht an den Gutachter – Frau M.

1. 40-jährige Patientin, keine abgeschlossene Berufsausbildung, auf 450 Euro Basis als Reinigungskraft beschäftigt; verheiratet, drei Kinder (m. 12 J., w. 15 J., w. 17 J.).
2. Die Patientin berichtet über spontan auftretende Panikattacken, die mit Herzrasen, Schwitzen, Atemnot und Schwindel einhergingen. Während der Attacken habe sie Angst die Kontrolle zu verlieren, zu kollabieren oder verrückt zu werden. Seit ihrer ersten Panikattacke im Alter von 18 Jahren habe sie immer wieder solche Zustände erlebt. Sie fürchte ständig, dass sie erneut eine Attacke erleiden könne und habe zunehmend ein ausgeprägtes Vermeidungsverhalten entwickelt. Sie könne mittlerweile kaum mehr das Haus ohne Begleitung ihres Mannes verlassen und sei auf einen sehr kleinen Radius beschränkt. Sie vermeide Kaufhäuser und Geschäfte, öffentliche Verkehrsmittel und andere Situationen außer Haus, da sie die Sorge habe zu kollabieren und hilflos liegen zu bleiben. Ihr Mann müsse immer telefonisch erreichbar sein, sonst falle ihr auch das Alleinsein schwer. **Psychischer Befund:** Die auffallend schlanke, modisch gekleidete Patientin wirkt zunächst verschlossen und berichtet zurückhaltend über ihre Symptomatik und Lebensgeschichte. Die Patientin ist wach, bewusstseinsklar und zu allen Qualitäten voll orientiert. Keine Hinweise auf Wahnerleben, Sinnestäuschungen oder Störungen des Ich-Erlebens. In Bezug auf Aufmerksamkeit und Gedächtnis zeigen sich bei der Patientin keine Störungen. Der formale Gedankengang ist ungestört. Berichtet werden Ängste in Bezug auf agoraphobische Situationen. Im Bereich der Affektstörungen finden sich Ängstlichkeit und Insuffizienzgefühle. Antrieb und Psychomotorik sind ungestört. Keine circadianen Besonderheiten. Darüber hinaus zeigen sich keine Störungen. **Testdiagnostik:** *AKV Referenz Panikpatienten (Stanine):* BSQ = 6, ACQ(Gesamt) = 8, ACQ(körperliche Krisen) = 7, ACQ(Kontrollverlust) = 7, MI(Begleitung) = 5, MI(Allein = 9); *FLZ (Stanine):* Gesundheit = 2, Arbeit = 3, Ehe = 3, Kinder = 2, Eigene Person = 1, Sexualität = 2, Bekannte/Verwandte = 1, Gesamt = 3; *PSSI (T-Wert):* zurückhaltend-schizoid = 61, still-depressiv = 62. Die Patientin ist krankheitseinsichtig und kann sich von Anfang an gut auf das vermittelte Krankheitskonzept einlassen.
3. Siehe Konsiliarbericht. Keine ambulanten oder stationären Vorbehandlungen. Kein Hinweis auf Vorliegen eines über den sozial akzeptierten Rahmen hinausgehenden Suchtmittelkonsums.
4. Sie sei gemeinsam mit ihrem älteren Bruder (+5 J.) in Polen aufgewachsen. Ihre Eltern hätten sich getrennt, was damals im katholischen Polen für sie sehr schlimm und stigmatisierend gewesen sei. Sie habe bedingt durch Umzüge mehrfach die Schule wechseln müssen, so dass sie sich stets als Außenseiterin gefühlt habe. Ihre Mutter habe sich nach der Trennung nur wenig

um sie und ihren Bruder gekümmert (viele Männerbekanntschaften). Mit 15 Jahren sei sie mit ihrer Mutter nach Deutschland gekommen. Ihre Mutter wohne in ihrer Nähe und sei zeitlebens dominant und bestimmend gewesen. Täglich sei sie bei ihr und mische sich häufig in die familiären Angelegenheiten insbesondere die Kindererziehung ein, was die Patientin ärgere. Sie traue sich aber nicht, etwas dazu zu sagen oder Grenzen zu setzen. Sie sehne sich noch heute nach ihrem Vater und sie wünsche sich mehr Kontakt, er habe aber immer Ausreden gefunden, nicht zu kommen. Mit ihrem Mann sei sie seit 1995 zusammen. Er sei schon immer ein „Macho" gewesen, sei wenig emotional und wäre schon in den Anfängen ihrer Beziehung besitzergreifend und eifersüchtig gewesen. Andererseits habe er ihr auch viel Sicherheit vermittelt. **Auslöser:** Die erste Panikattacke sei in Folge eines einmaligen Cannabiskonsums zustande gekommen. Daneben habe es viel Stress durch die Ausbildung als Krankenschwester gegeben. **Aufrechterhaltend:** Ihre Ausbildungsstelle als Krankenschwester habe sie aufgrund wiederkehrender Panikattacken abgebrochen. Es habe sich zunehmend ein Vermeidungsverhalten entwickelt, so dass sie schließlich nichts mehr habe ohne ihren Mann machen können. Weder sie noch ihr Mann hätten diesbezüglich Leidensdruck verspürt. Vor ca. zwei Jahren sei sie von ihrem Mann unvermittelt auf dem Heimweg von einer Feier zusammengeschlagen worden. Sie vermute Eifersucht als Motiv. Der Vorfall sei dann „in Vergessenheit" geraten, sie habe sich jedoch emotional von ihm zurückgezogen. Dieses Erlebnis sei auch der Grund dafür gewesen, dass sie sich einen Job als Reinigungskraft gesucht habe und nun mehr Unabhängigkeit anstrebe, was jedoch aufgrund der Ängste sehr schwierig sei. Sie rede mit niemandem über ihr Befinden oder ihre Gefühle und habe kaum soziale Kontakte. **Verhaltensanalyse:** Als auslösende situative Bedingungen *(S)* dienen einerseits alle Situationen, in denen die Patientin allein ist und Hilfe nicht verfügbar scheint (weite Strecken von zu Hause, Alleinsein) sowie Situationen, in denen eine Flucht schwierig ist (öffentliche Verkehrsmittel, Autofahren etc.). Andererseits dienen interozeptive Stimuli bzw. deren Wahrnehmung als Auslöser für die Angst. Auf der Ebene der Organismusvariable *(O)* findet sich ein sehr geringes Selbstwertgefühl sowie eine Tendenz zur Abhängigkeit. Andererseits finden sich hohe Kontrollüberzeugungen („Ich muss alles im Griff haben"). Auf der Ebene der physiologischen Reaktion (R_{phys}) empfindet die Patientin Herzrasen, Schwindel, Zittern, Taubheitsgefühl und Atemnot, auf der Ebene der Kognitionen (R_{kog}) entstehen Befürchtungen wie: „Ich falle um", „Niemand hilft mir". Auf der motorischen Ebene (R_{mot}) dominiert Vermeidungsverhalten. Emotional (R_{emot}) dominiert das Gefühl von Angst. Auf der Ebene der Konsequenzen *(C)* findet sich kurzfristig ein Angstrückgang $(\not{C}-)$ durch die Begleitung, sowie eine Kompensation der latenten Konflikte (immer unter Kontrolle des Mannes). Langfristig führt dies dazu, dass sich der Bewegungsradius der Patientin immer mehr einschränkt und sie zunehmend an Selbstsicherheit verliert *(C–)*.

5. Agoraphobie mit Panikstörung (40.01) G bei abhängiger Persönlichkeitsakzentuierung (Z73).
6. Übergeordnetes Therapieziel ist der Abbau von Vermeidungsverhaltensweisen und der Angst vor der Angst. Darüber hinaus besteht das Ziel in der Förderung der Autonomieentwicklung. Konkret strebt die Patientin an: lernen, eigene Entscheidungen zu treffen, eine Ausbildung als Altenpflegerin beginnen, mit Töchtern „shoppen gehen" können und Aufbau eines Freundeskreises. Für die Patientin wird die Umwandlung in eine Langzeittherapie mit weiteren 36 Einheiten als Einzelbehandlung beantragt, wovon sechs Sitzungen zur Rezidivprophylaxe genutzt werden sollen. Frequenz: wöchentlich mit Anpassung im Behandlungsverlauf, ggf. Doppelsitzungen für Expositionsübungen. Aufgrund des positiven Behandlungsverlaufs und der bestehenden Veränderungsbereitschaft ist die Prognose für die Erreichung der Therapieziele trotz der dependenten Persönlichkeitszüge zum jetzigen Zeitpunkt als ausreichend gut einzuschätzen.
   - Aufbau einer vertrauensvollen Beziehung sowie Entwicklung von Motivation zur Angstbewältigung im Sinne einer Ziel-Wert Klärung;
   - Psychoedukation bezüglich der Angstsymptomatik (u. a. Teufelskreis der Angst, Stressmodell);
   - Interozeptive Exposition (Hyperventilationstest) und Vermittlung von bewältigungsorientierten Interventionen (u. a. Atemtechniken, Panikregeln);
   - Identifikation, Bearbeitung und Umstrukturierung katastrophisierender, panikverstärkender Kognitionen („Ich werde sterben", „Ich werde die Kontrolle verlieren") mittels Angsttagebuch und kognitiver Verfahren;
   - Vermittlung des Expositionsrationals, Erstellen einer Angsthierarchie und Ausarbeitung von Plänen zur (gestuften oder massierten) Reizkonfrontation (Auto fahren, längere Strecken allein gehen, öffentliche Verkehrsmittel wie z. B. Zug oder Bus, Kinos etc.); Planung und Durchführung von Übungen zum Abbau von Sicherheitsverhaltensweisen (Handy dabei haben, um Mann anrufen zu können, Türen auflassen etc.) im Sinne von Expositionsübungen;
   - Entwicklung von Lebenszielen und Lebensperspektiven sowie eines autonomen Lebenskonzeptes; Bearbeitung von problematischen Annahmen und Verhaltensweisen (z. B. „Ich muss es allen recht machen"; „Wenn ich das sage oder mache, was ich will, werde ich die Unterstützung verlieren"; „Ich bin ohne die Unterstützung meines Mannes und meiner Mutter nicht lebensfähig");
   - Klärungsorientierte Interventionen hinsichtlich der Beziehung zum Ehemann und der Mutter; Vermittlung von sozialen Kompetenzen im Bereich „Beziehungen"; Training von Fertigkeiten zum Wahrnehmen und Äußern von „Wünschen und Bedürfnissen" sowie im Bereich „zur Verhaltensänderung auffordern/Grenzen setzen".

7. **Zusätzlich erforderliche Angaben:** Die bisher durchgeführte Kurzzeittherapie (KZT 1 und KZT 2) umfasste bis zum heutigen Zeitpunkt 19 Sitzungen. Die Patientin zeigte sich motiviert, nahm regelmäßig und pünktlich an den Sitzungen teil und es gelang ihr, sich in vielen Bereichen zu öffnen, was ihr anfänglich sichtlich schwerfiel. Frau M. konnte die vermittelten Konzepte gut nachvollziehen und begann, sich auch mithilfe von Literatur vertieft mit dem Thema Angsterkrankungen auseinanderzusetzen. In den ersten Sitzungen standen der Beziehungsaufbau und die Vermittlung von angstspezifischen Inhalten im Vordergrund. Durchgeführt wurden anfänglich motivationsbezogene Strategien im Sinne einer Ziel-Wert-Klärung (Wie sieht ein angstfreies Leben aus? Wozu lohnt es sich die Angst zu bewältigen?), die mit imaginativen Verfahren unterstützt wurden. Durchgeführt wurden dann interozeptive Expositionen und vermittelt wurden bewältigungsorientierte Techniken. Spontan auftretende Panikattacken traten nur noch in abgeschwächter Form auf und konnten von der Patientin zunehmend bewältigt werden. Begonnen wurde mit der Durchführung von Expositionsübungen zunächst mit therapeutischer Begleitung. Im weiteren Verlauf begann Frau M. alltägliche Situationen als Expositionsübungen zu nutzen (z. B. alleine zum Friseur und einkaufen gehen). Bei der Planung und Durchführung von Expositionsübungen zeigte sich, dass die latenten Konflikte mit ihrem Mann mit zunehmender Autonomie immer stärker zu Tage traten, was sich teils auf die Motivation zur Angstbewältigung auswirkte. Geplant sind weitere 36 Einheiten Verhaltenstherapie, in denen die Expositionsübungen in Bezug auf das agoraphobische Verhalten weitergeführt werden sollen. Ergänzend parallel sollen die genannten Therapiebausteine im zwischenmenschlichen Bereich (Wünsche/Bedürfnisse; Autonomieentwicklung etc.) bearbeitet werden. Zur weiteren Autonomieentwicklung sollen dann individuelle positive Aktivitäten und Entscheidungen weiterentwickelt und erprobt werden sowie problematische (abhängige) Beziehungsmuster bearbeitet werden.

Bericht an den Gutachter – Frau L.

1. 34-jährige Pharmazeutin, arbeitet als Apothekerin, lebt mit Ehemann zusammen, keine Kinder.
2. Die Patientin berichtet über verschiedene Zwänge, die sie schon seit Jahren „quälen" würden. Sie sei gläubige Christin und habe teils blasphemische Gedanken, die sie in starke Angst versetzen würden. Besonders belastend sei die Befürchtung, zum Islam konvertieren zu können. Sie neige dann immer dazu, exzessiv in der Bibel zu lesen, sich im Internet zu informieren oder sich bei ihrem Mann rückzuversichern. Belastend sei auch, dass sie bezüglich der Arbeit Ängste habe. Sie befürchte den Kunden falsche Medikamente mitgegeben oder wichtige Arzneien nicht bestellt zu haben. Dies führe dazu, dass sie während der Arbeit ständig entweder gedanklich oder tatsächlich nachkontrolliere, ob sie alles richtig gemacht habe, was sehr viel Zeit in Anspruch nehme. Anfang des Jahres habe sie bei einer Verteilaktion eines Moscheevereins in der Stadt einen Flyer mit Informationen zum Islam mitgenommen. Aufgrund dessen fühle sie sich ständig schuldig und mache sich Vorwürfe, alles falsch gemacht zu haben. Sie leide seither durchgehend unter einer niedergeschlagenen Stimmung und breche häufig unvermittelt in Tränen aus. Sie habe sich aus nahezu allen Aktivitäten zurückgezogen, die sie zuvor gerne gemacht habe und könne keine Freude mehr empfinden. Sie leide unter Einschlafstörungen und grübele nachts häufig über vermeintliche Vergehen. Tagsüber sei sie ständig müde, fühle sich energielos und abgeschlagen. Ihre Konzentrationsfähigkeit sei massiv gestört, so dass sie bei der Arbeit ständig Fehler mache. Seit vier Wochen sei sie von ihrem Hausarzt krankgeschrieben, der ihr Citalopram (30 mg) verordnet habe. Er habe ihr dringend eine psychotherapeutische Behandlung empfohlen. **Psychischer Befund:** Die zierliche, konservativ gekleidete, gepflegt wirkende Patientin berichtet zunächst nur sehr misstrauisch über ihre Symptomatik. In der Interaktion stehen anfänglich offene und verdeckte Formen der Rückversicherung im Vordergrund. Die Patientin ist wach, bewusstseinsklar und zu allen Qualitäten voll orientiert. Keine Hinweise auf Wahnerleben, Sinnestäuschungen oder Störungen des Ich-Erlebens. In Bezug auf Aufmerksamkeit und Gedächtnis beschreibt die Patientin Konzentrations- und Aufmerksamkeitsstörungen. Der formale Gedankengang ist gestört durch Grübeln. Berichtet werden Zwangsgedanken und -handlungen. Im Bereich der Affektstörungen finden sich Depriminiertheit, Ängstlichkeit, Insuffizienz- und Schuldgefühle sowie innerliche Unruhe. Antrieb und Psychomotorik sind gestört in Form von Antriebshemmung. Keine circadianen Besonderheiten. Darüber hinaus zeigen sich ein sozialer Rückzug sowie ein gestörter Schlaf in Form von Ein- und Durchschlafstörungen. **Testdiagnostik:** *Y-BOCS:* Gesamtwert = 28 (Cut Off 16);

BDI-II: Summenwert = 12; *U-Fragebogen:* Fehlschlag und Kritikangst = 70 (Cut Off ≥ 50), Kontaktangst = 56 (Cut Off ≥ 41), Fordern können = 16 (Cut Off <26), Nicht-Nein-sagen-Können = 47 (Cut Off ≥ 28), Schuldgefühle = 16 (Cut Off >8), Anständigkeit = 24 (Cut Off >11). Die Patientin ist krankheitseinsichtig und kann sich nach anfänglicher Skepsis gut auf das vermittelte Krankheitskonzept einlassen.

3. Siehe Konsiliarbericht. Verordnung von Citalopram (30 mg) durch Hausarzt. Keine psychiatrische/psychotherapeutische Vorbehandlung. Keine Hinweise auf Suchterkrankung.
4. Sie sei mit ihrem Bruder (+4 Jahre) bei ihren Eltern aufgewachsen. Berufsbedingt sei ihr Vater immer nur für kurze Zeit zu Hause gewesen und die Mutter habe die Kinder mehr oder weniger alleine großgezogen. Der Vater habe eine Affäre mit einer anderen Frau gehabt. Ausgelöst dadurch habe die Mutter unter Depressionen gelitten. Ihre Mutter habe auch bei kleinen Vergehen teils tagelang nicht mehr mit der Patientin gesprochen. Sie habe sich daher schon früh unsicher gefühlt und große Angst davor gehabt, Fehler zu machen. Die Patientin habe sich stets verantwortlich für die Gefühle der Mutter gefühlt und sich sehr um sie bemüht, was bis heute anhalte. Während ihres Pharmaziestudiums habe sie sehr viel gelernt, da sie teils durch ihre unsichere Art und dem Hang zum Perfektionismus nur schlecht und langsamer vorangekommen sei. Sie habe sich ständig unter Druck gefühlt. Im Studium sei sie „zum Glauben gekommen" und habe in einer freikirchlichen Gemeinde ihren Mann kennengelernt. Seit fünf Jahren seien sie verheiratet. Sie hätten einen unerfüllten Kinderwunsch, was sie lange Zeit sehr belastet habe. Ihr Mann sei in seinem Beruf als Ingenieur sehr engagiert und sei auch Ältester in der Gemeinde. Er sei kaum zu Hause und sie würden daher wenig Zeit zu zweit verbringen. Sie arbeite in einer Apotheke und sei von ihrem Chef auf ihre Unsicherheit angesprochen worden, was sie sehr belastet habe. Dies habe ihre Unsicherheit und Angst etwas falsch zu machen noch verstärkt. Auch zweifele sie ständig, ob ihr Glaube richtig sei. **Auslöser:** Anfang des Jahres habe sie bei einer Verteilaktion eines Moscheevereins einen Flyer mitgenommen. **Aufrechterhaltung:** Häufiges Bibellesen und andere Formen von offener und gedanklicher Rückversicherung (nachfragen, recherchieren zum Islam, grübeln); Perfektionismus mit Angst Fehler zu machen; Schuldgefühle, Angst sich zu versündigen oder zum Islam zu konvertieren; Vermeidung positiver Aktivitäten und zwangsrelevanter Situationen; Mangel an Unsicherheitstoleranz und Selbstwert. **Verhaltensanalyse:** Als auslösende situative Bedingungen *(S)* dienen alle Situationen, die mit relevanten Stimuli verbunden sind (z. B. islamische Symbole, Kunden bedienen). Auf der Ebene der Organismusvariable *(O)* finden sich lebensgeschichtlich erworbene Grundüberzeugungen und Annahmen wie: „Ich muss immer alles richtig machen, sonst werde ich bestraft", „Ich muss

die Verantwortung für andere Menschen übernehmen". Auf der Ebene der physiologischen Reaktion *(R_{phys})* finden sich Anzeichen autonomer Übererregung (Herzrasen, Schwitzen), auf der Ebene der Kognitionen *(R_{kog})* finden sich Befürchtungen wie: „Ich könnte zum Islam konvertieren", „Ich könnte anderen schaden" „Ich könnte mich versündigen". Auf der motorischen Ebene *(R_{mot})* dominiert Vermeidungsverhalten, hinsichtlich zwangsrelevanter Situationen sowie beständiges Rückversichern bzw. neutralisierende Verhaltensweisen (z. B. beten, nachfragen, kontrollieren). Emotional *(R_{emot})* dominieren Angst und Schuld. Auf der Ebene der Konsequenzen *(C)* findet sich kurzfristig ein Angstrückgang *(C̸–)* durch das kompensatorische Verhalten/Vermeidungsverhalten. Langfristig führt dies dazu, dass die Angst aufrechterhalten bleibt und die Bedeutung der Gedanken gesteigert wird. Darüber hinaus führt das beständige Vermeidungsverhalten zu einem Rückgang von Selbstvertrauen *(C̸+)* sowie zu einer zunehmenden und fast ausschließlichen Beschäftigung mit den Zwangsgedanken verbunden mit einem sozialen Rückzug *(C̸+)*.

5. (1) Zwangsstörung, Zwangsgedanken und -handlungen, gemischt (F42.2) G; (2) mittelgradige depressive Episode (F32.1), teilremittiert G.
6. Zum Zeitpunkt der Antragstellung ist die depressive Symptomatik soweit remittiert, dass das übergeordnete Therapieziel primär in einer Reduktion der Zwangsgedanken sowie dem Abbau von Zwangshandlungen bzw. neutralisierenden Verhaltensweisen besteht. Darüber hinaus gibt die Patientin als Ziele an: (1) eigene Bedürfnisse wahrnehmen und ausdrücken lernen, (2) hohe Ansprüche an mich herabsetzen lernen (Perfektionismus), (3) mehr Selbstvertrauen und Selbstsicherheit entwickeln/Unsicherheit abbauen. Für die Patientin wird aufgrund der teils chronifizierten Symptomatik eine Langzeittherapie beantragt, die aufgrund der Unsicherheit und fehlender sozialer Kompetenzen als Kombinationsbehandlung (Training sozialer Kompetenzen) durchgeführt werden soll: 45 Einheiten Einzeltherapie: wöchentlich mit Anpassung im Behandlungsverlauf; 15 Einheiten Gruppentherapie, wöchentlich in der 2. Behandlungshälfte. Rezidivprophylaxe aktuell nicht absehbar. Aufgrund der tragfähigen therapeutischen Beziehung und der sehr guten intellektuellen Fähigkeiten ist die Prognose für die Erreichung der Therapieziele zum jetzigen Zeitpunkt als ausreichend gut einzuschätzen.
   - Psychoedukation bezüglich der Zwangssymptomatik; Entwicklung eines individuellen Genesemodells unter Einbezug der biografischen Erfahrungen und aktuellen Belastungsfaktoren (z. B. Paarbeziehung, Verhältnis zur Mutter bzw. Verantwortungsübernahme);
   - Identifikation, Bearbeitung und Umstrukturierung dysfunktionaler Kognitionen im Sinne der Bedeutungszuschreibung („Wenn ich so viel daran denke, ist vielleicht der Islam die richtige Religion") mittels kognitiver Verfahren; Bearbeitung zugrunde liegender perfektionistischer Annahmen in Form von kognitiven Methoden und Verhaltensexperimenten;

- Aufbau von probleminkompatiblen Verhaltensweisen im Sinne eines Aktivitätsaufbaus und Reaktivierung sozialer Kontakte;
- Vermittlung des Expositionsrationals mit Reaktionsverhinderung in vivo in Bezug auf die Zwangssymptomatik; Erstellen einer Angsthierarchie und Ausarbeitung von Plänen zur (gestuften oder massierten) Reizkonfrontation; Reaktionsverhinderungen u. a. in Form von einem „Verbot" zum Nachfragen (hier Einbezug des Ehemannes); Exposition in sensu mit den Zwangsgedanken (Audiotapes);
- Ergänzend zur Einzelbehandlung: Gruppentherapie (15 Einheiten) in Anlehnung an das Training sozialer Kompetenzen (Hinsch & Pfingsten, 2015). Folgende Bausteine sind enthalten: Kontakt aufnehmen, nonverbales Verhalten, Wahrnehmung und Ausdrücken von Gefühlen und Bedürfnissen, Selbstsicherheit in Beziehungen, um Sympathie werben sowie Diskriminationstraining, in dem die Abgrenzung von selbstsicherem vs. aggressivem Verhalten erlernt werden soll. Durchführung von Rollenspielen mit Video-Feedback. Je nach Gruppenzusammensetzung und den individuellen Bedürfnissen der Gruppenmitglieder werden die Bausteine flcxibcl gchandhabt.

Berichte an den Gutachter – Fallbeispiele Kinder

Bericht an den Gutachter – Patient J.

1. 9-jähriger Schüler der 3. Klasse, lebt gemeinsam mit seiner Mutter (+28, Verkäuferin), seinem Stiefvater (+29, Fotograf) und seiner Schwester (+3) in einem Haushalt. Die Eltern sind seit vier Jahren getrennt und der leibliche Vater (+31, Koch) hat eine neue Partnerin (+25, Arzthelferin). J. besucht seinen Vater jedes zweite Wochenende und in den Ferien.
2. Die Mutter berichtet, dass ihr Sohn seit dem Kindergartenalter durch motorische Unruhe, Unaufmerksamkeit und impulsive Verhaltensweisen auffällig sei. Seit Schulbeginn habe er große Schwierigkeiten, dem Unterricht zu folgen und sich über längere Zeit mit den Hausaufgaben zu beschäftigen. Auch würden die Lehrer berichten, dass er im Unterricht oft aufstehe, häufig den „Clown“ spiele oder dazwischenrufe. Seit der Medikationseinstellung mit Medikinet® vor einem Jahr hätten sich seine schulischen Leistungen etwas gebessert, sodass er in die 3. Klasse versetzt werden konnte. Die Lehrer könnten aktuell jedoch eine Klassenwiederholung nicht ausschließen. Zu Hause würde J. zudem dadurch auffallen, dass er häufig Dinge vergesse und nicht richtig zuhöre, wodurch es oft zu Konflikten mit dem Stiefvater käme. Der Patient ergänzt, dass er häufig traurig sei, weil manchmal keiner mit ihm spielen wolle und er in der Klasse kaum Freunde habe. **Psychischer Befund:** Der kleine und sportlich wirkende Patient macht einen verspielten und sehr kindlichen Eindruck. Im Kontakt zeigt er sich freundlich und offen und wirkt während des Problemberichtes der Mutter sehr bedrückt. Im Verlaufe des Gespräches steht er immer wieder auf und antwortet, ohne die Frage abzuwarten. Er ist wach, bewusstseinsklar und zu allen Qualitäten voll orientiert. Es finden sich keine Hinweise auf Wahnerleben, Sinnestäuschungen oder Störungen des Ich-Erlebens. In Bezug auf Aufmerksamkeit und Gedächtnis zeigen sich bei dem Patienten Auffassungs- und Konzentrationsstörungen. Der formale Gedankengang ist ungestört. Berichtet werden keine abnormen Befürchtungen. Im Bereich der Affektstörungen finden sich Reizbarkeit und Insuffizienzgefühle. Antrieb und Psychomotorik

sind gestört durch motorische Unruhe. Keine circadianen Besonderheiten. Darüber hinaus zeigt sich keine Störung. Die Mutter verfügt über eine ausreichende Krankheitseinsicht und kann sich nach anfänglichen Zweifeln auf ein verhaltenstherapeutisches Krankheitskonzept einlassen. **Testdiagnostik:** *WISC-IV:* Gesamt-IQ = 108; *CBCL (T-Wert):* Aufmerksamkeitsprobleme = 78 und Sozialer Rückzug = 72; *TRF (T-Wert):* Aufmerksamkeitsprobleme = 81; *DISYPS-III (Stanine):* ADHS-FBB (Mutter) = 8, ADHS-FBB (Stiefvater) = 9, ADHS-FBB (Lehrerin) = 9.

3. Siehe Konsiliarbericht. Ambulante kinderpsychiatrische Vorstellung und Verordnung von Medikinet® retard (20 mg). Keine psychotherapeutischen Vorbehandlungen.
4. Aufgrund der vermutlich genetischen Disposition hatte J. bereits im Kleinkindalter Schwierigkeiten, Spiele und Aufgaben zu Ende zu führen und mit Frustrationen angemessen umzugehen. Daneben war er einigen psychosozialen Belastungen ausgesetzt, welche den Verlauf der hyperkinetischen Symptomatik im Sinne eines Vulnerabilitäts-Stress-Modells negativ beeinflussten. So trennten sich die Eltern, als er fünf Jahre alt war, womit ein Umzug in die Geburtsstadt der Mutter, die räumliche Trennung vom Vater sowie ein Kindergartenwechsel einhergingen. In dem neuen Kindergarten kam er in eine größere Gruppe mit einem geringeren Betreuungsschlüssel, sodass er durch seine motorische Unruhe und schnelle Ablenkbarkeit häufig bei den anderen Kindern und Erzieherinnen negativ auffiel. Somit hatte er Schwierigkeiten, neue Freunde zu finden und seine sozialen Kompetenzen auszubauen. Mit dem Schulbeginn litt er aufgrund der erhöhten Anforderungen zunehmend unter seinen Konzentrationsproblemen und seiner Hyperaktivität, da er seitdem Aufgaben konzentriert erledigen und sich an Regeln halten musste. Seine niedrige Frustrationsschwelle führte dazu, dass er damit einhergehende Gefühle wie Lustlosigkeit, Ärger und Versagensängste nicht angemessen steuern konnte. Stattdessen agierte er diese häufig durch aggressives und impulsives Verhalten sowie Leistungsverweigerung aus. Dies führte dazu, dass es zu immer häufigeren Konflikten mit seiner Mutter, den Lehrern und seinen Mitschülern kam. Gleichzeitig handelte die Mutter wegen der Trennung vom Vater oft aus ihrem schlechten Gewissen heraus, sodass sie ihrem Sohn gegenüber häufig nachgegeben hat und ihm wenig Konsequenzen aufgezeigt hat. **Auslöser:** Genetische Prädisposition (Vater mit ADHS diagnostiziert) und kritische Lebensereignisse (z. B. Trennung, Umzug, neue Partner der Eltern). **Aufrechterhaltung:** Mangelnde funktionale Emotionsregulationsstrategien und soziale Kompetenzen, Leistungsverweigerung, inkonsequentes Erziehungsverhalten. **Verhaltensanalyse:** Als auslösende situative Bedingungen *(S)* dienen vor allem Situationen, in denen Konzentration, Ruhe und Ausdauer von dem Patienten verlangt werden (z. B. Unterricht, Hausaufgabensituation). Auf der Ebene

der Organismusvariable *(O)* findet sich eine genetische Disposition für ADHS, eine geringe Frustrationstoleranz sowie ein geringes Selbstwertgefühl. Auf der Ebene der physiologischen Reaktion *(R_{phys})* finden sich Anspannung und Unruhe, auf der Ebene der Kognitionen *(R_{kog})* finden sich Misserfolgserwartungen wie: „Ich schaffe das nicht" und Selbstabwertungen: „Ich bin zu dumm." Auf der motorischen Ebene *(R_{mot})* zeigen sich Impulsdurchbrüche, Leistungsverweigerung sowie sozialer Rückzug. Emotional *(R_{emot})* dominieren Hilflosigkeit, Wut und Traurigkeit. Kurzfristige Konsequenzen *(C)* sind die Aufmerksamkeit der Mutter *(C+)*, die Entlastung durch die Vermeidung der Hausaufgaben *(Ȼ-)* sowie der Spannungsabbau durch Wutanfälle *(Ȼ-)*. Langfristig führt dies dazu, dass sich die Schulleistungen des Patienten verschlechtern, wodurch die Versetzung in die 4. Klasse gefährdet ist. Zudem nehmen die Konflikte mit den Eltern und Lehrern zu, was sein negatives Selbstbild aufrechterhält und den sozialen Rückzug verstärkt.

5. *Achse I:* Einfache Aktivitäts- und Aufmerksamkeitsstörung (F90.0); *Achse II:* Keine Entwicklungsstörungen; *Achse III:* Durchschnittliche Intelligenz (IQ = 108); *Achse IV:* Keine somatischen Erkrankungen; *Achse V:* 2.0 Psychische Störung des Vaters (ADHS), 5.1 Abweichende Elternsituation; *Achse VI:* 3 – mäßige soziale Beeinträchtigung.
6. Das Hauptziel der Therapie wird in der Reduktion der Unaufmerksamkeit, Hyperaktivität und Impulsivität liegen. Des Weiteren benennt die Familie als Ziele: (1) Verbesserung der Eltern-Kind-Beziehung, (2) Förderung der Regelakzeptanz und (3) Aufbau von sozialen Kompetenzen und Gleichaltrigenkontakten. Wegen der ausgeprägten und einschränkenden Problematik in den Bereichen Familie, Schule und Freizeit wird eine Langzeittherapie mit 60 Einzelsitzungen und 15 Bezugspersonenstunden beantragt. Aufgrund des hohen Leidendrucks des Patienten, der großen Veränderungsmotivation der Eltern sowie der unterstützenden Haltung der Klassenlehrerin ist die Prognose für die Erreichung der Therapieziele zum jetzigen Zeitpunkt als ausreichend günstig einzuschätzen.
   - Aufbau einer vertrauensvollen Beziehung durch eine wertschätzende und empathische Gesprächsführung sowie Motivationsförderung über die Einführung von Regeln und einem Verstärkerplan (z. B. Spielzeit) für gute Mitarbeit in der Therapie;
   - Altersgerechte Psychoedukation über die Symptomatik, Pathogenese und Aufrechterhaltung eines ADHS sowie Erarbeitung eines individuellen Störungsmodells zur Verbesserung des Problemverständnisses des Kindes und der Eltern;
   - Förderung positiver Eltern-Kind-Interaktionen durch die Fokussierung der Aufmerksamkeit auf positive Erlebnisse mit dem Kind und den Aufbau gemeinsamer positiver Zeiten (z. B. regelmäßige Spielzeiten, Kuschelzeit vor dem Ins-Bett-Bringen);

- Stärkung des Selbstwertgefühls durch Förderung der Ressourcen (z. B. Freude an Bewegung, Hilfsbereitschaft) und Interessen (z. B. Fußball, Malen) sowie kognitive Umstrukturierung bzgl. dysfunktionaler Kognitionen in Bezug auf sich selbst (z. B. „Nichts mache ich richtig“) und andere (z. B. „Niemand will mit mir spielen“);
- Selbstinstruktionstraining zur Verbesserung der systematischen Vorgehensweise und Förderung des Durchhaltevermögens bei der Beschäftigung mit Aufgaben;
- Durchführung eines Ärger-Kontroll-Trainings und Erarbeitung von funktionalen Emotionsregulationsstrategien im Umgang mit Wut, Traurigkeit und Ängsten;
- Verminderung der impulsiven Verhaltensweisen durch die Einführung von Regeln (z. B. respektvoller Umgangston, Zimmer aufräumen), die Erarbeitung von logischen Konsequenzen, das Einüben wirksamer Aufforderungen und die soziale Verstärkung bei der Befolgung von Aufforderungen und nicht-störendem Verhalten (z. B. Loben);
- Förderung der sozialen Kompetenzen durch Selbstbeobachtungsübungen, Rollenspiele und Konfrontationsübungen zu Hause, in der Schule und in der Freizeit zu den Themen „Kontaktaufnahme“, „Beziehungsgestaltung“ und „Bedürfnisäußerung“ sowie eine gleichzeitige Anbindung an eine regelmäßige Gruppe (z. B. Fußballverein).

Bericht an den Gutachter – Patientin S.

1. 11-jährige Gymnasiastin der 6. Klasse, lebt gemeinsam mit ihrer Mutter (+31, Floristin) und ihrem Vater (+33, Ingenieur) in einem Haushalt. Die Eltern sind seit 13 Jahren verheiratet.
2. Die Patientin klage seit einem Jahr morgens immer wieder über starke Bauchschmerzen und verweigere daher oft den Schulbesuch. Die Mutter habe zunächst eine körperliche Erkrankung als Ursache angenommen und sei meist gemeinsam mit ihrer Tochter zu Hause geblieben. Trotz zahlreicher ärztlicher Untersuchungen habe sich kein somatisches Korrelat finden lassen. Die Patientin sei schon seit dem Kleinkindalter trennungsängstlich, was bereits in den ersten Jahren der Kindergartenzeit zu erheblichen Problemen geführt habe. Der Vater schildert, dass S. immer noch nicht alleine einschlafen könne. So müsse die Mutter jeden Abend bei ihr bleiben und warten bis sie eingeschlafen sei. Auch würde S. nachts häufig aufstehen und im Bett der Eltern schlafen. S. verweigere, alleine zu Hause zu bleiben oder woanders zu schlafen. Die Patientin ergänzt, dass sie seit dem Tod ihrer Großmutter vor einem Jahr große Angst habe, dass ihren Eltern etwas zustoßen könnte. Sie würde ihre Freundinnen am liebsten zu sich einladen, um in der Nähe der Eltern zu sein. Nach einem Gespräch mit der Klassenlehrerin wegen der häufigen Fehlzeiten und auf Anraten des Kinderarztes hätten sie sich zu einer Therapie entschlossen. **Psychischer Befund:** Die zart gebaute Patientin macht zunächst einen angespannten und sehr anhänglichen Eindruck. Während des Gespräches wirkt sie beschämt und sucht immer wieder Blick- und Körperkontakt zu ihren Eltern. Die Patientin ist wach, bewusstseinsklar und zu allen Qualitäten voll orientiert. Es finden sich keine Hinweise auf Wahnerleben, Sinnestäuschungen oder Störungen des Ich-Erlebens. In Bezug auf Aufmerksamkeit und Gedächtnis zeigen sich bei der Patientin keine Störungen. Der formale Gedankengang ist eingeengt auf mögliche Verlustsituationen. Berichtet werden Ängste in Bezug auf Trennungssituationen. Im Bereich der Affektstörungen finden sich Deprimiertheit und Ängstlichkeit. Antrieb und Psychomotorik sind ungestört. Keine circadianen Besonderheiten. Darüber hinaus zeigt sich keine Störung. Die Eltern verfügen über eine ausreichende Krankheitseinsicht und können sich nach anfänglichen Zweifeln zunehmend auf ein psychosomatisches Krankheitskonzept einlassen. **Testdiagnostik:** *Kinder-DIPS (Patientin, Eltern):* ICD-10-Kriterien für Trennungsangst erfüllt; *PHOKI (Stanine):* Angst vor Bedrohlichem und Unheimlichen = 8, Angst vor Gefahr/Tod = 8, Angst vor medizinischen Eingriffen = 6, Angst vor Tieren = 5, Trennungsangst = 9, Soziale Angst = 6, Angst vor Schule/Leistung = 7; *AFS (T-Wert):* Prüfungsangst = 52, Manifeste Angst = 70, Schulunlust = 61, Soziale Erwünschtheit = 54; *SPAIK (T-Wert):* 54.
3. Siehe Konsiliarbericht. Keine Medikation. Keine Vorbehandlungen.

4. Aufgrund einer vorangegangenen Fehlgeburt in der 9. SSW ein Jahr vor der Geburt der Patientin und dem Verlust des Bruders der Mutter (im Alter von 10 Jahren bei einem Fahrradunfall verunglückt) hatte die Mutter bereits während der Schwangerschaft große Angst ihre Tochter zu verlieren. Diese Erfahrungen trugen nach der Geburt zu einem überbehütenden Erziehungsstil bei, wodurch die Patientin lernte, neuen Situationen zunächst mit Vorsicht und Angst zu begegnen. Die Eltern verstärkten diese Ängste, indem sie ihrer Tochter Aufgaben abnahmen und auf die durch die Patientin geäußerten Ängste durch Zuwendung und Kontaktangebote reagierten, sodass die Patientin bis heute beim Schlafen die elterliche Nähe einfordere. Bereits im Kindergarten hatte die Patientin große Schwierigkeiten sich zu verabschieden, was immer wieder dazu führte, dass sie von der Mutter nach Hause mitgenommen wurde. Erst im letzten Kindergartenjahr und mit Beginn der Schule verbesserte sich dieses Verhalten, jedoch persistierten weiterhin Trennungsängste im familiären Rahmen. **Auslöser:** Plötzlicher Tod der Großmutter vor einem Jahr (Herzinfarkt) **Aufrechterhaltung:** Nach dem Tod der Großmutter forderte die Patientin noch mehr Präsenz der Eltern ein und entwickelte zunehmend Bauchschmerzen mit Schulvermeidung, die zunächst von Seiten der Eltern somatisch erklärt wurden. Dies führte zu einer Zunahme fürsorglichen Verhaltens von Seiten der Eltern. An Tagen, an denen die Patientin die Schule besuchte, wurde sie jeden Morgen vom Vater zur Schule gebracht und in den Pausen telefonierte die Patientin täglich mit den Eltern und erkundigte sich, ob alles in Ordnung sei (Rückversicherung). **Verhaltensanalyse:** Als auslösende situative Bedingungen *(S)* dienen vor allem Situationen, in denen S. von ihren Eltern getrennt ist oder eine Trennung bevorsteht (z. B. Schule, Schlafenszeit). Auf der Ebene der Organismusvariable *(O)* finden sich dysfunktionale Emotionsregulationsstrategien und eine Angstdisposition. Auf der physiologischen Ebene (R_{phys}) finden sich Nervosität, Anspannung, Unruhe und Bauchschmerzen, auf der Ebene der Kognitionen (R_{kog}) finden sich dysfunktionale Kognitionen wie: „Meinen Eltern könnte etwas passieren" und „Ich kann das nicht alleine." Auf der motorischen Ebene (R_{mot}) zeigen sich Schreien, Anklammern an die Bezugsperson und Weglaufen. Emotional (R_{emot}) liegen Angst, Hilflosigkeit, Unsicherheit vor. Auf der Ebene der Kontingenz *(K)* handelt es sich um eine intermittierende Verstärkung, in der Nähe teils angeboten, teils aber auch verweigert wird. Kurzfristige Konsequenzen *(C)* sind die emotionale Zuwendung und körperliche Nähe der Eltern, insbesondere der Mutter *(C+)*, sowie die Angstreduktion durch die Vermeidung der Trennungssituation *(Ȼ–)*. Langfristig bewirkt dies eine Gefährdung der altersgemäßen Entwicklung besonders in Bezug auf die Autonomie, eine Zunahme der familiären Konflikte sowie eine Verstärkung des Schulabsentismus.

5. *Achse I:* Emotionale Störung mit Trennungsangst des Kindesalters (F93.0); *Achse II:* Keine Entwicklungsstörungen; *Achse III:* Überdurchschnittliche Intelligenz (K-ABC II: IQ = 117); *Achse IV:* Keine somatischen Erkrankungen; *Achse V:* 4.0 Elterliche Überfürsorge; *Achse VI:* 4 – ernsthafte soziale Beeinträchtigung.
6. Die Hauptziele der Therapie liegen im Abbau der Trennungsängste, der Autonomieförderung und im Aufbau eines regelmäßigen Schulbesuches. Mit den Eltern wurden als Therapieziele der Aufbau eines konsequenten Erziehungsverhaltens sowie die Stärkung der Elternrolle (gemeinsame Absprachen und Vorgehensweise) besprochen. Durch den hohen Leidensdruck und die Veränderungsbereitschaft und mittlerweile vorhandene Einsichtsfähigkeit der Eltern sowie die tragfähige therapeutische Beziehung zur Patientin ist die Prognose ausreichend günstig.
   - Psychoedukation zur Symptomatik, Entstehung und Aufrechterhaltung von Trennungsängsten in separaten Kind- und Elternsitzungen (z. B. Funktion von Angst, Häufigkeit, Angstverlaufskurve) sowie Erarbeitung eines individuellen Störungsmodells zur Verbesserung des Problemverständnisses und Ableitung des Therapierationals;
   - Identifikation der angstauslösenden Gedanken (z. B. „Wenn ich nicht bei meinen Eltern bin, passiert etwas Schlimmes.“) und des Problemverhaltens (z. B. Schreien) anhand retrospektiver Verhaltensanalysen (z. B. Situation vor Schule, Einschlafsituation) und Erarbeitung von alternativen Mutgedanken (z. B. „Ich bin schon groß, ich schaffe das“);
   - Modifikation dysfunktionaler Gedanken der Eltern (z. B. „Ich bin eine schlechte Mutter, wenn ich S. in diesem Zustand alleine lasse.“) mithilfe von Überzeugungsratings und Entwicklung von Alternativgedanken; Besprechung von unterstützendem Verhalten in Trennungssituationen (z. B. Mut zusprechen statt Besorgnis, zügige Verabschiedung);
   - Erstellen einer Angsthierarchie (z. B. Angstthermometer) und Besprechung von Belohnungen innerhalb eines Verstärkerplans zur Vorbereitung auf die Expositionsübungen (z. B. 1 Stunde alleine sein, kein Telefonkontakt zur Mutter);
   - Durchführung von Expositionsübungen in vivo zunächst in therapeutischer Begleitung, dann mit einem Elternteil als Verantwortlichen (z. B. im eigenen Bett schlafen) mit vorheriger und anschließender Bewertung der Angst zur Realitätsüberprüfung;
   - Erarbeitung von autonomiefördernden Aufgaben mit den Eltern (z. B. regelmäßige Gleichaltrigengruppe, selbstständig Schulweg gehen) und gleichzeitige Entwicklung von neugewonnen Freiräumen für die Eltern (z. B. Sport, Freunde, Zeit für Beziehung);
   - Entwicklung einer Therapiebilanz, Besprechung weiterer Übungsmöglichkeiten und Erarbeitung hilfreicher Strategien im Umgang mit möglichen Rückfällen.

7. **Zusätzlich erforderliche Angaben:** Beantragt und bewilligt wurden KZT 1 und KZT 2, wovon bislang 19 Therapieeinheiten mit der Patientin und 6 Bezugspersonenstunden durchgeführt wurden. Die Patientin benötigte viel Zeit, um Vertrauen aufzubauen und zeigte auch innerhalb der Einzelsitzungen Schwierigkeiten, sich von der Mutter zu trennen. Gleichzeitig schien es auch Frau M. sehr schwerzufallen, konsequent zu sein und sich von ihrer Tochter zu lösen. Durch intensive Elternarbeit und ausführliche Psychoedukation zu Trennungsängsten gelang es der Mutter, sich auf das Therapierational einzulassen. Des Weiteren konnte die Mutter dazu motiviert werden, sich selber aufgrund ihrer Verlustängste (v.a. generalisierte Angststörung) in psychotherapeutische Behandlung zu begeben. Nach einer altersgerechten Psychoedukation mit der Patientin wurde ein individuelles Erklärungsmodell erarbeitet. Durch die veränderte Haltung der Mutter gelang es der Patientin, Ziele aus eigener Motivation zu entwickeln (z.B. Übernachtung bei Freundin, Klassenfahrt). Bisher konnte mittels kognitiver Therapie und Expositionsübungen an den Ängsten der Patientin soweit gearbeitet werden, dass sie es beispielsweise schaffte, sich mit Freundinnen zu verabreden, bei ihrer Tante zu übernachten und schließlich regelmäßig zur Schule zu gehen. Nach den Schulferien verfiel sie jedoch in alte Verhaltensmuster, sodass sie zuletzt wieder mehrfach den Schulbesuch verweigerte. Der Mutter gelingt es nun jedoch, immer besser ein konsequentes und angemessenes Verhalten zu zeigen und dies gemeinsam mit dem Vater abzustimmen. Gleichzeitig schafft es die Familie noch nicht dauerhaft, dass S. im eigenen Bett bleibt. Trotz der bereits erfolgreichen Therapieschritte wurde in den vergangenen Sitzungen deutlich, dass die neuen Denk- und Verhaltensweisen noch nicht ausreichend gut gelernt und implementiert sind, sodass weitere 36 Einzelsitzungen sowie 9 Bezugspersonenstunden beantragt werden. Die Sitzungen sollen wöchentlich stattfinden, ggf. Doppelsitzungen für Expositionsübungen.

Behandlungspläne – Erwachsene

Allgemeine und störungsunspezifische Interventionen

- Aufbau einer vertrauensvollen und sicheren Beziehung mit Methoden der motivorientierten Beziehungsgestaltung *[verweise hier ggf. auf ein zentrales Grundbedürfnis]*.
- Entwicklung eines verhaltenstherapeutischen Genesemodells/Störungsmodells unter Einbezug wesentlicher lebensgeschichtlicher Bedingungen und aktueller Belastungsfaktoren *[verweise hier ggf. auf das dreiteilige Ursachenmodell bzw. Angaben zur Lebensgeschichte]*.
- im Sinne der Belastungsreduktion: kognitives und klärungsorientiertes Vorgehen in Bezug auf die zugrunde liegenden Konflikte bzw. aufrechterhaltenden Bedingungen *[nenne hier ggf. die Belastungsfaktoren]*.
- Vermittlung von Strategien zum Problemlösen (Problemlösetraining) in Bezug auf die problematischen Lebenssituationen und Erarbeitung funktionaler Verhaltensweisen *[nenne hier ggf. die Problembereiche]*.
- Vermittlung von Akzeptanz und achtsamkeitsbasierten Strategien in Bezug auf nicht (ausreichend) veränderbare Bereiche.
- Klärungsorientierte Bearbeitung von belastenden biografischen Erfahrungen *[nenne hier ggf. die konkrete Erfahrung]* mithilfe von narrativen, emotionsaktivierenden und imaginativen Methoden; Bearbeitung daraus resultierender Annahmen.
- Konkretere Überprüfung des Ausmaßes der sozialen Fertigkeiten und Training gezielter Fähigkeiten anhand von Psychoedukation und Rollenspielen mit Videofeedback in den Bereichen: *[nenne hier die sozialen Kompetenzen, die aufgebaut werden sollen „Bedürfnisse wahrnehmen und äußern", „um Sympathie werben", „Recht durchsetzen", „Nein sagen", „Kontakte aufbauen", „Forderungen stellen", „sich gegenüber unangemessenen Forderungen anderer abgrenzen", „andere kritisieren", „andere zu einer Verhaltensänderung auffordern", „Kritik annehmen", „loben und Komplimente machen" und „Lob und Komplimente annehmen"]*.

- Verbesserung des Selbstwertgefühls und der Selbstakzeptanz durch Übungen zum Aufbau selbstfürsorglichen Verhaltens und Bearbeitung selbstwertschädlicher Grundannahmen gemäß Potreck-Rose und Jacob (2016); Aufbau von *[nenne hier ggf. konkrete Aktivitäten]*.
- Unterstützung beim selbstständigen Einüben von Progressiver Muskelentspannung im Sinne einer angewandten Entspannung zur Reduktion vegetativer Anspannung.
- Erarbeitung eines multimodalen Rückfallplans und von Strategien zur Rezidivprophylaxe.
- Entwicklung von Lebenszielen und Lebensperspektiven mit Methoden der Ziel-Wert Klärung *[nenne hier ggf. den Lebensbereich]*.

Affektive Störungen/Unipolare Depression

- Psychoedukation bezüglich der depressiven Symptomatik (u.a. Zusammenhang zwischen Aktivitäten und Stimmung; Depressionsspirale, kognitive Verzerrungen sensu Beck etc.)
- Analyse des bisherigen Störungsverlaufs; Erarbeitung kritischer Situationen bzw. Auslöser im Sinne von retrospektiven Verhaltensanalysen *[nenne hier ggf. kritische Lebensereignisse im Zusammenhang mit früheren Episoden]*.
- Abschluss eines Non-Suizid-Vertrages und Entwicklung eines Notfallplans hinsichtlich akuter Suizidalität.
- Motivation zur Einnahme einer antidepressiven Medikation und Zusammenarbeit mit dem Hausarzt/Psychiater.
- Vermittlung des kognitiven Störungsmodells der Depression (u.a. Zusammenhang Denken, Fühlen, Verhalten; automatische Gedanken, Denkfehler).
- Identifikation, Bearbeitung und Umstrukturierung der zugrunde liegenden dysfunktionalen Annahmen und Grundüberzeugungen *[nenne hier ggf. konkrete Kognitionen/Annahmen aus der Verhaltensanalyse]* mittels klärungsorientierter Verfahren, Selbstbeobachtung (ABC-Schema), sokratischer Gesprächsführung und kognitiver Techniken.
- Erarbeitung einer Liste prägender Bezugspersonen und Ableitung von Prägungen und Übertragungshypothesen im Sinne des CBASP; Durchführung eines interpersonellen Diskriminationstrainings.
- Vermittlung von interpersonellen Grundlagen (Kiesler Kreis, Stimulus-Charakter) und Durchführung von Situationsanalysen im Sinne von CBASP.
- Entwicklung und Erprobung individueller positiver Aktivitäten mittels standardisierter Listen und Wochenplänen; Aufnahme von Aktivitäten, die bisher noch nie gemacht oder vermieden wurden; Aufbau einer Tages- und Wochenstruktur.
- Durchführung von Interventionen zur Verbesserung des Schlafs (u.a. Psychoedukation zur Schlafhygiene, Schlafrestriktion).

Literaturempfehlungen: Hautzinger (2013); Brakemeier und Normann (2012); Kunz und Teismann (2014)

Affektive Störungen/Bipolare Störung

- Behandlung der depressiven Symptomatik mit Schwerpunkt auf behaviorale Methoden: werteorientierte Verhaltensaktivierung, metakognitive Therapie des Grübelns, Einüben von Situationsanalysen und Ableiten günstiger Strategien.
- Psychoedukation zur bipolaren Störung.
- Bearbeiten der Behandlungsmotivation durch Methoden des Motivational Interviewing.
- Etablieren eines Stimmungstagebuchs.
- Erarbeiten von Frühwarnzeichen und günstigen Strategien.
- Kognitive Therapie der dysfunktionalen Kognitionen in depressiven und manischen Phasen: Erkennen von kognitiven Verzerrungen, empirische/pragmatische Analyse.
- Etablieren eines ausgewogenen Lebensstils.
- Umgang mit schwierigen Situationen, Problemlösetraining.
- Steigerung der Wahrnehmung eigener Emotionen und des eigenen Befindens durch Achtsamkeitsübungen.
- Strategien zur Emotionsregulation.
- Notfallplan, „therapy blueprint“.

Literaturempfehlung: Meyer und Hautzinger (2013)

Angststörungen (Soziale Phobie und Panikstörung)

- Psychoedukation bezüglich der Angstsymptomatik (u. a. psychophysiologische Grundlagen; die drei Komponenten der Angst, Stressmodell).
- Analyse des bisherigen Störungsverlaufs; Erarbeitung kritischer Situationen bzw. Auslöser im Sinne von retrospektiven Verhaltensanalysen *[nenne hier ggf. kritische Lebensereignisse im Zusammenhang mit früheren Episoden]*.
- Erarbeitung eines Störungsmodells der sozialen Ängste und Vermittlung eines kognitiven Störungsmodells (nach Clark); Vermittlung grundlegender Konzepte (Selbstaufmerksamkeit, Sicherheitsverhalten).
- Identifikation, Bearbeitung und Umstrukturierung der beschriebenen angstverstärkenden, dysfunktionalen Annahmen und Grundüberzeugungen *[nenne hier ggf. konkrete Kognitionen/Annahmen aus der Verhaltensanalyse]* mittels klärungsorientierter Verfahren, Selbstbeobachtung, sokratischer Gesprächsführung und kognitiver Techniken.
- Interozeptive Exposition (Hyperventilationstest) und Vermittlung von bewältigungsorientierten Interventionen (u. a. Atemtechniken, Panikregeln).
- Vermittlung des Expositionsrationals, Erstellen einer Angsthierarchie und Ausarbeitung von Plänen zur (gestuften oder massierten) Reizkonfrontation *[nenne hier ggf. einige konkrete Situationen]*; Durchführung von In-vivo-Expositionen mit angstauslösenden Situationen.
- Planung und Durchführungen von Übungen zum Abbau von Sicherheitsverhaltensweisen im Sinne von Expositionsübungen mit Realitätsüberprüfung *[nenne hier ggf. konkrete Sicherheitsverhaltensweisen]*.
- Unterstützung beim selbstständigen Einüben von Progressiver Muskelentspannung im Sinne einer angewandten Entspannung zur Reduktion vegetativer Anspannung.

Literaturempfehlungen: Margraf und Schneider (2013); Schneider und Margraf (2017); Stangier, Heidenrich und Peitz (2009)

Borderline-Persönlichkeitsstörung

- Vermittlung der Diagnose Borderline-Persönlichkeitsstörung und Grundprinzipien der Dialektisch-behavioralen Therapie (Patientin ist gänzlich uninformiert; bisher primär Kriseninterventionen).
- Selbstbeobachtung hinsichtlich der emotionalen Anspannung und dysfunktionalen Verhaltensweisen mittels Tagebuch (Diary-Card).
- Vermittlung von Fertigkeiten zur Emotionsregulation insbesondere Spannungsregulation und Stresstoleranz mittels individuell angepasstem Skillstraining.
- Vermittlung von Fertigkeiten im Zusammenhang mit dem Umgang mit Gefühlen und zwischenmenschlichen Fertigkeiten (z. B. Umgang mit Konflikten; Umgang mit Wut).
- Vermittlung von Fertigkeiten zur Spannungsregulation und Stresstoleranz (insbesondere zur Vorbeugung von dysfunktionalen Verhaltensweisen).
- Vermittlung zu Techniken der Achtsamkeit.
- Einführung in und Durchführung von Verhaltensanalysen in Bezug auf das Problemverhalten *[nenne hier ggf. konkrete Problemverhaltensweisen];* Erarbeitung alternativer Problemlösungen und Anleitung zum Einsatz von Skills im alltäglichen Leben.
- Erarbeitung und Umstrukturierung problemrelevanter Kognitionen *[nenne hier ggf. einige konkrete Kognitionen]* mittels kognitiver Verfahren.
- Bearbeitung von Problembereichen und Konflikten, die die Lebensqualität beeinträchtigen *[nenne hier ggf. konkrete Konfliktbereiche];* Erarbeitung von Lebensperspektiven (z. B. berufliche Perspektiven, Aufbau sozialer Kontakte).

Literaturempfehlungen: Bohus und Wolf-Arehult (2018); Bohus, (2002); Stiglmayr und Gunia (2016)

Posttraumatische Belastungsstörung

- Psychoedukation zur Posttraumatischen Belastungsstörung und Vermittlung der Diagnose Posttraumatische Belastungsstörung; Normalisierung der beschriebenen Symptome.
- Klärungsorientierte Bearbeitung der belastenden biografischen Erfahrungen *[nenne hier ggf. konkrete Erfahrungen]* mithilfe von narrativen, emotionsaktivierenden und imaginativen Methoden; Bearbeitung daraus resultierender Annahmen.
- Vermittlung von Fertigkeiten zur Emotionsregulation insbesondere Spannungsregulation und Stresstoleranz mittels individuell angepasstem Skillstraining; Vermittlung von Techniken der Achtsamkeit.
- Erarbeitung und Umstrukturierung problemrelevanter Kognitionen und Annahmen *[nenne hier ggf. einige konkrete Kognitionen]* mittels kognitiver Verfahren.
- Ermutigung zur und Begleitung bei der juristischen Auseinandersetzung.
- Differenzierung zwischen „realen Anteilen" und „übertriebenen Anteilen" der Bedrohung; Abbau von „übertriebenen" Vorsichtsmaßnahmen und Befürchtungen durch sokratische Gesprächsführung und Verhaltensexperimente.
- Durchführung von In-vivo-Expositionen mit vermiedenen bzw. traumaassoziierten Situationen *[nenne hier ggf. konkrete Situationen]*.
- Klärung von Beziehungen zu Verwandten und Bekannten *[nenne hier Personen, wenn relevant; Anmerkung: ist vor allem relevant, wenn es sich um ein intrafamiliäres Trauma handelt]*.
- Biografische Aufarbeitung problematischer Lebensbedingungen mittels narrativer Techniken (Narrative Exposition bzw. informelle Exposition).
- Bei ausreichender Stabilität: Beginn mit der Traumatherapie; Bearbeitung von *[nenne hier traumatische Erfahrung]* mittels imaginativer und narrativer Exposition.
- Durchführung von EMDR in Bezug auf die auslösende Situation *[nenne hier traumatisches Ereignis]*.

Literaturempfehlungen: Boos (2014); Ehlers (1999); König, Resick, Karl und Rosner (2012); Maercker (2013)

Zwangsstörungen

- Psychoedukation bezüglich der Zwangssymptomatik (Salkovskis Modell, allgemeine Natur von intrusiven Gedanken, neurobiologische Grundlagen etc.).
- Identifikation, Bearbeitung und Umstrukturierung dysfunktionaler Kognitionen im Sinne der Bedeutungszuschreibung *[nenne hier ggf. konkrete Kognitionen/Annahmen aus der Verhaltensanalyse]* mittels kognitiver Verfahren.
- Identifikation und Abbau übertriebener Sicherheitsverhaltensweisen *[nenne hier ggf. konkrete Sicherheitsverhaltensweisen]*.
- Einbezug des Partners hinsichtlich der Psychoedukation und Vermittlung von angemessenen Verhaltensweisen (Partner ist stark in das Zwangssystem eingebunden).
- Vermittlung des Expositionsrationals mit Reaktionsverhinderung in vivo in Bezug auf die Zwangssymptomatik; Erstellen einer Zwangshierarchie und Ausarbeitung von Plänen zur (gestuften oder massierten) Reizkonfrontation.
- Durchführung von Übungen zur Exposition mit Reaktionsverhinderungen *[nenne hier ggf. einige Übungssituationen]*.
- Abbau von Rückversicherungsverhalten und Neutralisierungen in Form eines „Verbots" zum Nachfragen (hier Einbezug des Ehemannes).
- Exposition in sensu mit den Zwangsgedanken (Audiotapes).

Literaturempfehlungen: Lakatos und Reinecker (2016); Moritz und Hauschildt (2016)

Somatoforme Störung

- Etablieren einer stabilen therapeutischen Beziehung durch motivorientierte Beziehungsgestaltung.
- Bearbeiten der Behandlungsmotivation durch Methoden des Motivational Interviewing.
- Psychoedukation zu Stress und Stressbewältigung, Stressprotokolle.
- Unterstützen beim eigenständigen Einüben der progressiven Muskelentspannung.
- Behandlungsmodul zu Aufmerksamkeit: Erkennen des Einflusses der Aufmerksamkeit, Strategien zur Aufmerksamkeitslenkung.
- Achtsamkeitsübungen, „Genusstraining".
- Bearbeiten ungünstiger Kognitionen mit Interventionen der Kognitiven Therapie (ABC-Schema, Erarbeiten günstiger Alternativkognitionen).
- Reduktion von Krankheitsverhalten, v. a. Schonverhalten durch Aktivitätenaufbau.
- Bearbeiten der Funktionalität der Problematik, Werteorientierung.
- Stärken günstiger Strategien zur Stressbewältigung (Soziale Unterstützung, Problemlösetraining, Zeitmanagement).
- Rückfallprophylaxe: Strategien bei schwierigen Situationen oder Frühwarnzeichen, „therapy blueprint".

Literaturempfehlungen: Kleinstäuber, Thomas, Witthöft und Hiller (2017); Rief und Hiller (2010)

Anorexia nervosa

- Psychoedukation (Genese von Essstörungen, Set-Point-Theorie, medizinische Komplikationen und Folgeschäden von Essstörungen).
- Einsatz von Selbstbeobachtungs-/Essprotokollen.
- Erstellen einer anamnestischen Gewichtskurve zur Analyse des Störungsverlaufs und retrospektiven Verhaltensanalyse.
- Führen einer Gewichtskurve zur regelmäßigen Gewichtskontrolle.
- Vereinbarung eines Zielgewichts und Etablierung eines Verstärkerplans zur Unterstützung der Gewichtszunahme.
- Zielverhalten zur Gewichtszunahme etablieren (Essensplan, Essensregeln, Abbau der „schwarzen Liste“, Belohnungen).
- Bearbeiten zugrunde liegender dysfunktionaler Kognitionen mit Interventionen der kognitiven Therapie (pragmatische/empirische Analyse, ABC-Schema, Einüben hilfreicher Kognitionen).
- Behandlung der Körperschemastörung durch körperbezogene Übungen nach Vocks et al. (2018).
- Rückfallprophylaxe (Analyse schwieriger Situationen, Erarbeiten günstiger Strategien, „therapy blueprint“).

Literaturempfehlungen: Jacobi, Thiel und Beintner (2016); Legenbauer und Vocks (2017); Sipos und Schweiger (2016)

Bulimia nervosa

- Psychoedukation bezüglich der Heißhungerattacken (u.a. Zusammenhang zwischen Essverhalten und Heißhungerattacken, Set-Point-Theorie etc.).
- Entwicklung eines verhaltenstherapeutischen Genesemodells/Störungsmodells unter Einbezug biografischer und aktueller Faktoren.
- Normalisierung des Essverhaltens mithilfe von Nahrungsprotokollen; Aufbau von regelmäßigen, ausgewogenen und ausreichenden Mahlzeiten (Haupt- und Zwischenmahlzeiten); Abbau von bisher vermiedenen Nahrungsmitteln (schwarze Liste); ggf. Vermittlung und Zusammenarbeit mit einer professionellen Ernährungsberatung über die Krankenkasse.
- Aufbau von sportlichen Aktivitäten zur Ergänzung der Gewichtsstabilisierung (Patientin treibt bisher gar keinen Sport).
- Korrektur dysfunktionaler Überzeugungen hinsichtlich des Essens (z.B. „Nur wenn ich gar nichts esse, kann ich an Gewicht abnehmen") und der Einstellung zu sich selbst („Nur wenn ich schlank bin, bin ich wertvoll und attraktiv", „Nur wenn ich schlank bin, werde ich einen Partner finden").
- Durchführung von Verhaltensanalysen mittels Protokollen von Heißhungerattacken zur Identifikation von Auslösern und Vulnerabilitätsfaktoren.
- Anleitung zur Stimuluskontrolle; Besprechung entsprechender Regeln.
- Vermittlung von Fertigkeiten zur Emotionsregulation insbesondere Spannungsregulation und Stresstoleranz (insbesondere zur Vorbeugung von Heißhungeranfällen) mittels individuell angepasstem Skillstraining; Vermittlung von Techniken der Achtsamkeit.
- Implementierung von alternativen Verhaltensweisen zur Reduktion von Heißhungerattacken; Aktivitätenplanung mittels Aktivitätenliste.

Literaturempfehlungen: Jacobi, Thiel und Beintner (2016); Legenbauer und Vocks (2017); Sipos und Schweiger (2016)

Schizophrenie

- Aufbau einer tragfähigen therapeutischen Beziehung durch motivorientierte Beziehungsgestaltung.
- Gemeinsames Erarbeiten eines individuellen Erklärungsmodells.
- Entpathologisieren der Halluzinationen durch Psychoedukation.
- Optimierung der Copingstrategien.
- Bearbeiten negativer Metakognitionen und wahnhafter Gedanken mithilfe eines metakognitiven Trainings (MKT+).
- Vorsichtiges Infragestellen dysfunktionaler Kognitionen durch Methoden der Kognitiven Therapie (ABC-Schema, „Zu-Ende-Denken", Erkennen von Inkonsistenzen).
- Verhaltensexperimente zum Bearbeiten ungünstiger Annahmen (Unkontrollierbarkeit der Stimmen).
- Kognitive Bearbeitung der Wahnsymptomatik (Einflussbildung, pragmatische Analyse der Konsequenzen, Erarbeiten alternativer Erklärungen).
- Reduktion des sozialen Rückzugs durch werteorientierten Aktivitätenaufbau und dem Vermitteln sozialer Fertigkeiten (Einsatz von Methoden des Sozialen Kompetenztrainings nach Hinsch und Pfingsten [2015]).
- Aufbau kommunikativer und sozialer Fertigkeiten sowie interpersoneller Problemlösefertigkeiten auf der Grundlage des Integrierten Psychologischen Therapieprogramms (IPT).
- Kognitive Umstrukturierung dysfunktionaler Grundannahmen sensu J. Beck (2013).
- Rückfallprophylaxe (Psychoedukation, Erkennen von Warnsignalen, Umgang mit Stress, Medikamenteneinnahme, „therapy blueprint").

Literaturempfehlungen: Lincoln (2014); Moritz, Veckenstedt, Randjbar und Vitzthum (2010); Nelson, Berger und Beck (2010)

Behandlungspläne – Kinder und Jugendliche

ADHS/ADS

- Exploration des konkreten Problemverhaltens in der Familie, Schule und innerhalb der Therapie anhand von Fragebögen, Verhaltensanalysen und -beobachtungen sowie Erarbeitung von konkreten Therapiezielen.
- Psychoedukation über die Symptomatik eines ADHS/ADS sowie über die auslösenden und aufrechterhaltenden Faktoren anhand eines multifaktoriellen Störungsmodells zur Verbesserung des Problemverständnisses für die Symptomatik.
- Erarbeitung eines gemeinsamen individuellen Störungskonzeptes auf Grundlage einer ausführlichen Eigen- und Familienanamnese und Verhaltensanalysen.
- Förderung positiver Eltern-Kind-Interaktionen durch die Fokussierung der Aufmerksamkeit auf positive Erlebnisse mit dem Kind und den Aufbau gemeinsamer positiver Spielzeiten.
- Stärkung des Selbstwertgefühls durch Ressourcen- und Interessenförderung und kognitive Umstrukturierung in Bezug auf selbstabwertende Kognitionen.
- Verminderung der impulsiven und oppositionellen Verhaltensweisen durch die Einführung von klaren Familienregeln, die Erarbeitung von logischen Konsequenzen, das Einüben wirksamer Aufforderungen und die soziale Verstärkung bei der Befolgung von Aufforderungen und nicht störendem Verhalten.
- Aufbau wirkungsvoller Kontrolle durch häufigere Überprüfung des kindlichen Verhaltens und Durchführung positiver bzw. negativer Konsequenzen bei (Nicht-) Einhaltung von Absprachen.
- Förderung der Veränderungsmotivation des Kindes durch die Einführung von Token-Systemen und Verstärker-Entzugs-Systemen.
- Bei Bedarf Einführung der Regelung einer Auszeit, sofern sich das Problemverhalten nicht durch die bisherigen pädagogisch-therapeutischen Interventionen und Token- oder Token-Entzugssysteme verändern lässt.

- Verbesserung der Beschäftigungsintensität und -ausdauer durch ein Spieltraining bei jüngeren Kindern.
- Selbstinstruktionstraining zur Verbesserung der systematischen Vorgehensweise und Förderung des Durchhaltevermögens bei der Beschäftigung mit Aufgaben.
- Selbstmanagementtraining zur Selbstbeobachtung, -bewertung und -verstärkung in Bezug auf selbstgesetzte Verhaltensziele.
- Abklärung der Indikation für eine medikamentöse Begleitbehandlung durch einen Kinderarzt/-psychiater.

Literaturempfehlung: Döpfner, Schürmann und Frölich (2013); Lauth und Schlottke (2009)

Störung des Sozialverhaltens

- Beziehungsaufbau und Ressourcenaktivierung.
- Exploration von Belastungsfaktoren und Formulierung konkreter Behandlungsziele.
- Einführung von Therapieregeln und Förderung der Therapiemotivation durch Erstellung eines Verstärkerplanes für gute Mitarbeit.
- Psychoedukation zur Symptomatik der Störung des Sozialverhaltens und zu Entstehungsfaktoren anhand eines biopsychosozialen Modells (z. B. biologische Einflüsse, Temperament, verzerrte sozial-kognitive Informationsverarbeitung, unsichere Bindung, unzureichende Impulskontrolle und Emotionsregulation, Einfluss von Gleichaltrigen usw.) und Erläuterung aufrechterhaltender Faktoren.
- Erarbeitung eines gemeinsamen individuellen Erklärungsmodells.
- Fokussierung der elterlichen Aufmerksamkeit auf positive Verhaltensweisen und Eigenschaften sowie Förderung positiver Eltern-Kind-Interaktionen.
- Einübung von effektiven Aufforderungen, Verstärkung von positivem Verhalten und Anwendung von Konsequenzen (z. B. Verstärkerentzugssysteme, Auszeit).
- Erläuterung des kognitiven Modells, Identifikation von Ärger und Wut erzeugenden Kognitionen und Entwicklung von individuellen Bewältigungsgedanken; Einübung von Selbstbeobachtung und Selbstverstärkung (z. B. Detektivbogen, Ärgerthermometer und Wut-Tagebuch).
- Identifikation und Modifikation dysfunktionaler sozialer Überzeugungen *[nenne hier ggf. konkrete Kognitionen/Annahmen aus der Verhaltensanalyse]*, Reattribution eines unangemessenen Selbstkonzeptes in Bezug auf eigene Stärken und vermeintliche Schwächen, Besprechung von Prinzipien der Fairness und Verhältnismäßigkeit der Mittel.
- Emotionstraining zur Verbesserung der Emotionserkennung, Verbalisierung eigener Emotionen und Förderung von empathischem und fairem Verhalten durch das Einüben von Perspektivenübernahme in Rollenspielen und im natürlichen Umfeld.
- Ärgerkontrolltraining zur Förderung eines frühzeitigen Erkennens von Wut und Ärger auslösenden sozialen Situationen und zur Verbesserung der Impulskontrolle durch kognitive Interventionen und Interventionen zur Spannungsregulation.
- Durchführung eines Problemlöse- und Fertigkeitentrainings zur Förderung der sozialen Kompetenzen in Bezug auf die Kontaktaufnahme mit anderen Kindern, die Freundschaftsgestaltung, das Verhalten in Konfliktsituationen und die Abgrenzungsfähigkeit gegenüber aggressiven Verhaltensweisen anderer Kinder.
- Therapiebilanzierung und Rückfallprävention (z. B. Notfallkoffer).

Literaturempfehlung: Görtz-Dorten und Döpfner (2010)

Depressionen

- Psychoedukation mit dem Kind bzw. Jugendlichen zu Symptomen und Ätiologie der Depression bei Kindern und Jugendlichen, dem Einfluss von Stress und dem Zusammenhang zwischen Gedanken, Gefühlen und Verhalten.
- Psychoedukation mit den Eltern zu Symptomen und Ursachen der Kinder- und Jugenddepression und Abgrenzung zu Stimmungsschwankungen in der Pubertät.
- Gemeinsame Erarbeitung eines individuellen Erklärungsmodells mit auslösenden und aufrechterhaltenden Faktoren der depressiven Symptomatik.
- Erläuterung der Ab- und Aufwärtsspirale, Erarbeitung bisheriger positiver Einflussfaktoren auf die Stimmung und Einführung eines Stimmungstagebuches.
- Erlernen von Problemlösestrategien im Umgang mit schwierigen Situationen in der Familie, Schule, Freizeit und mit Freunden.
- Erstellung einer Liste mit positiven Aktivitäten und Planen positiver Aktivitäten mit Weiterführung des Stimmungstagebuches.
- Altersgemäße Einführung des kognitiven Modells, Identifikation häufiger negativer und positiver Gedanken und Kennenlernen der kognitiven Triade nach Beck.
- Erlernen von funktionalen Strategien im Umgang mit negativen Gedanken durch Erarbeitung passender positiver Gedanken, Einüben positiven Denkens (z. B. Positivtagebuch), Erkennen auslösender Situationen für negative Gedanken (z. B. ABC-Modell) und Ablenkung (z. B. Sport, Entspannung).
- Exploration und Bearbeitung depressiver Grundannahmen.
- Psychoedukation zur Wirksamkeit von Sport und Planung sportlicher und Entspannungsaktivitäten (z. B. PMR, Autogenes Training, Yoga, Fantasiereisen).
- Erlernen von sozialen Fertigkeiten zu den Themen „Freunde gewinnen" und „Konflikte lösen" mithilfe von Selbstbeobachtungsbögen und Rollenspielen.
- Elternsitzung zu unterstützendem Elternverhalten beim Verändern depressiver Gedanken und Aktivierung des Kindes bzw. Jugendlichen.
- Stressreduktion in der Familie durch Verbesserung der Kommunikation und Selbstöffnung (z. B. Loben, negative Gefühle und Kritik äußern, Probleme ansprechen).
- Rückfallprophylaxe durch Erarbeitung eines Notfallplanes und Auswahl unterstützender Personen für zukünftige Krisensituationen.

Literaturempfehlung: Abel und Hautzinger (2013)

Enkopresis

- Altersgerechte Informationsvermittlung über anatomische und physiologische Zusammenhänge.
- Psychoedukation zur Symptomatik, Epidemiologie und Ätiologie der nichtretentiven Enkopresis bzw. der Enkopresis mit Obstipation (z.B. 10-Schritte-Modell der Entstehung einer Enkopresis mit Obstipation nach Cox).
- Erarbeitung eines individuellen Störungsmodells anhand retrospektiver Verhaltensanalysen sowie der Eigen- und Familienanamnese.
- Einführung eines einmaligen 48-Stunden-Protokolls zur Beobachtung der Trink- und Urinmenge, des Stuhlganges sowie des Einkotens.
- Toilettentraining zur Stuhlregulation, d.h. dreimalige Toilettengänge nach den Mahlzeiten, bei denen sich der Patient entspannen und mit Fußkontakt zum Boden (evtl. Fußhocker) 5 bis 10 Minuten auf der Toilette sitzen soll.
- Durchführung von Wochenprotokollen zur Beobachtung des Therapieverlaufes.
- Identifikation und Bearbeitung dysfunktionaler Kognitionen (z.B. „Ich bin peinlich.“).
- Bei Bedarf Einführung von „Schickplänen“, in denen protokolliert wird, ob der Patient selbstständig die Toilette aufgesucht hat oder von den Eltern geschickt wurde.
- Einsatz von Verstärkerplänen für Toilettengänge zur Motivationsförderung.
- Bei Bedarf Ernährungsumstellung bei einer vorliegenden ballaststoffarmen Ernährung sowie vermehrte Flüssigkeitszufuhr (mindestens 7 Trinkzeiten pro Tag).

Besonderheit bei der Enkopresis mit Obstipation

- Vor Beginn des Toilettentrainings ist eine orale oder rektale Desimpaktion durch einen Arzt notwendig.
- Das Toilettentraining wird in Kombination mit einer täglichen oralen Laxanziengabe durchgeführt.
- Nach einem erfolgreichen Toilettentraining wird das Toilettentraining in Kombination mit der Laxanziengabe mindestens 6 bis 24 Monate fortgeführt, um die Rückbildung des Megakolons zu ermöglichen.

Literaturempfehlungen: von Gontard (2010); Equit, Sambach, Niemczyk und von Gontard (2013)

Enuresis

Enuresis diurna (Funktionelle Harninkontinenz)

- Anleitung der Eltern zum Unterlassen bislang nicht effektiver Methoden (z. B. nächtliches Wecken, Flüssigkeitsrestriktion).
- Verbesserung der Wahrnehmung durch Beobachtungsphase (ca. 1 bis 6 Wochen) anhand von Protokollbögen (z. B. Fähnchenplan, Sonne-Wolkenkalender).
- Psychoedukation mit dem Patienten und den Eltern (z. B. Ätiologie, Epidemiologie, Prognose, Informationen zu Verdauungsapparat und Blasenfunktion) zur Verbesserung des Problemverständnisses und zum Abbau von Scham- und Schuldgefühlen.
- Stärkung des Selbstwertgefühls durch die Identifikation und Bearbeitung dysfunktionaler Kognitionen (z. B. „Ich bin nicht normal.") und Ressourcenübungen.
- Kognitive Therapie mit den Eltern zur Bewusstmachung und Bearbeitung schuldzuweisender Kognitionen (z. B. „Mein Kind macht das absichtlich, um mich zu provozieren.") sowie eigener Schuldgefühle (z. B. falsche Erziehung, Zeitmangel).
- Verbesserung der Blasenwahrnehmung durch körpertherapeutische Übungen.
- Identifikation von Stressoren und Erlernen von Entspannungsübungen (z. B. Progressive Muskelrelaxation, Autogenes Training).
- Störungsspezifische Therapie (siehe unten).

Idiopathische Dranginkontinenz

- Psychoedukation zu der Symptomatik der Idiopathischen Dranginkontinenz sowie zur Pathogenese (z. B. biologisch-genetische Faktoren, Störung des Blasenhohlmuskels).
- Verbesserung der Wahrnehmung des Harndranges, Abbau von Haltemanövern und Förderung des sofortigen Toilettenganges durch Einführung eines Beobachtungsplanes (z. B. Fähnchenplan, Sonne-Wolken-Plan), in welchen das Kind das Ergebnis (z. B. Hose nass oder trocken) eintragen soll. Zur Motivationsförderung soll bei Bedarf ein zusätzlicher Verstärkerplan für die tägliche Mitarbeit eingesetzt werden.
- Aufklärung der Erzieher/Lehrer und Absprache über die Ermöglichung eines sofortigen Toilettenganges zur Entlastung und Reduktion von Haltemanövern.
- Einbezug eines Kinderarztes oder Kinder- und Jugendpsychiaters zur Abklärung einer Indikation für eine medikamentöse Begleitbehandlung.

Miktionsaufschub

- Psychoedukation zur Symptomatik des Miktionsaufschubes sowie zur Pathogenese (z. B. Entleerungsreflex nach Ausdehnung des Blasenvolumens durch Hinauszögerung des Wasserlassens; Ablenkung; Angst, etwas zu verpassen; Trotzverhalten).
- Einführung von „Schickplänen", bei denen der Patient mindestens siebenmal täglich zu bestimmten Zeiten (z. B. nach dem Essen, vor dem Spielen, vor dem Schafengehen) auf die Toilette geschickt werden soll (z. B. Einführung eines Codewortes oder einer Symbolkarte).
- Protokollierung jeder Miktion in einem Tagebuch und Einsatz von Verstärkerplänen (z. B. Einlösung von Aufklebern gegen Spielzeit), bei denen die Motivation und Mitarbeit verstärkt werden soll.
- Körper- und Selbstwahrnehmungsübungen zur Verbesserung der Körperwahrnehmung.

Detrusor-Sphynkter-Dyskoordination

- Psychoedukation zu der Symptomatik der Detrusor-Sphynkter-Dyskoordination sowie zur Pathogenese (z. B. Koordinationsstörung des Blasenhohlmuskels und des Blasenschließmuskels).
- Einüben einer entspannten Miktion (z. B. viel Zeit auf der Toilette nehmen, die Füße müssen Kontakt zum Boden bzw. Hocker haben und Beine leicht gespreizt sein), bei Bedarf Einführung einer entspannenden Beschäftigung (z. B. Lesen, Singen).
- Allgemeine Relaxationsmethoden, Entspannungstraining und Autogenes Training.
- Biofeedbacktraining, damit das Kind lernt, den Beckenboden und den Schließmuskel zu entspannen und die Blase ohne Pause komplett zu entleeren.

Enuresis nocturna

- Einführung eines Sonne-Wolken-Kalenders zur Protokollierung von trockenen und nassen Nächten über einen Zeitraum von 4 Wochen.
- Apparative Verhaltenstherapie (AVT, z. B. Klingelmatte/-hose), mit dessen Hilfe das Kind wach werden, das Gerät ausschalten und zur Toilette gehen soll. Im Anschluss soll das Kind den Schlafanzug und das Bettzeug selbstständig wechseln. Dieses Vorgehen soll erst nach einem Therapieerfolg von 14 aufeinanderfolgenden trockenen Nächten beendet werden und maximal 16 Wochen durchgeführt werden.
- Bei Therapieresistenz soll mit einem Kinderarzt eine Kombinationsbehandlung mit Pharmakotherapie besprochen werden.

Literaturempfehlungen: Tan Tjhen und Schlarb (2012); Equit, Sambach, Niemczyk und von Gontard (2013)

Schulangst/Schulvermeidung

- Erhebung des Problem- und Zielverhaltens sowie Exploration der mit der Schulvermeidung in Zusammenhang stehenden Probleme (z. B. Psychopathologie, Leistungsprobleme, soziale Probleme, familiäre Probleme).
- Altersgemäße Psychoedukation zur Symptomatik, Ätiologie und Prognose der Schulvermeidung sowie zur begleitenden psychopathologischen Symptomatik.
- Erarbeitung eines individuellen Erklärungsmodells mit dem Kind/Jugendlichen und den Eltern mit auslösenden und aufrechterhaltenden Faktoren der Schulvermeidung anhand retrospektiver Verhaltensanalysen sowie der Eigen- und Familienanamnese.
- Förderung der Veränderungsmotivation durch Motivational Interviewing.
- Nach Bedarf störungsspezifische Interventionen zu vorliegenden psychischen Erkrankungen, die ursächlich bzw. aufrechterhaltend für die Schulvermeidung sind (z. B. Depression, Panik und Somatisierung, Leistungs- und Prüfungsängste, Soziale Ängste, Trennungsängste, Störung des Sozialverhaltens, oppositionelles Verhalten).
- Einführung in das kognitive Modell (z. B. Teufelskreis der Angst, Zusammenhang von Gedanken, Gefühlen und Verhalten) und Überprüfung von Befürchtungen in Bezug auf den bevorstehenden Schulbesuch (z. B. negative Reaktionen der Mitschüler, Bloßstellung bei Unwissenheit, Abwertung aufgrund von schlechten Schulleistungen) anhand von Verhaltensexperimenten und Umfragen.
- Entwicklung eines Stufenplanes für eine sukzessive Anbahnung an einen Schulbesuch und wöchentliche Bearbeitung eines Beobachtungsbogens für das selbstgesetzte Ziel, ggf. Einführung eines Verstärkerplanes zur Motivationsförderung.
- Stärkung des Selbstwertgefühls durch Selbstwertübungen und Bewusstmachung und Förderung von Ressourcen des Kindes/Jugendlichen (z. B. persönliche Stärken, bisherige Erfolge, hilfreiche soziale Kontakte, Selbstbehauptungsstrategien).
- Soziales Kompetenztraining, z. B. zu den Themen „Gut zuhören", „Lob und Kritik annehmen und aussprechen" und „Abgrenzungsfähigkeit", mithilfe von Wissensvermittlung, Rollenspielen und Selbstbeobachtungsbögen.
- Förderung der emotionalen Kompetenzen durch die Wissensvermittlung zu Emotionen und die Erarbeitung funktionaler Emotionsregulationsstrategien.
- Selbstmanagementtraining zur systematischen Umsetzung von selbstgesetzten Zielen, zur Verbesserung der Entscheidungsfindung und zum Erlernen von Problemlösestrategien für den Umgang mit schwierigen Situationen.
- Förderung der elterlichen Erziehungskompetenzen durch Psychoedukation und den Aufbau von unterstützendem und konsequentem Erziehungsverhalten.
- Überprüfung der Indikation für die Unterstützung durch Jugendhilfemaßnahmen (z. B. sozialpädagogische Familienhilfe, Erziehungsbeistand, Tagesgruppe).

Literaturempfehlung: Reissner, Hebebrand und Knollmann (2015)

Nicht stoffgebundene Süchte (z. B. Computerspielen)

- Erarbeitung eines Therapievertrages (z. B. PC-Abstinenz für bestimmten Zeitraum) und Festlegung von konkreten Therapiezielen in Bezug auf das Spielverhalten und eine alternative Lebensgestaltung.
- Psychoedukation bzgl. des Suchtverhaltens (z. B. Teufelskreismodell der Sucht in Anlehnung an Küfner und Bühringer; Konzept des Suchtgedächtnisses) zur Förderung des Verständnisses von Patienten und Eltern in Bezug auf die Funktionalität und aufrechterhaltende Faktoren des Verhaltens.
- Durchführung eines Wochenprotokolls zur Selbstbeobachtung bzgl. der Stärke des erlebten Verlangens und des tatsächlichen Verhaltens (z. B. Spieldauer).
- Bewusstmachung der in Bezug auf das Suchtverhalten auslösenden Bedingungen sowie dysfunktionalen Grundannahmen anhand retrospektiver Verhaltensanalysen.
- Erarbeitung eines individuellen Erklärungsmodells des Suchtverhaltens (z. B. TRIAS-Modell nach Kielholz und Ladewig).
- Erstellung einer realistischen Kosten-Nutzen-Analyse in Bezug auf das Suchtverhalten bzw. die Abstinenz zur Klärung und Förderung der Therapiemotivation.
- Identifikation persönlicher und umgebungsbedingter Ressourcen sowie kognitive Umstrukturierung in Bezug auf selbstabwertende Kognitionen zur Stärkung des Selbstwertgefühls.
- Erarbeitung hilfreicher Strategien im Umgang mit Verlangen durch die Entwicklung von Stimuluskontrolltechniken (z. B. technische Zugangssperre oder Zeitbegrenzung), das Einüben von Selbststeuerungstechniken bei Verlangen (z. B. Ablenkung, Bewusstmachung negativer Konsequenzen, positive Selbstinstruktionen, soziale Unterstützung) und den Aufbau alternativer Aktivitäten.
- Vorbereitung der Exposition durch Erarbeitung des Expositionsrationals (z. B. Verlaufskurve des Verlangens) und Mitbringen eines mit dem Computerspiel oder Internet assoziierten Bildes (z. B. Avatar, Lieblingsspiel, Screenshot).
- Exposition durch genaue Beschreibung der mit dem Bild verbundenen positiven Emotionen, Körperreaktionen, Erinnerungen und Assoziationen sowie anschließende emotionale Distanzierung (z. B. Herleitung negativer Aspekte, Unterscheidung zwischen realer und virtueller Identität, Entwicklung einer positiven Zukunftsperspektive ohne dysfunktionalen PC-/Internetkonsum).
- Erarbeitung positiver Selbstverbalisationen mit Gründen für Abstinenz bzw. Reduktion des PC-/Internetkonsums.
- Durchführung eines Abschiedsrituals in Bezug auf den übermäßigen PC- und Internetkonsum (z. B. Verfassen eines Abschiedsbriefes, Verbrennen des Bildes aus der Exposition).
- Bei Bedarf Förderung positiver Interaktionen innerhalb der Familie und Erlernen von positiven Kommunikationsstrategien.
- Rückfallprophylaxe durch Besprechung möglicher Auslöser und Frühwarnzeichen sowie die Erarbeitung eines Notfallplans.

Literaturempfehlung: Wölfling, Jo, Bengesser, Beutel und Müller (2013)

Soziale Phobien

- Psychoedukation zur Symptomatik, Epidemiologie und Entstehung (z. B. biologische Faktoren, Merkmale der Eltern, Lernerfahrungen, Eigenschaften des Kindes) und Aufrechterhaltung (z. B. Teufelskreis der Angst) von sozialen Ängsten und Leistungsängsten (z. B. pathogenetisches Modell nach Suhr-Dachs und Döpfner).
- Entwicklung eines gemeinsamen Störungs- und Behandlungskonzeptes (z. B. Angstverlaufskurve) mit dem Kind bzw. Jugendlichen und den Eltern.
- Festlegung von konkreten Behandlungszielen und Erstellung einer Angsthierarchie (z. B. Angstthermometer).
- Erläuterung eines altersgerechten kognitiven Modells (z. B. bei Jugendlichen nach Clark und Wells), Identifikation von angstauslösenden Gedanken sowie Erarbeitung geeigneter Bewältigungsgedanken (z. B. ABC-Schema).
- Verbesserung der elterlichen Erziehungskompetenzen durch Psychoedukation, die Identifikation und Bearbeitung eigener Ängste, überhöhter Leistungsansprüche und dysfunktionaler Grundüberzeugungen sowie den Aufbau eines unterstützenden und autonomiefördernden Erziehungsverhaltens.
- Reduktion der übermäßigen Selbstaufmerksamkeit durch Lenkung der Aufmerksamkeit nach außen (z. B. Beobachtung der Umgebung, Konzentration auf Schulaufgabe) und Abbau des Sicherheitsverhaltens durch Verhaltensexperimente.
- Überprüfung und Korrektur verzerrter bildhafter Vorstellungen des Selbst durch den Einsatz von Videofeedback.
- Erlernen der Differenzierung zwischen sozial kompetenten, unsicheren und aggressiven Verhaltensweisen anhand von Beispielsituationen (z. B. nach Hinsch und Pfingsten) und Rollenspielen.
- Bei Bedarf Vermittlung von Vortragstechniken sowie Arbeits- und Lernmethoden zur Förderung von Leistungskompetenzen und Reduktion von Leistungsängsten.
- Erlernen von Atemübungen bzw. Training von Progressiver Muskelentspannung im Sinne einer angewandten Entspannung zur Reduktion vegetativer Anspannung.
- Training sozialer Kompetenzen durch Rollenspiele und Expositionsübungen in vivo zu individuellen Übungsfeldern (z. B. „Kontakt aufnehmen", „Gespräche führen", „Telefonieren", „mündliche Unterrichtsbeteiligung", „Vorträge halten", „Meinung durchsetzen", „Konflikte lösen", „Umgang mit Ausgrenzung").
- Anleitung der Eltern zu einem unterstützenden Verhalten während der Expositionsphase sowie Erarbeitung eines Verstärkerplanes für mutiges Verhalten.
- Durchführung von wöchentlichen Übungsaufgaben mithilfe von Selbstbeobachtungsbögen für einen erfolgreichen Alltagstransfer.
- Aufbau von sozialen Kontakten durch Anbindung an regelmäßige Gruppenangebote (z. B. Jugendtreff, Sportverein, Musikgruppe, Schul-AG etc.).

Literaturempfehlungen: Büch und Döpfner (2012); Suhr-Dachs und Döpfner (2015); Steil, Matulis, Schreiber und Stangier (2011)

Störung mit Trennungsangst

- Informationsvermittlung zu Funktion und Häufigkeit von Ängsten (z. B. evolutionsbiologische Bedeutung, Alltagsfunktion, gesunde vs. pathologische Angst) zu Normalisierung und Entkatastrophisierung der Ängste des Kindes.
- Psychoedukation zu Symptomatik, Entstehung (z. B. kindliches Temperament, Lerngeschichte, Merkmale der Eltern, Erziehungsstil) und Aufrechterhaltung (z. B. Teufelskreis der Angst) von Trennungsängsten in separaten Kind- und Elternsitzungen sowie Erarbeitung eines individuellen Erklärungsmodells.
- Exploration der Ängste, Kognitionen, Körpersymptome und Verhaltensweisen in den Trennungssituationen anhand retrospektiver Verhaltensanalysen.
- Altersgemäße Erklärung des kognitiven Modells, Identifikation von angstauslösenden Gedanken und Erarbeitung von passenden Bewältigungsgedanken.
- Identifikation und Modifikation dysfunktionaler Gedanken der Eltern mithilfe von Überzeugungsratings, Entwicklung von Alternativgedanken sowie Erläuterung des Konzeptes von Entwicklungsaufgaben und der Notwendigkeit von Selbstwirksamkeitserfahrungen.
- Erarbeitung retrospektiver Verhaltensanalysen und Angstverlaufskurven mit den Eltern zur Bewusstmachung kurz- und langfristiger Konsequenzen ihres Verhaltens in Bezug auf die Angstsymptomatik und das Verhalten ihres Kindes sowie anschließende Herleitung des Therapierationals für die Expositionsübungen.
- Vorbereitung des Kindes auf die Expositionsübungen durch Exploration bisheriger Habituationserfahrungen und anschließendem Transfer auf die Trennungsängste sowie das Erstellen einer Angsthierarchie (z. B. Angstthermometer).
- Anleitung der Eltern zu einem unterstützenden Verhalten während der Expositionsphase sowie gemeinsame Erarbeitung eines Verstärkerplanes für mutiges Verhalten.
- Durchführung von sich steigernden Expositionsübungen in vivo mit vorheriger und anschließender Bewertung der Angst zur Realitätsüberprüfung der Angstgedanken.
- Anleitung der Eltern zur Durchführung der Expositionsübungen zu Hause, anschließender Bewertung der Situation und Belohnung für mutiges Verhalten.
- Erarbeitung einer Therapiebilanz, Besprechung des Verhaltens bei möglichen Rückfällen und Ermutigung zu häufigem Üben in vielen alltagsrelevanten Situationen.

Literaturempfehlungen: Schneider (2012); Schneider (2004); Blatter-Meunier und Schneider (2011)

Berner Inventar für Therapieziele

Berner Inventar für Therapieziele (BIT)[7,8]	
Ihre Ziele für die kommende Therapie Das Setzen von Zielen ist eine wichtige Voraussetzung für eine wirkungsvolle Therapie. Wir bitten Sie deshalb, hier Ihre persönlichen Ziele für die kommende stationäre Behandlung anzugeben. Als Hilfe finden Sie zunächst eine Liste von möglichen Zielen einer Psychotherapie, gegliedert nach fünf Bereichen. Links finden Sie hier Stichworte, die das Thema des Therapieziels bezeichnen, rechts die eigentlichen Ziele. ➢ Bitte gehen Sie zunächst diese Liste durch und kreuzen Sie alle Ziele an, die Sie mit Hilfe der kommenden Therapie erreichen wollen. ➢ Wenn Sie zusätzliche Ziele haben, die Sie hier nicht vorgefunden haben, können Sie diese am Ende der Liste in die Leerzeilen schreiben. ➢ Zum Schluss treffen Sie bitte eine Auswahl ihrer wichtigsten fünf Ziele. Vielen Dank für Ihre Angaben	
Bewältigung bestimmter Probleme und Symptome	
	Mithilfe der Psychotherapie möchte ich …
Depressives Erleben	☐ 1 negative, kreisende Gedanken oder Schuldgefühle überwinden. ☐ 2 aus meiner gedrückten Stimmung, Traurigkeit oder inneren Leere herauskommen. ☐ 3 mit Stimmungsschwankungen besser umgehen lernen. ☐ 4 wieder mehr Antrieb und Energie bekommen.
Körperliche Selbstverletzung	☐ 5 lernen, mir keine körperlichen Verletzungen mehr zuzufügen (z. B. mich absichtlich schneiden oder brennen). ☐ 6 Selbstmordgedanken überwinden und wieder Lebenswillen finden.

7 © grosse Holtforth (2001); grosse Holtforth und Grawe (2002). Abdruck erfolgt mit Genehmigung der Autoren.

8 Das Berner Inventar für Therapieziele bezieht sich auf eine stationäre Behandlung. Es lässt sich aber problemlos auch für die Erhebung von Therapiezielen einer ambulanten Behandlung einsetzen.

Ängste	☐ 7 eine konkrete Angst bewältigen oder besser mit ihr umgehen lernen. ☐ 8 lernen, Angst- und Panikanfälle in den Griff zu bekommen. ☐ 9 lernen, ohne Angst und unsicheres Verhalten (z. B. Erröten, Stottern) unter die Leute zu gehen. ☐ 10 lernen, wieder Dinge zu tun, die ich jetzt aus Angst vermeide.
Zwanghafte Gedanken und Handlungen	☐ 11 ständig wiederkehrende, quälende Gedanken oder Impulse besser kontrollieren lernen. ☐ 12 wiederholte, sinnlose und zeitraubende Handlungen (übertriebenes Händewaschen, Ordnen, Prüfen, Zählen etc.) einschränken lernen.
Traumatische Erlebnisse	☐ 13 traumatische Erlebnisse verarbeiten (z. B. schwerer Unfall, Gewaltverbrechen, Vergewaltigung, Naturkatastrophe u. a.).
Suchtverhalten (bezogen auf Alkohol, illegale Drogen oder Medikamente)	☐ 14 den körperlichen Entzug von einem Suchtmittel durchführen. ☐ 15 ohne Suchtmittel leben lernen. ☐ 16 meinen Suchtmittelkonsum kontrollieren lernen. ☐ 17 mit schwierigen Situationen anders umgehen lernen, statt zum Suchtmittel zu greifen.
Essverhalten	☐ 18 meine Essprobleme (Magersucht, Ess-Brechsucht, Esssucht etc.) bewältigen. ☐ 19 mit meinem Gewicht umgehen lernen (es reduzieren oder so akzeptieren).
Schlaf	☐ 20 meine Schlafprobleme (Schwierigkeiten beim Ein- oder Durchschlafen, frühes Erwachen etc.) bewältigen.
Sexualität	☐ 21 sexuelle Probleme bewältigen.
Körperliche Schmerzen und Krankheiten	☐ 22 mit körperlichen Schmerzen umgehen lernen oder diese nach Möglichkeit verringern. ☐ 23 mit meiner körperlichen Krankheit umgehen lernen.
Schwierigkeiten in bestimmten Lebensbereichen	☐ 24 meine Wohnsituation klären (ein Problem bewältigen oder ein Ziel anstreben). ☐ 25 konkrete Probleme im Zusammenhang mit meiner Arbeit oder meiner Ausbildung bewältigen. ☐ 26 meinen Alltag besser organisieren lernen.
Stress	☐ 27 besser mit Stresssituationen umgehen lernen.

Ziele im zwischenmenschlichen Bereich	
	Mithilfe der Psychotherapie möchte ich…
Bestehende Partnerschaft	☐ 28 die Beziehung mit meinem Partner/meiner Partnerin verbessern. ☐ 29 das Sexualleben mit meinem Partner/meiner Partnerin verbessern. ☐ 30 meine Erwartungen und Gefühle bezügl. Partner/ Partnerin klären.
Elternschaft und aktuelle Familie	☐ 31 mich mit meiner Vater- bzw. Mutterrolle auseinandersetzen. ☐ 32 die Beziehung zu meinem Kind/meinen Kindern verbessern. ☐ 33 versuchen, etwas an der ganzen familiären Situation zu verändern.
Herkunftsfamilie	☐ 34 die Beziehung zu meinen Eltern verändern (mich ablösen, Schuldgefühle oder Abhängigkeit überwinden etc.).
Andere Beziehungen	☐ 35 die Beziehung zu bestimmten Personen aus dem privaten oder beruflichen Umfeld klären oder verbessern. ☐ 36 die Trennung von meinem Ex-Partner/meiner Ex-Partnerin verarbeiten.
Alleinsein und Trauer	☐ 37 meine Zeit alleine verbringen lernen. ☐ 38 den Tod einer geliebten Person verarbeiten.
Selbstbehauptung und Abgrenzung	☐ 39 mich anderen gegenüber besser durchsetzen und abgrenzen lernen. ☐ 40 mit den Reaktionen anderer (Kritik, Ablehnung, Lob etc.) auf mein Verhalten besser umgehen lernen.
Kontakt und Nähe	☐ 41 lernen, besser mit Menschen Kontakt aufzunehmen und zu pflegen (z.B. lernen, wie ich Leute kennenlerne, Freundschaften aufbaue etc.). ☐ 42 Nähe zulassen und Vertrauen zu anderen Menschen aufbauen lernen. ☐ 43 mich auf eine neue Partnerschaft vorbereiten.

Verbesserung des Wohlbefindens	
	Mithilfe der Psychotherapie möchte ich...
Bewegung und Aktivität	☐ 44 mehr Sport und andere körperlichen Aktivitäten betreiben. ☐ 45 meine Freizeit aktiver gestalten (Hobbys, kulturelle Aktivitäten etc.).
Entspannung und Gelassenheit	☐ 46 Techniken erlernen, die mir helfen, mich zu entspannen. ☐ 47 lernen, Probleme und Herausforderungen gelassener anzugehen.
Wohlbefinden	☐ 48 mehr Optimismus und Lebensfreude entwickeln. ☐ 49 lernen, mich in meinem Körper wohlzufühlen.
Orientierung im Leben	
	Mithilfe der Psychotherapie möchte ich...
Vergangenheit, Gegenwart und Zukunft	☐ 50 mit Teilen meiner Vergangenheit besser zurechtkommen lernen. ☐ 51 mir klarer werden wer ich bin, was ich kann und was ich will. ☐ 52 neue Zukunftsperspektiven (private oder berufliche) erarbeiten.
Sinnfindung	☐ 53 Sinnfragen in meinem Leben klären.
Selbstbezogene Ziele	
	Mithilfe der Psychotherapie möchte ich...
Einstellung zu mir selbst	☐ 54 mehr Selbstvertrauen und Selbstsicherheit entwickeln. ☐ 55 mich akzeptieren lernen, so wie ich bin.
Bedürfnisse und Wünsche	☐ 56 meine Bedürfnisse wahrnehmen und ausdrücken lernen. ☐ 57 meine Grenzen besser erkennen und danach handeln lernen. ☐ 58 eigene Wünsche und Pläne besser verwirklichen lernen.
Verantwortung, Leistung und Kontrolle	☐ 59 lernen, Verantwortung für mich selbst zu übernehmen (eigenständig leben, Entscheidungen treffen usw.). ☐ 60 mehr Selbstdisziplin und Durchhaltevermögen entwickeln. ☐ 61 meine hohen Ansprüche an mich oder an andere herabsetzen lernen. ☐ 62 Verantwortung und Kontrolle abgeben lernen.
Umgang mit Gefühlen	☐ 63 Gefühle zulassen und äußern lernen. ☐ 64 mit starken negativen Gefühlen (z.B. Ärger, Wutausbrüchen) umgehen lernen.

Wenn Sie noch andere Ziele haben, die nicht in der Liste aufgeführt sind, können Sie diese hier aufschreiben.

____

____

Nachdem Sie sich über verschiedene Ziele für die kommende Therapie Gedanken gemacht haben und wahrscheinlich mehrere Ziele angekreuzt haben, ist es nun sinnvoll, sich zuerst einmal auf die wichtigsten Ziele zu konzentrieren. Geben Sie hier bitte Ihre wichtigsten Ziele für die kommende Therapie an. Sie können bis zu fünf Ziele auswählen.

➢ Für einen besseren Überblick übertragen Sie zuerst die Nummern der ausgewählten Ziele in die dafür vorgesehenen Kästchen (pro Kästchen eine Nummer).

➢ Anschließend formulieren Sie die ausgewählten Ziele bitte möglichst konkret in eigene Worte um, damit diese sich auf Ihre ganz persönliche Situation beziehen.

Beispiel:

Ziel Nr. 10 — Ich möchte lernen, wieder ohne Angst alleine aus dem Haus zu gehen und öffentliche Verkehrsmittel zu benutzen.

Ziel Nr. ____ ____

____

Ziel Nr. ____ ____

____

Ziel Nr. ____ ____

____

Ziel Nr. ____ ____

____

Ziel Nr. ____ ____

____

AMDP-Befundbogen (Muster)

AMDP-System	**Anamnese**

Patient: ______________ Untersucher: ______________ Untersuchungsdatum: ☐☐.☐☐.☐☐

1. Geschlecht	
☐ männlich ☐ weiblich	
2. Geburtsdatum	
☐☐.☐☐.☐☐☐☐ (tt.mm.jjjj)	
3. Wohnsituation	
☐	keine Aussage
☐	betreutes Wohnen
☐	selbstständiges Wohnen
☐	bei Eltern/mit Angehörigen
☐	Heim/Klinik
☐	Sonstiges (z. B. JVA)
4. Zusammenleben	
☐	keine Aussage
☐	lebt allein
☐	mit (Ehe-)Partner
☐	Eltern(-teil)
☐	mit Kind(-ern)
☐	Sonstiges (z. B. Freunde)
5. Schulbildung	
☐	keine Aussage
☐	Förderschule
☐	Hauptschule ohne Abschluss
☐	Hauptschulabschluss
☐	Fachoberschule/Realschule
☐	(Fach-)Abitur
☐	Universität/Fachhochschule
6. Erwerbstätigkeit	
☐	keine Aussage
☐	in Ausbildung/Umschulung
☐	Angestellter/Beamter
☐	Arbeiter/Facharbeiter
☐	Selbstständig/Freiberuflich
☐	Rentner
☐	ohne Arbeit
☐	Hausfrau/Hausmann
☐	Sonstige

7. Setting	
☐	ambulant
☐	stationär
☐	teilstationär
☐	Sonstiges
8. Untersuchungsgrund	
☐	Behandlung
☐	Begutachtung
☐	Konsil
☐	sonstige Untersuchung
9. Krankheitsverlauf	
☐	keine Aussage
☐	Ersterkrankung
☐	(Wieder- bzw.) Dauererkrankung
10. Psychische Störungen in der Familie	
☐	ja
☐	nein
11. Schweregrad (CGI)	
☐	keine Aussage
☐	nicht krank
☐	Grenzfall psychischer Erkrankung
☐	leicht krank
☐	mäßig krank
☐	deutlich krank
☐	schwer krank
☐	extrem schwer krank
12. Diagnosen	
☐	keine Aussage
☐	keine Diagnose
	Bezeichnung

 hogrefe

AMDP-System

Psychischer Befund

Angaben zur Person

Patient: ______________ Untersucher: ______________ Untersuchungsdatum: ☐☐.☐☐.☐☐

Alter: ______________ Geburtsdatum: ☐☐.☐☐.☐☐☐☐ Geschlecht: ☐ m ☐ w

Beurteilungszeitraum: ☐☐ (in Tagen) Diagnosen: ______________

Befund						
Symptom	Datenquellen	nicht vorhanden	leicht	mittel ausgeprägt	schwer	keine Aussage
Bewusstseinsstörungen		☐				☐
1. Bewusstseinsverminderung	F	☐	☐	☐	☐	☐
2. Bewusstseinstrübung	F	☐	☐	☐	☐	☐
3. Bewusstseinseinengung	SF	☐	☐	☐	☐	☐
4. Bewusstseinsverschiebung	S	☐	☐	☐	☐	☐
Orientierungsstörungen		☐				☐
5. zeitliche Orientierungsstör.	S	☐	☐	☐	☐	☐
6. örtliche Orientierungsstör.	S	☐	☐	☐	☐	☐
7. situative Orientierungsstör.	S	☐	☐	☐	☐	☐
8. O.-Stör. über die eigene Person	S	☐	☐	☐	☐	☐
Aufmerksamkeits- und Gedächtnisstörungen		☐				☐
9. Auffassungsstörungen	SF	☐	☐	☐	☐	☐
10. Konzentrationsstörungen	SF	☐	☐	☐	☐	☐
11. Merkfähigkeitsstörungen	SF	☐	☐	☐	☐	☐
12. Gedächtnisstörungen	SF	☐	☐	☐	☐	☐
13. Konfabulationen	F	☐	☐	☐	☐	☐
14. Paramnesien	S	☐	☐	☐	☐	☐
Formale Denkstörungen		☐				☐
15. gehemmt	S	☐	☐	☐	☐	☐
16. verlangsamt	F	☐	☐	☐	☐	☐
17. umständlich	F	☐	☐	☐	☐	☐
18. eingeengt	F	☐	☐	☐	☐	☐
19. perseverierend	F	☐	☐	☐	☐	☐
20. grübeln	S	☐	☐	☐	☐	☐
21. Gedankendrängen	S	☐	☐	☐	☐	☐
22. ideenflüchtig	F	☐	☐	☐	☐	☐

Befund						
Symptom	Datenquellen	nicht vorhanden	leicht	mittel ausgeprägt	schwer	keine Aussage
23. vorbeireden	F	☐	☐	☐	☐	☐
24. gesperrt/Gedankenabreißen	SF	☐	☐	☐	☐	☐
25. inkohärent/zerfahren	F	☐	☐	☐	☐	☐
26. Neologismen	F	☐	☐	☐	☐	☐
Befürchtungen und Zwänge		☐				☐
27. Misstrauen	SF	☐	☐	☐	☐	☐
28. Hypochondrie	S	☐	☐	☐	☐	☐
29. Phobien	S	☐	☐	☐	☐	☐
30. Zwangsdenken	S	☐	☐	☐	☐	☐
31. Zwangsimpulse	S	☐	☐	☐	☐	☐
32. Zwangshandlungen	S	☐	☐	☐	☐	☐
Wahn		☐				☐
33. Wahnstimmung	S	☐	☐	☐	☐	☐
34. Wahnwahrnehmung	S	☐	☐	☐	☐	☐
35. Wahneinfall	S	☐	☐	☐	☐	☐
36. Wahngedanken	S	☐	☐	☐	☐	☐
37. systematisierter Wahn	S	☐	☐	☐	☐	☐
38. Wahndynamik	SF	☐	☐	☐	☐	☐
39. Beziehungswahn	S	☐	☐	☐	☐	☐
40. Beeinträcht.-/Verfolgungswahn	S	☐	☐	☐	☐	☐
41. Eifersuchtswahn	S	☐	☐	☐	☐	☐
42. Schuldwahn	S	☐	☐	☐	☐	☐
43. Verarmungswahn	S	☐	☐	☐	☐	☐
44. Hypochondrischer Wahn	S	☐	☐	☐	☐	☐
45. Größenwahn	S	☐	☐	☐	☐	☐
46. andere Wahninhalte	S	☐	☐	☐	☐	☐

Befund						
Symptom	Datenquellen	nicht vorhanden	leicht	mittel ausgeprägt	schwer	keine Aussage
Sinnestäuschungen		☐				☐
47. Illusionen	S	☐	☐	☐	☐	☐
48. Stimmenhören	S	☐	☐	☐	☐	☐
49. andere akust. Halluzinationen	S	☐	☐	☐	☐	☐
50. Optische Halluzinationen	S	☐	☐	☐	☐	☐
51. Körperhalluzinationen	S	☐	☐	☐	☐	☐
52. Geruchs-/Geschmackshalluzi.	S	☐	☐	☐	☐	☐
Ich-Störungen		☐				☐
53. Derealisation	S	☐	☐	☐	☐	☐
54. Depersonalisation	S	☐	☐	☐	☐	☐
55. Gedankenausbreitung	S	☐	☐	☐	☐	☐
56. Gedankenentzug	S	☐	☐	☐	☐	☐
57. Gedankeneingebung	S	☐	☐	☐	☐	☐
58. and. Fremdbeeinfluss.-Erleb.	S	☐	☐	☐	☐	☐
Störungen der Affektivität		☐				☐
59. ratlos	F	☐	☐	☐	☐	☐
60. Gefühl der Gefühllosigkeit	S	☐	☐	☐	☐	☐
61. affektarm	F	☐	☐	☐	☐	☐
62. Störung der Vitalgefühle	S	☐	☐	☐	☐	☐
63. deprimiert	SF	☐	☐	☐	☐	☐
64. hoffnungslos	S	☐	☐	☐	☐	☐
65. ängstlich	SF	☐	☐	☐	☐	☐
66. euphorisch	SF	☐	☐	☐	☐	☐
67. dysphorisch	SF	☐	☐	☐	☐	☐
68. gereizt	SF	☐	☐	☐	☐	☐
69. innerlich unruhig	S	☐	☐	☐	☐	☐
70. klagsam/jammerig	F	☐	☐	☐	☐	☐
71. Insuffizienzgefühle	S	☐	☐	☐	☐	☐
72. gesteigerte Selbstwertgefühle	S	☐	☐	☐	☐	☐
73. Schuldgefühle	S	☐	☐	☐	☐	☐
74. Verarmungsgefühle	S	☐	☐	☐	☐	☐
75. ambivalent	S	☐	☐	☐	☐	☐
76. Parathymie	F	☐	☐	☐	☐	☐
77. affektlabil	SF	☐	☐	☐	☐	☐
78. affektinkontinent	SF	☐	☐	☐	☐	☐
79. affektstarr	F	☐	☐	☐	☐	☐

Befund						
Symptom	Datenquellen	nicht vorhanden	leicht	mittel ausgeprägt	schwer	keine Aussage
Antriebs- und psychomotorische Störungen		☐				☐
80. antriebsarm	SF	☐	☐	☐	☐	☐
81. antriebsgehemmt	S	☐	☐	☐	☐	☐
82. antriebsgesteigert	SF	☐	☐	☐	☐	☐
83. motorisch unruhig	SF	☐	☐	☐	☐	☐
84. Parakinesen	F	☐	☐	☐	☐	☐
85. manieriert/bizarr	F	☐	☐	☐	☐	☐
86. theatralisch	F	☐	☐	☐	☐	☐
87. mutistisch	F	☐	☐	☐	☐	☐
88. logorrhoisch	F	☐	☐	☐	☐	☐
Circadiane Besonderheiten		☐				☐
89. morgens schlechter	SF	☐	☐	☐	☐	☐
90. abends schlechter	SF	☐	☐	☐	☐	☐
91. abends besser	SF	☐	☐	☐	☐	☐
Andere Störungen		☐				☐
92. sozialer Rückzug	SF	☐	☐	☐	☐	☐
93. soziale Umtriebigkeit	SF	☐	☐	☐	☐	☐
94. Aggressivität	SF	☐	☐	☐	☐	☐
95. Suizidalität	SF	☐	☐	☐	☐	☐
96. Selbstbeschädigung	SF	☐	☐	☐	☐	☐
97. Mangel an Krankheitsgefühl	S	☐	☐	☐	☐	☐
98. Mangel an Krankheitseinsicht	S	☐	☐	☐	☐	☐
99. Ablehnung der Behandlung	SF	☐	☐	☐	☐	☐
100. pflegebedürftig	SF	☐	☐	☐	☐	☐
R1- bis R14-Symptome		☐				☐
R1		☐	☐	☐	☐	☐
R2		☐	☐	☐	☐	☐
R3		☐	☐	☐	☐	☐
R4		☐	☐	☐	☐	☐
R5		☐	☐	☐	☐	☐
R6		☐	☐	☐	☐	☐
R7		☐	☐	☐	☐	☐
R8		☐	☐	☐	☐	☐
R9		☐	☐	☐	☐	☐
R10		☐	☐	☐	☐	☐
R11		☐	☐	☐	☐	☐
R12		☐	☐	☐	☐	☐
R13		☐	☐	☐	☐	☐
R14		☐	☐	☐	☐	☐
Befundunsicherheit		☐	☐	☐	☐	☐

AMDP-System

Somatischer Befund

Angaben zur Person

Patient: ______________ Untersucher: ______________ Untersuchungsdatum: ☐☐.☐☐.☐☐

Alter: ______________ Geburtsdatum: ☐☐.☐☐.☐☐☐☐ Geschlecht: ☐ m ☐ w

Beurteilungszeitraum: ☐☐ (in Tagen) Diagnosen: ______________

Befund						
Symptom	Datenquellen	nicht vorhanden	leicht	mittel ausgeprägt	schwer	keine Aussage
Schlaf- und Vigilanzstörungen		☐				☐
101. Einschlafstörungen	S	☐	☐	☐	☐	☐
102. Durchschlafstörungen	S	☐	☐	☐	☐	☐
103. Verkürzung der Schlafdauer	S	☐	☐	☐	☐	☐
104. Früherwachen	S	☐	☐	☐	☐	☐
105. Müdigkeit	SF	☐	☐	☐	☐	☐
Appetenzstörungen		☐				☐
106. Appetit vermindert	S	☐	☐	☐	☐	☐
107. Appetit vermehrt	S	☐	☐	☐	☐	☐
108. Durst vermehrt	S	☐	☐	☐	☐	☐
109. Sexualität vermindert	S	☐	☐	☐	☐	☐
Gastrointestinale Störungen		☐				☐
110. Hypersalivation	SF	☐	☐	☐	☐	☐
111. Mundtrockenheit	S	☐	☐	☐	☐	☐
112. Übelkeit	S	☐	☐	☐	☐	☐
113. Erbrechen	SF	☐	☐	☐	☐	☐
114. Magenbeschwerden	S	☐	☐	☐	☐	☐
115. Obstipation	S	☐	☐	☐	☐	☐
116. Diarrhoe	S	☐	☐	☐	☐	☐
Kardio-respiratorische Störungen		☐				☐
117. Atembeschwerden	SF	☐	☐	☐	☐	☐
118. Schwindel	SF	☐	☐	☐	☐	☐
119. Herzklopfen	S	☐	☐	☐	☐	☐
120. Herzdruck	S	☐	☐	☐	☐	☐
Gastrointestinale Störungen		☐				☐
121. Akkommodationsstörungen	S	☐	☐	☐	☐	☐
122. Schwitzen vermehrt	SF	☐	☐	☐	☐	☐
123. Seborrhoe	SF	☐	☐	☐	☐	☐
124. Miktionsstörungen	S	☐	☐	☐	☐	☐

Befund						
Symptom	Datenquellen	nicht vorhanden	leicht	mittel ausgeprägt	schwer	keine Aussage
125. Menstruationsstörungen	S	☐	☐	☐	☐	☐
Weitere Störungen		☐				☐
126. Kopfdruck	S	☐	☐	☐	☐	☐
127. Rückenbeschwerden	S	☐	☐	☐	☐	☐
128. Schweregefühl in den Beinen	S	☐	☐	☐	☐	☐
129. Hitzegefühl	S	☐	☐	☐	☐	☐
130. Frösteln	S	☐	☐	☐	☐	☐
131. Konversionssymptome	SF	☐	☐	☐	☐	☐
Neurologische Störungen		☐				☐
132. Rigor	F	☐	☐	☐	☐	☐
133. Muskeltonus erniedrigt	SF	☐	☐	☐	☐	☐
134. Tremor	SF	☐	☐	☐	☐	☐
135. Dyskinesien	SF	☐	☐	☐	☐	☐
136. Hypokinesien	SF	☐	☐	☐	☐	☐
137. Akathisie	SF	☐	☐	☐	☐	☐
138. Ataxie	SF	☐	☐	☐	☐	☐
139. Nystagmus	F	☐	☐	☐	☐	☐
140. Parästhesien	S	☐	☐	☐	☐	☐
R1- bis R7-Symptome		☐				☐
R1		☐	☐	☐	☐	☐
R2		☐	☐	☐	☐	☐
R3		☐	☐	☐	☐	☐
R4		☐	☐	☐	☐	☐
R5		☐	☐	☐	☐	☐
R6		☐	☐	☐	☐	☐
R7		☐	☐	☐	☐	☐
Seitendifferenzen	☐ nein			☐ ja		
Cerebrale Krampfanfälle	☐ nein			☐ ja		
Messwerte:						

Leitfaden zum Erstellen des Berichts an die Gutachterin oder den Gutachter (PTV 3) (Muster)

Leitfaden zum Erstellen des Berichts an die Gutachterin oder den Gutachter

PTV3

Freigabe 24.01.2017

Hinweise zum Erstellen des Berichts zum Erst-, Umwandlungs- oder Fortführungsantrag

Die Therapeutin oder der Therapeut erstellt den Bericht an die Gutachterin oder den Gutachter persönlich und in freier Form nach der in diesem Formblatt vorgegebenen Gliederung und versieht ihn mit Datum und Unterschrift. Der Bericht soll auf die für das Verständnis der psychischen Störung und deren Ursachen sowie auf die für die Behandlung relevanten Informationen begrenzt sein. Die jeweiligen Unterpunkte der Gliederungspunkte des Informationsblattes sind als Hilfestellung zur Abfassung des Berichts gedacht und müssen nur bei Relevanz abgehandelt werden. Gliederungspunkte mit einem Zusatz „VT" sind nur bei einem Bericht zur Verhaltenstherapie, mit dem Zusatz „TP" nur bei einem Bericht zur tiefenpsychologisch fundierten Psychotherapie und mit dem Zusatz „AP" nur bei einem Bericht zur analytischen Psychotherapie zu berücksichtigen. Die Angaben können stichwortartig erfolgen. Relevante biografische Faktoren sollen im Rahmen des funktionalen Behandlungsmodells (VT) bzw. der Psychodynamik (TP, AP) dargestellt werden. Der Umfang des Berichts soll i.d.R. zwei Seiten umfassen.

Bericht zum Erst- oder Umwandlungsantrag

1. Relevante soziodemographische Daten

- Bei Erwachsenen: aktuell ausgeübter Beruf, Familienstand, Zahl der Kinder
- Bei Kindern und Jugendlichen: Angaben zur Lebenssituation, zu Kindergarten oder zu Schulart, ggf. Schulabschluss und Arbeitsstelle, Geschwisterzahl und -position, zum Alter und Beruf der Eltern und ggf. der primären Betreuungspersonen

2. Symptomatik und psychischer Befund

- Von der Patientin oder dem Patienten geschilderte Symptomatik mit Angaben zu Schwere und Verlauf; bei Kindern und Jugendlichen diesbezügliche Angaben von Eltern und Bezugspersonen, Informationen aus der Schule
- Auffälligkeiten bei der Kontaktaufnahme, der Interaktion und bezüglich des Erscheinungsbildes
- Psychischer Befund
- Krankheitsverständnis der Patientin oder des Patienten; bei Kindern und Jugendlichen Krankheitsverständnis der relevanten Bezugspersonen
- Ergebnisse psychodiagnostischer Testverfahren

3. Somatischer Befund/Konsiliarbericht

- Somatische Befunde (ggf. einschließlich Suchtmittelkonsum)
- ggf. aktuelle psychopharmakologische Medikation
- Psychotherapeutisch, psychosomatische sowie kinder- und jugendpsychiatrische bzw. psychiatrische Vorbehandlungen (falls vorhanden Berichte beifügen)

4. Behandlungsrelevante Angaben zur Lebensgeschichte (ggf. auch zur Lebensgeschichte der Bezugspersonen), zur Krankheitsanamnese, zum funktionalen Bedingungsmodell (VT) bzw. zur Psychodynamik (TP, AP)

- Psychodynamik (TP, AP): auslösende Situation, intrapsychische Konfliktebene und aktualisierte intrapsychische Konflikte, Abwehrmechanismen, strukturelle Ebene, dysfunktionale Beziehungsmuster
- Funktionales Bedingungsmodell (VT): Verhaltensanalyse, prädisponierende, auslösende und aufrechterhaltende Bedingungen und kurze Beschreibung des übergeordneten Störungsmodells (Makroanalyse)

5. Diagnose zum Zeitpunkt der Antragsstellung

- ICD-10-Diagnose/n mit Angabe der Diagnosesicherheit
- Psychodynamische bzw. neurosenpsychologische Diagnose (TP, AP)
- Differenzialdiagnostische Angaben falls erforderlich

6. Behandlungsplan und Prognose

- Beschreibung der konkreten, mit der Patientin oder dem Patienten reflektierten Therapieziele; bei Kindern und Jugendlichen ggf. auch Beschreibung der Therapieziele, die mit den Bezugspersonen vereinbart wurden
- Individueller krankheitsbezogener Behandlungsplan, auch unter Berücksichtigung evtl. vorausgegangener ambulanter und stationärer Behandlungen sowie Angaben zu den im individuellen Fall geplanten Behandlungstechniken und -methoden; bei Kindern und Jugendlichen Angaben zur geplanten Einbeziehung der Bezugspersonen
- Begründung des Settings (Einzel- oder Gruppentherapie oder Kombinationsbehandlung), der Sitzungszahl sowie der Behandlungsfrequenz und ggf. auch kurze Darstellung des Gruppenkonzepts; bei Kombinationsbehandlung zusätzlich kurze Angaben zum abgestimmten Gesamtbehandlungsplan
- Kooperation mit anderen Berufsgruppen
- Prognose unter Berücksichtigung von Motivation, Umstellungsfähigkeit, inneren und äußeren Veränderungshindernissen; bei Kindern und Jugendlichen auch bezüglich der Bezugspersonen

7. Zusätzlich erforderliche Angaben bei einem Umwandlungsantrag

- Bisheriger Behandlungsverlauf, Veränderung der Symptomatik und Ergebnis in Bezug auf die Erreichung bzw. Nichterreichung der Therapieziele bei Kindern und Jugendlichen auch bezüglich der begleitenden Arbeit mit den Bezugspersonen
- Begründung der Notwendigkeit der Umwandlung der Kurzzeittherapie in eine Langzeittherapie
- Weitere Ergebnisse psychodiagnostischer Testverfahren

Bericht zum Fortführungsantrag

(Bei mehreren Berichten zu Fortführungsanträgen sind die Berichte entsprechend fortlaufend zu nummerieren)

1. Darstellung des bisherigen Behandlungsverlaufs seit dem letzten Bericht, der Veränderung der Symptomatik und des Behandlungsergebnisses in Bezug auf die Erreichung bzw. Nichterreichung der Therapieziele bei Kindern und Jugendlichen auch bezüglich der begleitenden Behandlung der Bezugspersonen
2. Aktuelle Diagnose/n gemäß ICD-10 und aktueller psychischer Befund, weitere Ergebnisse psychodiagnostischer Testverfahren
3. Begründung der Notwendigkeit der Fortführung der Behandlung, weitere Therapieplanung, geänderte/erweiterte Behandlungsziele, geänderte Behandlungsmethoden und -techniken, Prognose, Planung des Therapieabschlusses, ggf. weiterführende Maßnahmen nach Ende der Therapie

Der alte und neue Leitfaden – eine Gegenüberstellung

Veränderung der Gliederungspunkte

Die Reihenfolge der Gliederungspunkte in den nachfolgenden tabellarischen Gegenüberstellungen (vgl. Tabelle 10 bis Tabelle 18) entspricht dem alten Leitfaden (VT3a). Hinzu geordnet wurden die Teile des neuen PTV 3-Leitfadens.

Auf den ersten Blick fällt bei der Betrachtung der Gegenüberstellung in Tabelle 10 auf, dass im neuen Leitfaden der Gliederungspunkt „1. Relevante soziodemografische Daten“ neu dazugekommen ist, für den es zuvor keinen Gliederungspunkt gab. Hingegen tauchen im neuen Leitfaden die Gliederungspunkte „4. Psychischer Befund zum Zeitpunkt der Antragstellung“, „5. Verhaltensanalyse“ und „7. Therapieziele und Prognose“ nicht mehr auf (vgl. Tabelle 14, Tabelle 15 und Tabelle 17). Es ist allerdings an dieser Stelle ausdrücklich darauf hinzuweisen, dass diese Gliederungspunkte nicht einfach gestrichen wurden, sondern die zu beschreibenden Inhalte lediglich Teil anderer Gliederungspunkte geworden sind.

Der Oberpunkt „4. Psychischer Befund zum Zeitpunkt der Antragstellung“ ist nun Teil des Gliederungspunktes „2. Symptomatik und psychischer Befund“ des neuen PTV 3, während der Gliederungspunkt „5. Verhaltensanalyse“ im neuen Leitfaden nun unter dem Gliederungspunkt „4. Behandlungsrelevante Angaben zur Lebensgeschichte [...]“ zu finden ist. Genauso hat der alte Gliederungspunkt „7. Therapieziele und Prognose“ lediglich den Status eines eigenen Gliederungspunktes verloren und findet sich nun im neuen Leitfaden unter dem Gliederungspunkt „6. Behandlungsplan und Prognose“.

Tabelle 10: Relevante soziodemografische Daten

Leitfaden alt (VT3a)	Leitfaden neu (PTV3)
	1. Relevante soziodemografische Daten
	• Bei Erwachsenen: aktuell ausgeübter Beruf, Familienstand, Zahl der Kinder • Bei Kindern und Jugendlichen: Angaben zur Lebenssituation, zu Kindergarten oder zu Schulart, ggf. Schulabschluss und Arbeitsstelle, Geschwisterzahl und -position, zum Alter und Beruf der Eltern und ggf. der primären Betreuungspersonen

Inhaltliche Veränderungen

Inhaltlich hat sich zwischen dem neuen und dem alten Leitfaden keine größere Veränderung ergeben. Die zu beschreibenden Inhalte sind nahezu identisch, finden sich jedoch an unterschiedlichen Stellen wieder. Lediglich bei genauerer Betrachtung der Unterpunkte finden sich einige Unterschiede, auf die im Folgenden eingegangen werden soll.

Symptomatik

Betrachtet man die unterschiedlichen Formulierungen zwischen beiden Leitfäden fällt auf, dass im alten Leitfaden die „Klagen des Patienten und der Symptomatik" möglichst mit wörtlichen Zitaten beschrieben werden sollten, während im neuen Leitfaden lediglich die „von der Patientin oder dem Patienten geschilderte Symptomatik" zu beschreiben ist (vgl. Tabelle 11). Der Zusatz „möglichst mit wörtlichen Zitaten" taucht nicht mehr auf und die fremdanamnestischen Angaben sind nun explizit auf die Kinder und Jugendlichen bezogen, wobei hier nun auch Informationen aus der Schule als Informationsquelle aufgeführt werden. Neu dazugekommen sind im neuen PTV 3-Leitfaden Angaben zu Schwere und Verlauf der geschilderten Symptomatik. Die Frage zum Behandlungszeitpunkt und zur Veranlassung wurde nicht explizit wiederholt („Warum kommt der Patient zu eben diesem Zeitpunkt und durch wen veranlasst?").

Im entsprechenden Gliederungspunkt des neuen PTV 3-Leitfadens finden sich nun Angaben zu Auffälligkeiten bei der Kontaktaufnahme, der Interaktion und bezüglich des Erscheinungsbildes sowie zum psychischen Befund. Wie weiter oben bereits erwähnt, stellten diese Angaben im alten Leitfaden einen eigenständigen Gliederungspunkt dar. Das Krankheitsverständnis der Patientin oder des Patienten war vorher Teil von „7. Therapieziele und Prognose" (Krankheitseinsicht und Umstellungsfähigkeit). Auch die Ergebnisse psychodiagnostischer Testverfahren sind nun an dieser Stelle zu beschreiben, während sie im alten Leitfaden Teile des vierten Gliederungspunktes waren (Psychischer Befund zum Zeitpunkt der Antragstellung).

Tabelle 11: Symptomatik

Leitfaden alt (VT3a)	Leitfaden neu (PTV3)
1. Angaben zur spontan berichteten und erfragten Symptomatik	**2. Symptomatik und psychischer Befund**
Schilderung der Klagen des Patienten und der Symptomatik zu Beginn der Behandlung – möglichst mit wörtlichen Zitaten ggf. auch Bericht der Angehörigen/Bezugspersonen des Patienten (Warum kommt der Patient zu eben diesem Zeitpunkt und durch wen veranlasst?)	• Von der Patientin oder dem Patienten geschilderte Symptomatik mit Angaben zu Schwere und Verlauf; bei Kindern und Jugendlichen diesbezügliche Angaben von Eltern und Bezugspersonen, Informationen aus der Schule • Auffälligkeiten bei der Kontaktaufnahme, der Interaktion und bezüglich des Erscheinungsbildes • Psychischer Befund • Krankheitsverständnis der Patientin oder des Patienten; bei Kindern und Jugendlichen Krankheitsverständnis der relevanten Bezugspersonen • Ergebnisse psychodiagnostischer Testverfahren

Lebensgeschichte

Bei der inhaltlichen Ausgestaltung der Angaben zur Lebensgeschichte sind einige wesentliche Änderungen vorgenommen worden (vgl. Tabelle 12). Während im alten Berichtsformat noch Angaben zur gesamten Biografie des Patienten gefordert wurden, so sind diese Angaben im neuen Leitfaden auf die behandlungsrelevanten Angaben reduziert worden. So muss keine Beschreibung „der psychischen und körperlichen Entwicklung unter Berücksichtigung der familiären Situation, des Bildungsgangs und der beruflichen Situation" erfolgen, wenn diese Faktoren nicht explizit behandlungsrelevant sind. Gleiches gilt für Äußerungen bezüglich „besonderer Belastungen und Auffälligkeiten in der individuellen Entwicklung und der familiären Situation (Schwellensituation), besondere Auslösebedingungen".

Tabelle 12: Lebensgeschichte

Leitfaden alt (VT3a)	Leitfaden neu (PTV3)
2. Lebensgeschichtliche Entwicklung des Patienten und Krankheitsanamnese	**4. Behandlungsrelevante Angaben zur Lebensgeschichte (ggf. auch zur Lebensgeschichte der Bezugspersonen), zur Krankheitsanamnese, zum funktionalen Bedingungsmodell (VT) bzw. zur Psychodynamik (TP, AP)**
a) Darstellung der lerngeschichtlichen Entwicklung, die zur Symptomatik geführt hat und für die Verhaltenstherapie relevant ist b) Angaben zur psychischen und körperlichen Entwicklung unter Berücksichtigung der familiären Situation, des Bildungsgangs und der beruflichen Situation c) Darstellung der besonderen Belastungen und Auffälligkeiten in der individuellen Entwicklung und der familiären Situation (Schwellensituation), besondere Auslösebedingungen d) Beschreibung der aktuellen sozialen Situation (familiäre, ökonomische, Arbeits- und Lebensverhältnisse), die für die Aufrechterhaltung und Veränderung des Krankheitsverhaltens bedeutsam ist e) Bereits früher durchgeführte psychotherapeutische Behandlungen (ambulant/stationär) und möglichst alle wesentlichen Erkrankungen, die ärztlicher Behandlung bedürfen, sollen erwähnt werden f) Bei der Verhaltenstherapie von Kindern und Jugendlichen sind möglichst auch Angaben zur lerngeschichtlichen Entwicklung der Beziehungspersonen, soweit sie für die Verhaltensanalyse relevant sind, zu machen	• Psychodynamik (TP, AP): auslösende Situation, intrapsychische Konfliktebene und aktualisierte intrapsychische Konflikte • Abwehrmechanismen, strukturelle Ebene, dysfunktionale Beziehungsmuster • Funktionales Bedingungsmodell (VT): Verhaltensanalyse, prädisponierende, auslösende und aufrechterhaltende Bedingungen und kurze Beschreibung des übergeordneten Störungsmodells (Makroanalyse)

In der Einleitung zum neuen Leitfaden (PTV3) heißt es: „Relevante biografische Faktoren sollen im Rahmen des funktionalen Bedingungsmodells (VT) bzw. der Psychodynamik (TP, AP) dargestellt werden". Der Grundgedanke des neuen Leitfadens, der an dieser Stelle deutlich wird, ist, die lebensgeschichtlichen Erfahrungen mit dem funktionalen Bedingungsmodell zu verknüpfen und die Darstellung biografischer Angaben auf die Faktoren oder Umstände zu beschränken, die für das Nachvollziehen des Bedingungsmodells notwendig sind bzw. die in irgendeiner Form für die Behandlung oder Behandlungsplanung von Relevanz sind.

Mit diesen Neuerungen ist einerseits eine Reduktion des Umfangs verbunden, denn nicht mehr alle Teile der Biografie müssen geschildert werden, andererseits ist mit der Veränderung eine stärkere Konzeptualisierung verbunden. Dies stellt die Autorin bzw. den Autor des Berichts an den Gutachter vor die Aufgabe, die lebensgeschichtlichen Bedingungen nach Wichtigkeit bzw. in Bezug auf die Behandlungsplanung zu selektieren und im Idealfall eine Verknüpfung von biografischen Erfahrungen mit Aspekten des funktionalen Bedingungsmodells vorzunehmen.

Somatischer Befund

Sowohl in der alten als auch der neuen Version des Leitfadens finden sich die Angaben zum somatischen Befund an dritter Stelle der Gliederung (vgl. Tabelle 13). Es sollen die Ergebnisse der körperlichen Untersuchung berichtet werden sowie ggf. parallel durchgeführt somatische Therapieverfahren (z. B. psychopharmakologische Therapie) aufgeführt werden.

Die Vorbehandlungen, die im Gliederungspunkt des neuen Leitfadens an dieser Stelle berichtet werden sollen, gehörten im alten Leitfaden zur Darstellung der lebensgeschichtlichen Entwicklung und bezogen sich auf früher durchgeführte ambulante oder stationäre psychotherapeutische Behandlungen. Dies wurde im neuen Leitfaden um psychosomatische und psychiatrische Vorbehandlungen erweitert.

Der neue PTV-Leitfaden enthält die Aufforderung, vorliegende Berichte von vorangegangenen Behandlungen beizufügen, falls diese vorliegen. Die Aufforderung, Vorbefunde mit an den Gutachter zu schicken, ist nicht neu, sondern findet sich im alten Leitfaden unter dem Gliederungspunkt „Diagnose zum Zeitpunkt der Antragstellung". Sie bezog sich jedoch hier vor allem auf die differenzialdiagnostische Abgrenzung, für die ggf. Fremdbefunde anonymisiert beigefügt werden sollten.

Neu hinzu gekommen ist die Beschreibung des Suchtmittelkonsums, für die es im alten Leitfaden keine Entsprechung gab. Selbstverständlich konnten und sollten Angaben zum Suchtmittelkonsum auch bereits vorher gemacht werden, jedoch ist die Aufforderung zur Beschreibung des Konsums von Suchtmitteln nun deutlich expliziter formuliert.

Tabelle 13: Somatischer Befund

Leitfaden alt (VT3a)	Leitfaden neu (PTV3)
3. Somatischer Befund bzw. Konsiliarbericht	**3. Somatischer Befund/Konsiliarbericht**
Das Ergebnis der körperlichen Untersuchung, bezogen auf das psychische und somatische Krankheitsgeschehen, ist mitzuteilen. Der somatische Befund soll nicht älter als 3 Monate sein. Die Mitteilung des körperlichen Befundes ist grundsätzlich erforderlich. Falls die Untersuchung nicht vom ärztlichen Psychotherapeuten selbst durchgeführt wird, müssen Angaben zum somatischen Befund eines anderen Arztes, evtl. auch zu dessen Therapie (ggf. gebietsbezogen) beigefügt werden. Bei Psychologischen Psychotherapeuten oder Kinder- und Jugendlichenpsychotherapeuten muss der Konsiliarbericht eines Arztes beigefügt werden.	• Somatische Befunde (ggf. einschließlich Suchtmittelkonsum) • Ggf. aktuelle psychopharmakologische Medikation • Psychotherapeutische, psychosomatische sowie kinder- und jugendpsychotherapeutische (bzw. psychiatrische Vorbehandlungen (falls vorhanden, Berichte beifügen)

Psychischer Befund

Auf die wesentlichen Unterschiede bezüglich dieses Gliederungspunktes wurde bereits zuvor eingegangen. Der psychische bzw. psychopathologische Befund, das aktuelle Interaktionsverhalten sowie die Darstellung testpsychologischer Befunde sind nun Teil des Gliederungspunktes „2. Symptomatik und psychischer Befund". Zur intellektuellen Leistungsfähigkeit und zur Differenziertheit der Persönlichkeit muss nicht mehr explizit Stellung genommen werden (vgl. Tabelle 14).

Tabelle 14: Psychischer Befund

Leitfaden alt (VT3a)	Leitfaden neu (PTV3)
4. Psychischer Befund zum Zeitpunkt der Antragstellung	
(Testbefunde, sofern sie für die Entwicklung des Behandlungsplans und für die Therapieverlaufskontrolle relevant sind) a) Aktuelles Interaktionsverhalten in der Untersuchungssituation, emotionaler Kontakt b) Intellektuelle Leistungsfähigkeit und Differenziertheit der Persönlichkeit c) Psychopathologischer Befund (z. B. Bewusstseinsstörungen, Störungen der Stimmungslage und der Affektivität, Störungen der mnestischen Funktionen, Wahnsymptomatik, suizidale Tendenzen)	

Verhaltensanalyse

Die Verhaltensanalyse ist im neuen PTV 3-Leitfaden Teil des Gliederungspunktes „4. Behandlungsrelevante Angaben zur Lebensgeschichte [...]“. Inhaltlich betrachtet ergeben sich einige wesentliche Änderungen. So ist es im aktuellen Berichtsformat nicht mehr nötig, die Krankheitsphänomene in den vier Verhaltenskategorien zu beschreiben. Ebenso besteht nicht mehr die Notwendigkeit, die Verhaltensanalyse nach dem S-O-R-K-C-Modell darzustellen, so dass die Wahl der verhaltensanalytischen Grundlage der Autorin bzw. dem Autor überlassen bleibt (siehe hierzu auch Dieckmann et al., 2018). Auch die Aufführung von Verhaltensaktiva, bereits entwickelten Selbsthilfemöglichkeiten und Bewältigungsfähigkeiten entfällt bei der Darstellung nach dem neuen PTV 3-Leitfaden (vgl. Tabelle 15).

Tabelle 15: Verhaltensanalyse

Leitfaden alt (VT3a)	Leitfaden neu (PTV3)
5. Verhaltensanalyse	
• Beschreibung der Krankheitsphänomene, möglichst in den vier Verhaltenskategorien: Motorik, Kognitionen, Emotionen und Physiologie. Unterscheidung zwischen Verhaltensexzessen, Verhaltensdefiziten und qualitativ neuer spezifischen Symptomatik in der Beschreibung von Verhaltensstörungen • Funktions- und Bedingungsanalyse der für die geplante Verhaltenstherapie relevanten Verhaltensstörungen in Anlehnung an das S-O-R-K-C-Modell mit Berücksichtigung der zeitlichen Entwicklung der Symptomatik Beschreibung von Verhaltensaktiva und bereits entwickelten Selbsthilfemöglichkeiten und Bewältigungsfähigkeiten. Wird die Symptomatik des Patienten durch pathogene Interaktionsprozesse aufrechterhalten, ist die Verhaltensanalyse auch der Beziehungspersonen zu berücksichtigen	

Diagnose zum Zeitpunkt der Antragsstellung

In beiden Leitfäden ist für die Diagnose zum Zeitpunkt der Antragsstellung ein eigener Gliederungspunkt vorgesehen. Inhaltlich fordern sowohl der neue als auch der alte Leitfaden Angaben zur Diagnose und, falls notwendig, zur Differenzialdiagnose. Präzisiert wurde im neuen Leitfaden, dass die Diagnose nach ICD-10 erfolgen muss. Zu beachten ist, dass nun Angaben zur Diagnosesicherheit gegeben werden müssen (vgl. Tabelle 16).

Tabelle 16: Diagnose zum Zeitpunkt der Antragstellung

Leitfaden alt (VT3a)	Leitfaden neu (PTV3)
6. Diagnose zum Zeitpunkt der Antragstellung	**5. Diagnose zum Zeitpunkt der Antragsstellung**
Darstellung der Diagnose aufgrund der Symptomatik und der Verhaltensanalyse. Differenzialdiagnostische Abgrenzung unter Berücksichtigung auch anderer Befunde, ggf. unter Beifügung der anonymisierten Befundberichte	• ICD-10-Diagnose/n mit Angabe der Diagnosesicherheit • Psychodynamische bzw. neurosenpsychologische Diagnostik (TP, AP) • Differenzialdiagnostische Angaben falls erforderlich

Therapieziele und Prognose

Der Gliederungspunkt „Therapieziele und Prognose" ist als eigenständiger Punkt im neuen PTV 3-Leitfaden gestrichen worden (vgl. Tabelle 17). Die Darstellung von Zielen ist nun Teil des Behandlungsplans (siehe Gliederungspunkt „6. Behandlungsplan und Prognose").

Tabelle 17: Therapieziele und Prognose

Leitfaden alt (VT3a)	Leitfaden neu (PTV3)
7. Therapieziele und Prognose	
Darstellung der konkreten Therapieziele mit ggf. gestufter prognostischer Einschätzung (dabei ist zu begründen, warum eine gegebene Symptomatik direkt oder indirekt verändert werden soll); Motivierbarkeit, Krankheitseinsicht und Umstellungsfähigkeit; ggf. Einschätzung der Mitarbeit der Beziehungspersonen, deren Umstellungsfähigkeit und Belastbarkeit	

Behandlungsplan

Wie im vorherigen Abschnitt beschrieben, ist die Darstellung der Behandlungsziele im neuen PTV 3-Leitfaden nun ein Unterpunkt des Behandlungsplans (vgl. Tabelle 18). Nicht mehr explizit gefordert wird eine gestufte prognostische Einschätzung der Therapieziele sowie eine Begründung, warum eine gegebene Symptomatik direkt oder indirekt verändert werden soll. Von Bedeutung ist die neu hinzu gekommene Formulierung, dass die Therapieziele mit dem Patienten reflektiert sein sollen.

Tabelle 18: Behandlungsplan

Leitfaden alt (VT3a)	Leitfaden neu (PTV3)
8. Behandlungsplan	**6. Behandlungsplan und Prognose**
• Darstellung der Behandlungsstrategie in der Kombination bzw. Reihenfolge verschiedener Interventionsverfahren, mit denen die definierten Therapieziele erreicht werden sollen. Angaben zur geplanten Behandlungsfrequenz und zur Sitzungsdauer (25 Minuten, 50 Minuten, 100 Minuten). Begründung der Kombination von Einzel- und Gruppenbehandlung, auch ihre zahlenmäßigen Verhältnisse zueinander mit Angabe der Gruppenzusammensetzung und Darstellung der therapeutischen Ziele, die mit der Gruppenbehandlung erreicht werden sollen • Bei Verhaltenstherapie mit Kindern: Soll bei einer begleitenden Behandlung der Bezugspersonen vom Regelverhältnis 1:4 abgewichen werden, muss dies hier begründet werden. Begründung der begleitenden Behandlung der Bezugspersonen in Einzel- oder Gruppensitzungen sowie zur Gruppengröße und Zusammensetzung. Andere Verfahren als die in der Psychotherapie-Richtlinie genannten Interventionen können nicht Bestandteil des Behandlungsplans sein	• Beschreibung der konkreten, mit der Patientin oder dem Patienten reflektierten Therapieziele; bei Kindern und Jugendlichen ggf. auch Beschreibung der Therapieziele, die mit den Bezugspersonen vereinbart wurden • Individueller krankheitsbezogener Behandlungsplan, auch unter Berücksichtigung evtl. vorausgegangener ambulanter und stationärer Behandlungen sowie Angaben zu den im individuellen Fall geplanten Behandlungstechniken und -methoden; bei Kindern und Jugendlichen Angaben zur geplanten Einbeziehung der Bezugspersonen • Begründung des Settings (Einzel- oder Gruppentherapie oder Kombinationsbehandlung), der Sitzungszahl sowie der Behandlungsfrequenz und ggf. auch kurze Darstellung des Gruppenkonzepts; bei Kombinationsbehandlung zusätzlich kurze Angaben zum abgestimmten Gesamtbehandlungsplan • Kooperation mit anderen Berufsgruppen • Prognose unter Berücksichtigung von Motivation, Umstellungsfähigkeit, inneren und äußeren Veränderungshindernissen; bei Kindern und Jugendlichen auch bezüglich der Bezugspersonen

Die Darstellung des Behandlungsplans unterscheidet sich in beiden Versionen des Leitfadens nicht wesentlich. Hingewiesen wird an dieser Stelle jedoch auf die Formulierungen „individuell“ und „krankheitsbezogenen“, die noch einmal explizit darauf hinweisen, dass der Behandlungsplan sich aus der jeweiligen spezifischen Fallanalyse bzw. dem patientenspezifischen Bedingungsmodell ableiten muss. Ebenfalls neu hinzu gekommen ist die Bezugnahme auf evtl. vorausgegangene ambulante und stationäre Vorbehandlungen.

Im Wesentlichen gleich geblieben sind die geforderten Angaben zur Begründung des Settings, der Behandlungsfrequenz sowie zur Kombination von Einzel- und Gruppentherapie. Der neue PTV 3-Leitfaden sieht jedoch noch eine kurze Darstellung des Gruppenkonzepts vor, sowie bei der Kombinationsbehandlung zusätzlich eine kurze Angabe zum abgestimmten Gesamtbehandlungsplan.

Neu in den Bericht nach dem aktuellen Leitfaden aufgenommen wurden Angaben zur Kooperation mit anderen Berufsgruppen. Hingegen waren Angaben zur Prognose, Motivation und Umstellungsfähigkeit bereits Bestandteile des alten Leitfadens (siehe Gliederungspunkt „7. Therapieziele und Prognose“).